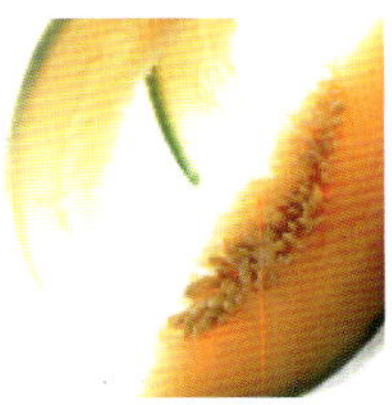

A saúde pelo prazer de comer bem

Dados Internacionais de Catalogação na Publicação (CIP)
(Câmara Brasileira do Livro, SP, Brasil)

Béliveau, Richard
A saúde pelo prazer de comer bem : a medicina preventiva no dia a dia / Richard Béliveau, Denis Gingras ; tradução de Lucy Magalhães. – Petrópolis, RJ : Vozes, 2010.
Título original : La santé par le plaisir de bien manger : la médecine préventive au quotidien
ISBN 978-85-326-3933-2
1. Alimentos – Aspectos de saúde 2. Dietoterapia 3. Doenças - Prevenção 4. Medicina preventiva 5. Nutrição 6. Saúde – Promoção I. Gingras, Denis. II. Título.

09-09913 CDD-613.2

Índices para catálogo sistemático:
1. Alimentos : Nutrição aplicada : Promoção da saúde 613.2

Richard Béliveau, Ph.D.
Denis Gingras, Ph.D.

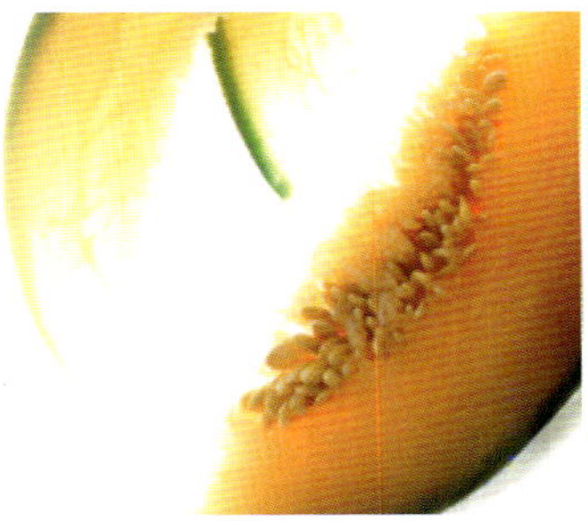

A saúde pelo prazer de comer bem

A medicina preventiva no dia a dia

Tradução de Lucy Magalhães

EDITORA VOZES
Petrópolis

Título original francês: *La santé par le plaisir de bien manger – La médecine préventive au quotidien*

Direitos de publicação em língua portuguesa - Brasil:
2010, Editora Vozes Ltda.
Rua Frei Luís, 100
25689-900 Petrópolis, RJ
Internet: http://www.vozes.com.br
Brasil

Editoração: Maria da Conceição B. de Sousa
Projeto gráfico e capa: Marike Paradis
Diagramação: Hamid Aittouares e Anthares Composição
Ilustrações: Amélie Roberge
Artefinalização da capa: Juliana Teresa Hannickel

ISBN 978-85-326-3933-2 (edição brasileira)
ISBN 98-2-89568-418-3 (edição francesa)

Editado conforme o novo acordo ortográfico.

Este livro foi composto e impresso pela Editora Vozes Ltda.
Rua Frei Luís, 100 - Petrópolis, RJ - Brasil - CEP 25689-900
Caixa Postal 90023 - Tel.: (24) 2233-9000 Fax: (24) 2231-4676

Este livro é dedicado ao Dr. Claude Bertrand, neurocirurgião, fundador do serviço de neurocirurgia do Chum, por sua visão esclarecida e inovadora da medicina, e por ter inspirado uma geração de cirurgiões e pesquisadores.

Por seu apoio sempre presente à Cátedra de prevenção e tratamento do câncer do Uqam, agradecemos a:

- empresa Nautilus Plus e ao seu presidente, o Sr. Richard Blais;
- Financière Manuvie;
- Banque Nationale;
- Metro Inc.

Graças à visão que têm essas entidades de uma sociedade melhor, pudemos realizar nossos trabalhos de pesquisa.

Agradecemos aos neurocirurgiões do serviço de neurocirurgia do Chum, por seu entusiasmo em fazer convergir a intervenção terapêutica e a pesquisa médica.

Agradecemos aos oncologistas do serviço de oncologia do Hospital Geral Judaico de Montreal e do Centro de Prevenção do Câncer, por seu dinamismo em implantar medidas de prevenção para a população.

Agradecemos a todos os pacientes que, por seu testemunho e sua motivação, nos estimulam a continuar nosso combate contra as doenças crônicas.

Um agradecimento especial a Kathleen Asselin, pela coragem e a determinação admiráveis no seu combate individual contra o câncer.

Agradecemos a todos os pesquisadores do Laboratório de Medicina Molecular, que, com seu trabalho obstinado, fazem com que progrida a pesquisa no tratamento e na prevenção do câncer e das outras doenças crônicas.

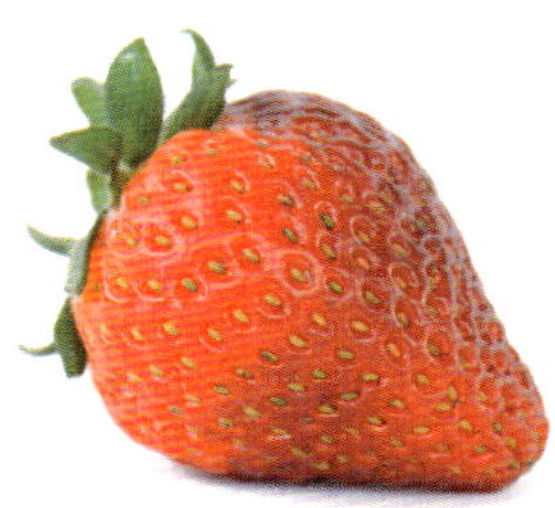

Prefácio 1

A Fundação das Doenças do Coração de Quebec sente-se feliz ao enfatizar o excepcional trabalho de divulgação realizado pelos doutores Richard Béliveau e Denis Gingras no presente livro. Nele demonstram claramente o impacto que os hábitos saudáveis de vida podem ter na qualidade da nossa saúde atual e futura, especialmente no envelhecimento.

Os doutores Béliveau e Gingras souberam captar a informação científica e apresentá-la de modo simples a um público instruído, curioso e interessado nos problemas de saúde. Poucas obras reúnem os conhecimentos contemporâneos sobre a importância do estilo de vida e os distúrbios mais graves da saúde na nossa sociedade. Os princípios enunciados são universais: alimentar-se de maneira saudável, limitar o aporte calórico, fazer exercícios físicos diariamente, não fumar e viver em ambiente sadio, levando em consideração a miséria e o apoio social, terão um grande impacto sobre a saúde.

Pelo que sabemos, esta é a primeira vez que encontramos em um só e mesmo livro uma mensagem coerente de prevenção e informações sobre as doenças cardiovasculares, o câncer, o diabetes e as doenças neurodegenerativas. Embora centrada principalmente na alimentação saudável, sem esquecer da atividade física, esta abordagem multidisciplinar leva rapidamente o leitor a constatar que pode reduzir os riscos de sofrer de várias das grandes doenças crônicas, adotando alguns princípios de vida muito simples. Na verdade, este livro não é nem um guia de nutrição nem uma coleção de receitas; é, antes, um legítimo manual de prevenção, que nos permite compreender e julgar melhor os numerosos efeitos daquilo que comemos e bebemos sobre o nosso estado de saúde.

Esses princípios universais foram enunciados há mais de dois mil anos por Hipócrates (460-377 a.C.), o pai da medicina, que dizia que a doença era a "consequência de fatores ambientais, da alimentação e dos hábitos de vida". É bom lembrar.

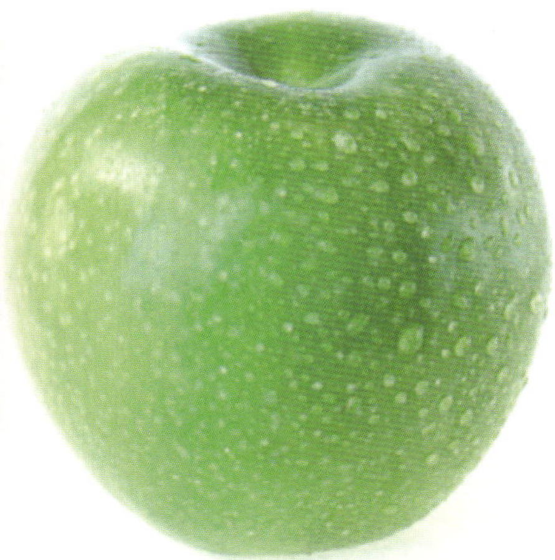

Jacques Genest, MD, FRCP

Professor na Faculdade de Medicina, Universidade McGill
Cátedra de Medicina McGill/Novartis
Diretor da Divisão de Cardiologia do
Centro Universitário de Saúde McGill/
Hospital Royal Victoria e presidente do
Comitê de Assuntos de Saúde e Pesquisa
da Fundação das Doenças do Coração de Quebec

Prefácio 2

Em 1979, quatro colegas médicos e eu próprio tínhamos o desejo de melhorar a qualidade de vida das pessoas atingidas pelo câncer, assim como a de seus próximos, através de serviços de informação, acompanhamento e alojamento. Foi assim que criamos a Fundação de Quebec contra o câncer há quase trinta anos. Na época, éramos constantemente confrontados com a dura realidade vivida pelos nossos pacientes portadores de câncer, que nem sempre possuíam recursos financeiros suficientes.

Além do fato de que deviam inevitavelmente enfrentar essa doença grave, muitos deles expressavam uma multidão de dúvidas sobre ela. As confidências, os questionamentos, a inquietação com aquilo que o corpo devia suportar para combater o câncer... são as palavras trocadas entre o jovem clínico que eu era então e meus pacientes que fizeram nascer em mim a preocupação quanto à qualidade das terapias e do apoio que lhes eram oferecidos.

Realmente, no contato com meus pacientes, tomei consciência, rapidamente, da falta de informação do público sobre os temas que tanto os preocupavam. Quase trinta anos depois, constato que um longo caminho foi percorrido em matéria de prevenção. Graças ao conhecimento e aos esforços de pessoas como o Dr. Richard Béliveau e o Dr. Denis Gingras, a população está agora mais conscientizada quanto à importância de uma alimentação saudável e do seu impacto fundamental na longevidade e na manutenção de uma boa qualidade de vida. E é isso, acredito, o primeiro passo para afastar o câncer e as outras doenças crônicas que transtornam o cotidiano de tantas pessoas, a cada dia.

É com alegria e interesse que encontro em *A saúde pelo prazer de comer bem* respostas claras e diretas para tantas perguntas que ouvi no consultório, durante meus anos de clínica. Ao longo das páginas, o leitor descobrirá um guia prático e acessível que dirige um olhar fascinante sobre a evolução do nosso ambiente, analisando o impacto da alimentação na saúde da sociedade. Além de trazer benefícios ao nosso cotidiano, esta obra é uma leitura cativante, que alia a ciência a reflexões filosóficas e antropológicas sobre a relação entre o ser humano e os alimentos. Essa volta ao mundo histórico nos leva, pois, a tomar consciência dos laços entre uma nutrição deficiente e o desenvolvimento de certas doenças crônicas, como o câncer e os distúrbios cardiovasculares.

Meus parabéns aos doutores Béliveau e Gingras por esta obra magistral, que oferece uma mensagem de esperança na luta contra o câncer.

Dr. Michel Gélinas

Presidente e cofundador da
Fundação de Quebec contra o câncer

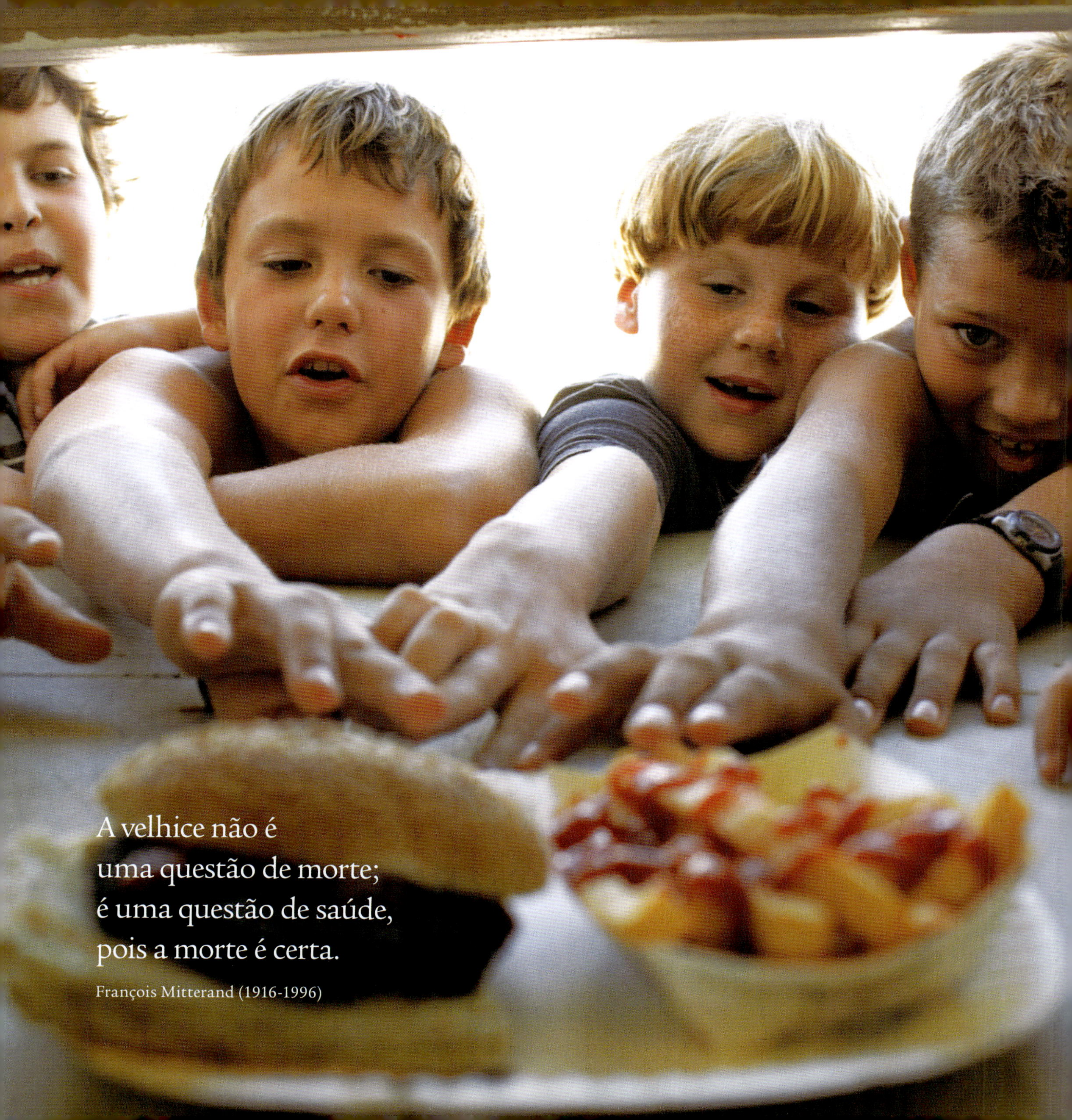

A velhice não é
uma questão de morte;
é uma questão de saúde,
pois a morte é certa.

François Mitterand (1916-1996)

Capítulo 1

Quando comer faz adoecer

Uma criança que nasce hoje em um país industrializado pode ter uma esperança de vida média de cerca de oitenta anos, uma estatística excepcional se considerarmos que durante a maior parte da história da humanidade essa esperança se situava entre 20 a 30 anos (fig. 1). Só a partir da segunda metade do século XIX o aumento da esperança de vida tomou impulso, uma tendência à alta sustentada pelas descobertas extraordinárias realizadas pela medicina moderna ao longo do século XX (fig. 2). Efetivamente, o desenvolvimento de muitos antibióticos, vacinas, medicamentos, intervenções cirúrgicas e outras proezas médicas que marcaram o último meio século permitiu reduzir consideravelmente o fardo imposto por várias doenças, notadamente a mortalidade associada às doenças infecciosas.

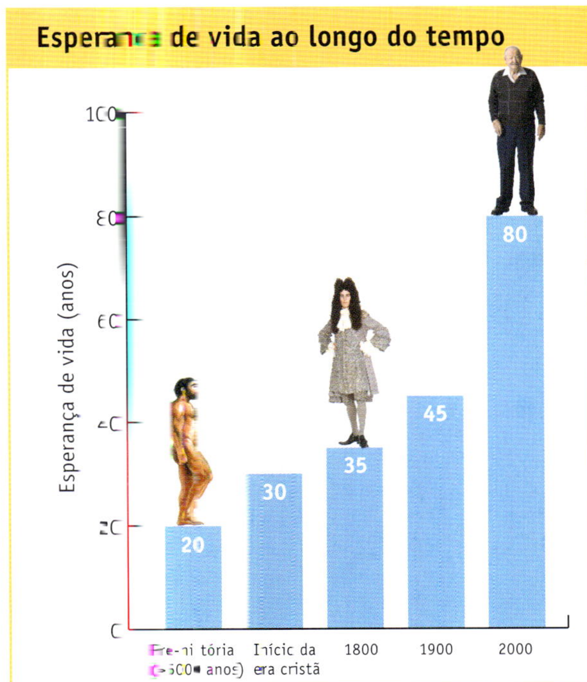

Figura 1

Aumento espetacular da esperança de vida durante o século passado

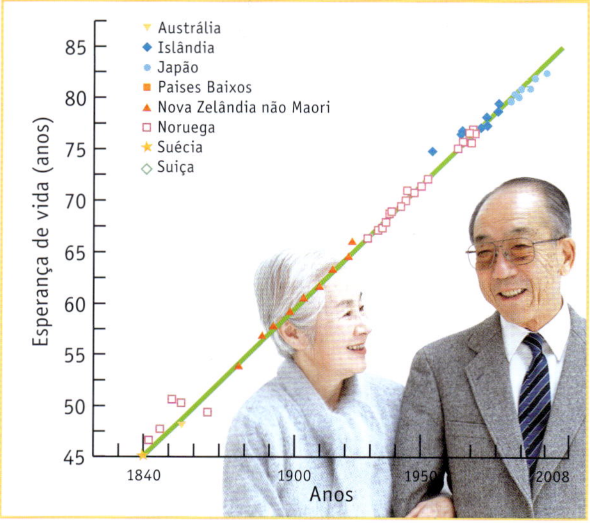

Figura 2 *Fonte:* Adaptado de *Science* 2002, p. 1.029-1.031.

Principais causas de mortalidade no Canadá (1997)

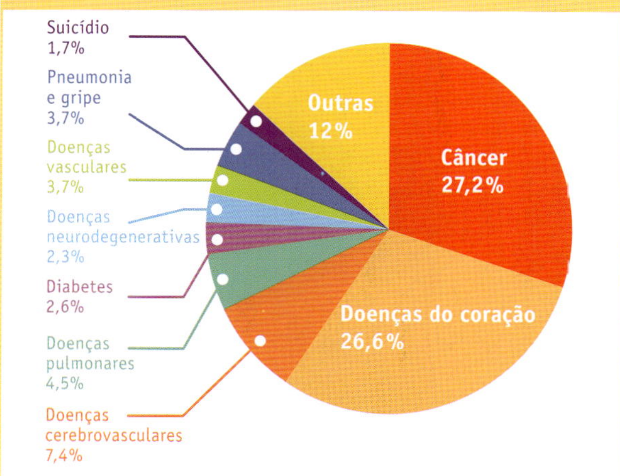

Figura 3 *Fonte*: Estatística canadense.

Enquanto há apenas um século a tuberculose, a pneumonia e as diarreias eram responsáveis – só elas – por um terço da mortalidade nos Estados Unidos, essas doenças não representam hoje mais do que uma baixa porcentagem dos óbitos, muito atrás daqueles causados pelas "novas doenças", que são o câncer, as doenças cardiovasculares e outros distúrbios crônicos como o diabetes tipo 2 e as doenças neurodegenerativas (fig. 3). Essas doenças crônicas constituem, pois, o principal desafio que a medicina deve enfrentar atualmente, muito mais do que certos fatores de risco que muitas vezes são manchete de jornal, mas cujo impacto real na saúde pública é bem menos importante (fig. 4).

Embora o aumento da esperança de vida tenha certamente tido o seu papel nessa alta fulgurante da forte mortalidade associada às doenças crônicas, é preocupante constatar que, muitas vezes, essas doenças atingem em cheio pessoas na força da idade, e podem assim diminuir consideravelmente tanto a duração quanto a qualidade da vida. Por exemplo, a Organização Mundial da Saúde estima que uma pessoa que vive 80 anos perderá em média quase dez anos de vida com boa saúde, em razão de uma ou outra dessas doenças crônicas. É óbvio que a perda da autonomia, assim como os numerosos sofrimentos associados aos tratamentos dessas doenças (cirurgia, quimioterapia, diálise...) representam, infelizmente, uma redução substancial dos benefícios que um aumento da duração da vida pode proporcionar. Em outras palavras, mesmo que a alta contínua da esperança de vida observada durante os últimos 150 anos permita vislumbrar durações de vida médias que poderiam alcançar 90 e até 95 anos de agora até algumas décadas, a forte incidência das doenças crônicas graves ameaça não só frear essa tendência, mas também pôr em risco a principal razão de ser de uma maior longevidade: viver o maior tempo possível com boa saúde.

Esperança de vida com boa saúde

Muitas vezes, acredita-se que o aparecimento dessas doenças crônicas é um fenômeno inevitavelmente associado ao envelhecimento, uma fatalidade à qual não podemos escapar, a menos que "tenhamos sorte" e genes que nos predisponham a envelhecer em boa saúde. Entretanto, essa percepção é falsa, pois sabemos agora que esses "genes de Matusalém" são responsáveis por apenas cerca de um terço dos casos de longevidade excepcional; dois terços das pessoas que alcançam uma idade avançada conservando boa saúde devem isso principal e primeiramente a hábitos saudáveis de vida.

A comparação das incidências de diversas doenças crônicas em diferentes populações do mundo ilustra de maneira cabal a influência do modo de vida sobre o risco de ser atingido por essas doenças. Por exemplo, ao passo que a mortalidade ligada às doenças cardiovasculares é extremamente elevada na maioria dos países ocidentais e representa a principal causa de óbitos, essa incidência pode ser até dez vezes menor em certas regiões da Bacia Mediterrânea ou ainda no Japão (fig. 5). Essas diferenças não se devem a fatores genéticos que protegeriam os habitantes desses países, pois quando essas populações emigram para países em que a incidência de doenças cardiovasculares é elevada (como a América do Norte), elas adquirem rapidamente as mesmas taxas de mortalidade que os habitantes dessas regiões. A comparação entre a incidência de doenças cardiovasculares de japoneses residentes em Hiroshima e a de seus compatriotas residentes no Havaí ou na Califórnia é um exemplo impressionante desse fenômeno (fig. 6): enquanto os infartos do miocárdio são um fenômeno raro no Japão, a incidência desse evento dobra, com a

Mortes por ano nos Estados Unidos (2004)

Doenças cardiovasculares	652.486
Câncer	553.888
Acidentes	112.012
Resfriado e gripe	59.664
Aids	14.327
Queda de escada	1.307
Queda do leito	450
Queda no gelo	92
Ataque de tubarão	2
Gripe aviária	0
Vaca louca	0

Figura 4 *Fonte*: Centers for Disease Control and Prevention.

emigração dos japoneses para uma região mais ocidentalizada (Havaí) e quadruplica quando eles se estabelecem nos Estados Unidos.

Essas diferenças são também observadas quanto ao câncer. Por exemplo, as mulheres americanas, assim como as dos países ocidentais em geral, são duramente afetadas pelo câncer de mama depois da menopausa, e a mortalidade ligada a essa doença não para de aumentar. Ao contrário, a mortalidade associada ao câncer de mama das japonesas praticamente não aumenta em função da idade, de modo que, mesmo em idade avançada (75 anos e mais), essas mulheres são cinco vezes menos afetadas por esse câncer do que as mulheres ocidentais (fig. 7A). Uma situação similar é observada quanto ao câncer de próstata: enquanto no Ocidente a incidência e a mortalidade associadas a esse câncer têm um aumento fulgurante depois da idade de 65 anos, essa alta é muito menos pronunciada no Japão e provoca três vezes menos mortes do que na América (fig. 7B). Mais uma vez, essas diferenças são causadas por fatores ligados ao estilo de vida, pois os japoneses que se estabelecem nos Estados Unidos têm suas incidências de câncer de mama e de próstata tornando-se similares às dos residentes do país de acolhimento. Em geral, esses exemplos mostram a que ponto o aparecimento das doenças crônicas durante o envelhecimento pode ser influenciado pelo estilo de vida ocidental, particularmente aquele em voga na América do Norte. A alta fulgurante dessas doenças, observada

Variações geográficas da incidência das doenças cardiovasculares (1970)

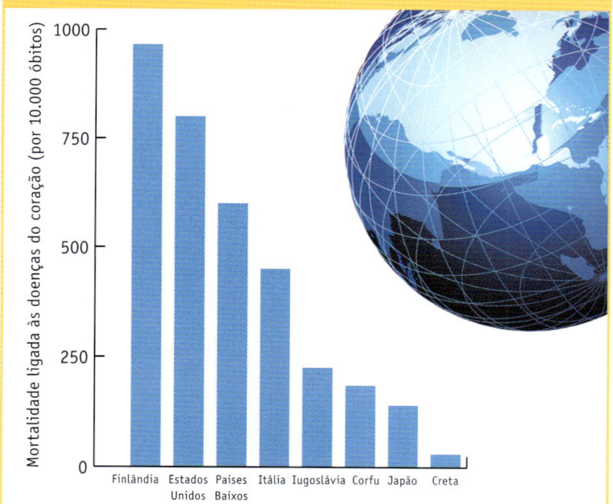

Figura 5 *Fonte*: Adapatado de *Keys*, 1980.

Variações da incidência de doenças cardiovasculares que afetam japoneses segundo seu local de residência

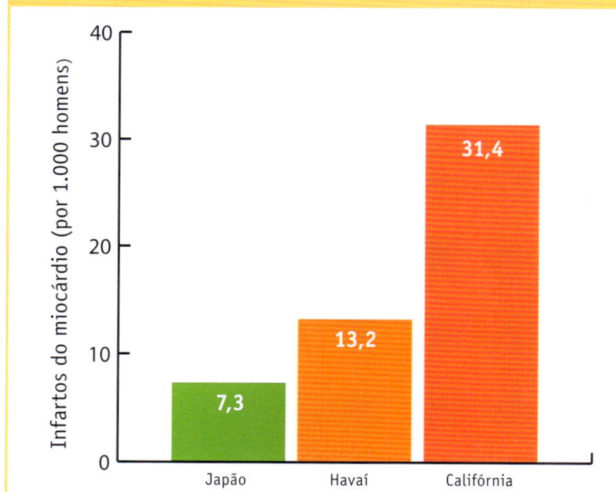

Figura 6 *Fonte*: *Am. J. Epidemiol*, 102, 1975, p. 514-525.

durante os últimos anos, não é, pois, uma consequência inevitável do aumento da esperança de vida, mas, antes, o resultado de maus hábitos que favorecem o seu aparecimento e aceleram o seu desenvolvimento. E, entre todos os fatores associados ao estilo de vida que podem influenciar o risco de doenças crônicas, a alimentação é um dos mais importantes.

Doenças à escolha

Os primeiros índices sobre a implicação da alimentação no desenvolvimento das principais doenças crônicas provêm das observações de vários exploradores, médicos e missionários que trabalharam no início do século XX com populações isoladas da África, da Austrália ou do Grande Norte canadense. Eles observaram que os habitantes dessas regiões eram muito raramente afetados pelo câncer, pelas doenças cardiovasculares ou ainda pelo diabetes tipo 2, mas que a incidência do conjunto dessas doenças aumentava rapidamente depois da adoção do modo de vida ocidental, uma modificação que era geralmente caracterizada por um maior sedentarismo e um consumo aumentado de alimentos ricos em açúcar e gorduras, desprezando-se os produtos vegetais como frutas, legumes e cereais integrais.

Mortalidade ligada ao câncer de mama por grupo de idade (1995)

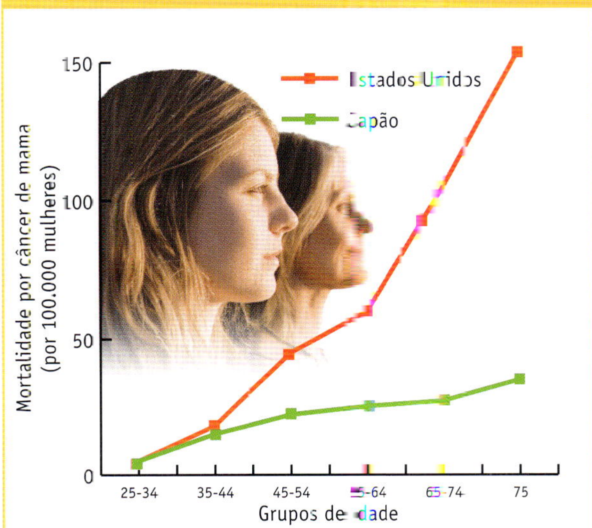

Figura 7A *Fonte*: Estatísticas da OMS.

Mortalidade ligada ao câncer de próstata por grupo de idade (1995)

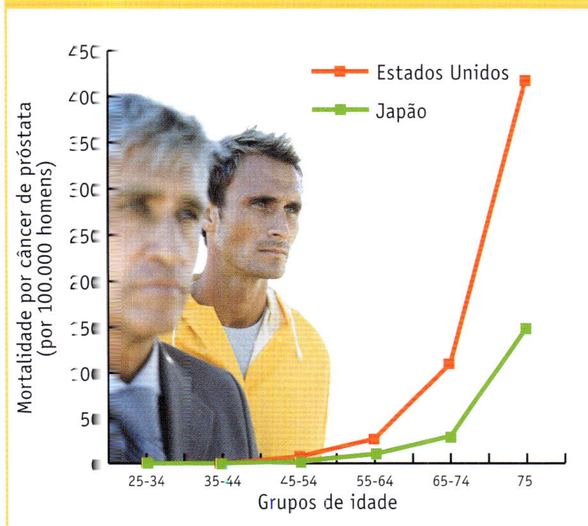

Figura 7B *Fonte*: Estatísticas da OMS.

Mais recentemente, a globalização das relações comerciais iniciada há cerca de vinte anos constitui provavelmente a melhor ilustração desse impacto negativo do regime alimentar ocidental sobre a saúde. Na verdade, foi durante esse período que os habitantes dos países economicamente menos desenvolvidos começaram a ter acesso a uma profusão de alimentos extremamente ricos em calorias vazias, isto é, produtos sobrecarregados de açúcar e de gordura, mas paradoxalmente desprovidos de elementos nutritivos essenciais. Refrigerantes ou produtos industrializados ricos em açúcar, em gordura e em farinhas refinadas, todos esses alimentos industriais fabricados em grande escala e muitas vezes vendidos a preço módico substituíram vários constituintes da alimentação tradicional de muitos países do mundo e representam doravante uma parte importante do aporte calórico dos habitantes desses países.

E o impacto desastroso dessas modificações alimentares sobre a saúde não se fez esperar: por exemplo, enquanto em 1989 apenas 10% dos mexicanos sofriam de sobrepeso ou obesidade, essa porcentagem atinge hoje 60%, o que se deve, entre outros fatores, a um aumento vertiginoso do consumo de refrigerantes, que atinge em média 155 litros por ano por habitante (fig. 8). Paralelamente, o diabetes tipo 2, que era quase inexistente nesse país há apenas 15 anos, atinge agora 15% da população, e teme-se que as incidências de outras doenças ligadas à obesidade, como o câncer e as doenças cardiovasculares, aumentem de modo similar durante os próximos anos. O exemplo mexicano não é um caso isolado, muito pelo contrário: todos os países que adotam esse tipo de alimentação, seja na América do Sul, no Oriente Médio ou ainda em certas regiões urbanas da Índia e da China, observam que o estado de saúde de seus habitantes se deteriora rapidamente. Essa verdadeira "globalização" das doenças crônicas constitui, pois, um exemplo tão trágico quanto eloquente dos efeitos nefastos associados à alimentação industrial ocidental e do seu papel importante no desenvolvimento de várias doenças graves.

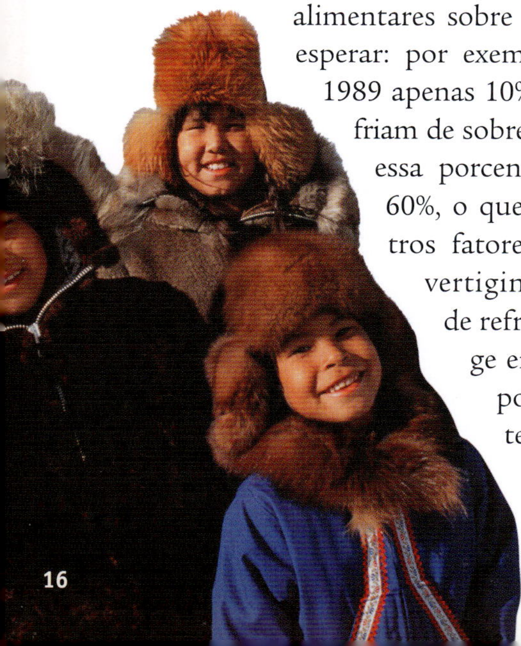

Uma questão de equilíbrio

O impacto negativo da alimentação industrial moderna na saúde deve-se em grande parte ao seu exagero, tanto nos seus excessos quanto nas suas carências. Por um lado, o desenvolvimento acelerado de toda uma série de alimentos industriais extremamente ricos em açúcar e/ou gordura (biscoitos, refrigerantes, *fast food*) modificou profundamente os hábitos alimentares e acarretou um aumento do aporte calórico, com o sobrepeso e a obesidade que lhe são inevitavelmente ligados; por outro lado, esse superconsumo de calorias vazias se faz geralmente em detrimento de alimentos de origem vegetal, o que leva a privar o organismo de preciosas fontes de vitaminas, minerais, fibras e compostos fitoquímicos que fazem um papel-chave na prevenção das doenças (fig. 9).

O efeito combinado desses dois extremos pode revelar-se devastador: enquanto o sobrepeso subsequente ao consumo excessivo de calorias cria um ambiente pró-oxidante, pró-inflamatório e pró-angiogênico que perturba o equilíbrio do meio interior, a carência de moléculas fitoprotetoras dos vegetais suprime um dos principais meios de defesa das células do organismo contra a agressão causada por essa inflamação crônica, acarretando ao mesmo tempo a formação de um ambiente favorável à progressão das doenças crônicas (fig. 9). Esse fenômeno é muito importante para compreendermos até que ponto uma má alimentação é nefasta para a saúde: na verdade, apesar das diferenças em seus efeitos sobre o corpo humano, a maioria dos casos de câncer, de diabetes tipo 2, de doenças cardiovasculares assim como de doenças neurodegenerativas são consequências diretas do desequilíbrio do nosso ambiente interno. Restabelecer esse equilíbrio diminuindo o aporte de alimentos sobrecarregados de calorias, aumentando o de produtos vegetais ricos em compostos fitoprotetores só pode, pois, ter repercussões extraordinárias sobre a prevenção dessas doenças crônicas.

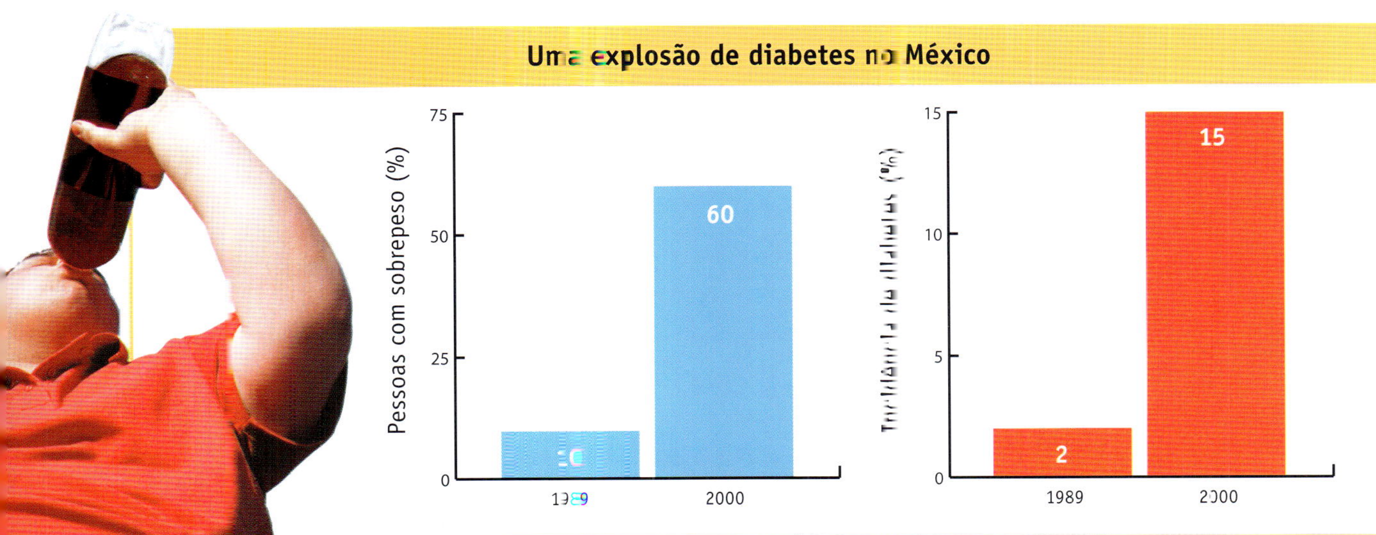

Figura 8

Fonte: *Sci Am.*, 297, 2007, p. 88-95.

Um duplo impacto

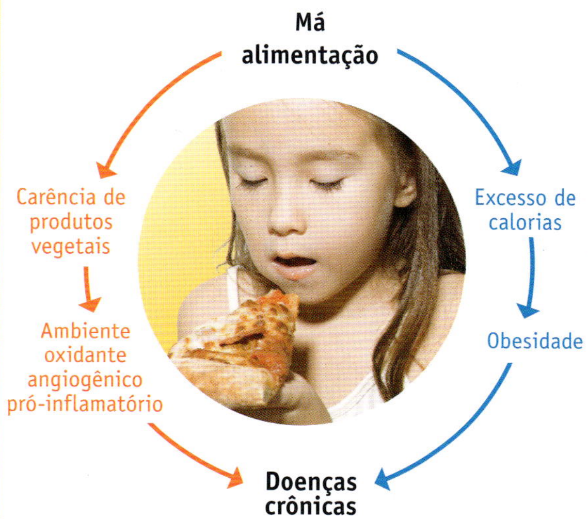

Figura 9

Não brinque de avestruz

Todos nós ouvimos falar de famosos tios, tias ou outros "bons copos e bons garfos", que viveram até uma idade avançada fumando a vida inteira, enquanto outras pessoas, que não fizeram nunca a menor "loucura", morreram de doenças fulminantes até mesmo antes de chegar aos 40 anos. Esses exemplos, que constituem muitas vezes o argumento principal das pessoas que questionam a pertinência de cuidar da saúde, são muito práticos para justificar os nossos maus hábitos, pois sugerem que nosso destino já está traçado desde o nascimento e não será alterado, seja o que for que façamos. Entretanto, por mais reais que eles sejam, esses casos extremos não correspondem à realidade como é vivida pela imensa maioria das pessoas e, apesar de seu caráter espetacular, que pode impressionar a imaginação, esses exemplos são, principalmente e antes de tudo, exceções. Na prática, essas exceções são marginais, pois estão inevitavelmente associadas estatisticamente a todo fenômeno que implica um grande número de pessoas. Por exemplo, antes mesmo de corrigir uma prova, um professor sabe muito bem que um pequeno número de estudantes terá sucesso, com uma excelente nota, enquanto um grupo restrito de estudantes obterá uma nota má. Entre esses dois extremos, a grande maioria passará no exame com uma gama de resultados que vai de "sofrível" a "muito bem", uma nota que reflete muitas vezes a soma de trabalho e seriedade aplicados na preparação para o exame. É exatamente o mesmo fenômeno que entra em jogo quando se examina a duração da vida dos indivíduos em uma população: sempre haverá um pequeno grupo de indivíduos "sortudos" que viverá até uma idade avançada apesar de tudo, e um outro, muito mais "azarado", que morrerá jovem. Para a grande maioria da população, entretanto, a duração da vida se situa entre esses dois extremos e, continuando a analogia com os estudantes que se preparam adequadamente para o exame, essas pessoas podem aumentar muito a sua longevidade adotando melhores hábitos de vida (fig. 10).

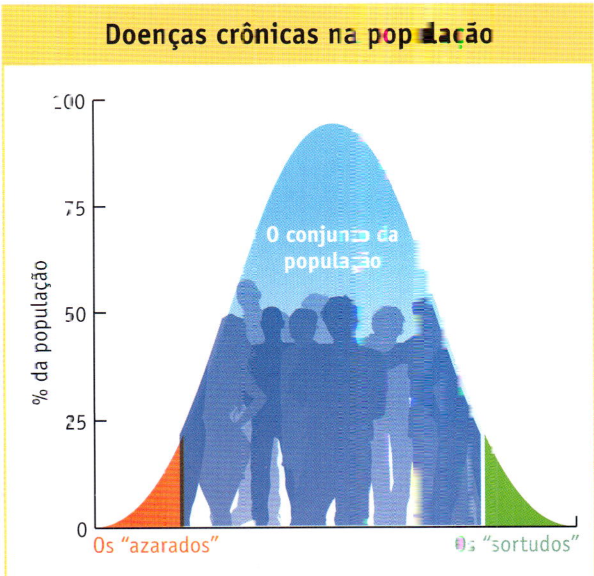

Figura 10

Problemas complexos, soluções simples

Podemos, pois, constatar que, apesar da gravidade dos efeitos associados às doenças crônicas, essa situação está longe de ser irreversível e até poderia ser rapidamente melhorada, aplicando-se certos princípios que corrigem os principais excessos desse modo de vida (fig. 11). O potencial de prevenção das principais doenças crônicas através da aplicação dos cinco princípios de que falaremos abaixo é simplesmente fenomenal: estima-se que 90% dos casos de diabetes tipo 2, 82% das doenças cardiovasculares e 70% dos casos de câncer poderiam ser prevenidos adotando-se um certo estilo de vida, sem contar que as pesquisas mais recentes indicam que esses princípios até poderiam prevenir um grande número de doenças neurodegenerativas, como a Doença de Alzheimer. Não é, pois, surpreendente que essas recomendações sejam formuladas por todas as instâncias da saúde pública, como a Organização Mundial da Saúde ou as associações médicas contra as doenças do coração e o diabetes, ou ainda as diversas entidades de luta contra o câncer. Essa abordagem preventiva pode ter um impacto extraordinário na qualidade de vida, atrasando em vários anos o aparecimento das doenças associadas à velhice e aumentando de modo espetacular a qualidade de vida dos anos ganhos (fig. 12). Se acrescentarmos a isso os progressos inéditos realizados pela medicina curativa, essa prevenção constitui, sem dúvida alguma, o melhor meio à nossa disposição para realizar o pleno potencial da vida humana.

Apesar da sua aparente simplicidade, a aplicação desses princípios de medicina preventiva muitas vezes é percebida como algo difícil de realizar na nossa sociedade, pois uma proporção importante da população leva um estilo de vida que aumenta o risco de doenças (fig. 13). Na prática, estima-se que apenas 5% da população aplicam no cotidiano esses cinco princípios e têm pois um modo de vida ótimo para prevenir com eficiência o desenvolvimento das doenças crônicas. Essa situação não significa que a maioria das pessoas sejam indiferentes à possibilidade de ser afetadas por uma doença grave, mas reflete, antes, a que ponto a sociedade em que vivemos exerce pressões incompatíveis com essa abordagem preventiva e até estimula hábitos de vida que se opõem totalmente à manutenção de uma boa saúde. Trata-se, sem dúvida, de um dos maiores paradoxos das sociedades ocidentais atuais: enquanto que, coletivamente, procuramos constantemente "seguros contra todos os riscos", exigindo de nossos dirigentes que nos protejam de fatores externos difíceis de controlar (contaminação alimentar, acidentes, catástrofes naturais) e que representam apenas uma baixa proporção dos óbitos (fig. 4), adotamos, individualmente, um estilo de vida de alto risco, que favorece a emergência de doenças muito graves, diretamente responsáveis, a cada ano, pela morte prematura de muitos milhares de indivíduos.

Informar-se para assumir-se

A realização de uma verdadeira abordagem de medicina preventiva necessita, pois, mais do que nunca, de uma reflexão profunda sobre o nosso modo de vida e mais particularmente sobre nossos hábitos alimentares. Nesse sentido, é preciso, imperativamente, tirar partido dos imensos progressos realizados pela pesquisa das últimas décadas, que levaram à identificação das alternativas a adotar para reduzir extraordinariamente o risco de sermos privados de vários anos de vida ativa. Esse verdadeiro tesouro de informações permanece, infelizmente, pouco explorado, sendo diluído por uma avalanche de notícias, ocorrências ou opiniões contraditórias que, muitas vezes, só complicam inutilmente a situação e desestimulam muitas pessoas a empreenderem ações concretas para melhorar a sua saúde e a sua esperança de vida (cf. box p. 23).

O objetivo deste livro é apresentar, da maneira mais simples possível, um resumo dos conhecimentos acumulados durante os últimos anos sobre os meios concretos de prevenir quatro das principais doenças crônicas que afetam atualmente a nossa sociedade, isto é, as doenças cardiovasculares, o diabetes tipo 2, o câncer e a Doença de Alzheimer. As soluções para combater a maioria dessas doenças são surpreendentemente simples e econômicas, mas podem parecer difíceis de aplicar para certas pessoas, pois exigem um profundo questionamento do lugar que a alimentação ocupa na nossa vida cotidiana. Para chegar a isso, é preciso não só descrever os fatores que são responsáveis pelo risco aumentado de desenvolver essas doenças, mas também identificar as razões que nos levam, muitas vezes inconscientemente, a adotar hábitos de vida que contrariam aqueles que podem influenciar positivamente a nossa saúde.

Acreditamos que o único meio de modificar realmente os nossos hábitos alimentares e, por isso mesmo, reduzir o fardo imposto pelas doenças crônicas, é lançar um olhar sobre o conjunto da história da alimentação humana e sobre os processos biológicos que estão implicados nos

As 5 regras de ouro da prevenção das doenças crônicas

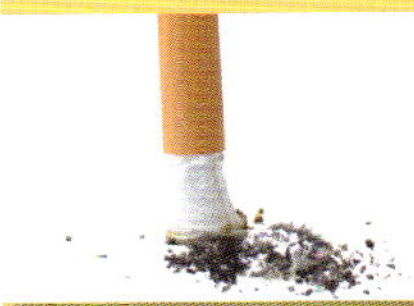

1 **Não fumar.**

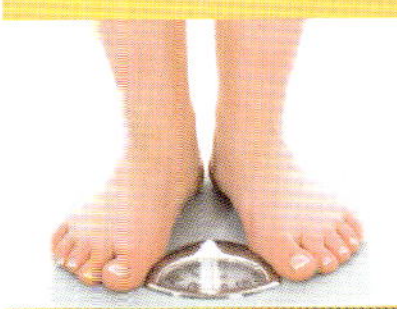

2 **Manter um peso normal (IMC entre 19 e 24).**

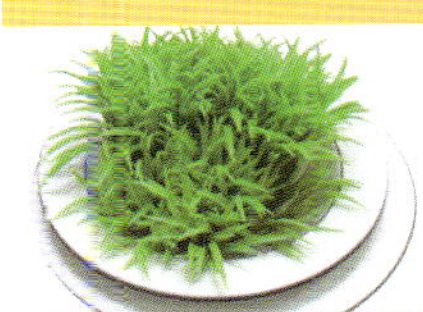

3 **Comer muitos produtos vegetais, como frutas, legumes e grãos integrais.**

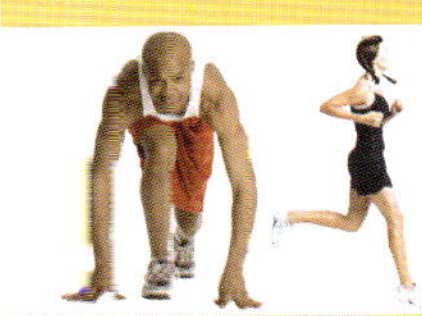

4 **Permanecer ativo fisicamente, ao menos 30 minutos por dia.**

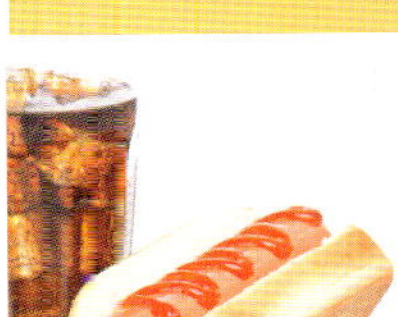

5 **Reduzir o consumo de produtos ricos em açúcar e em gordura, especialmente os industrializados e o *fast food*.**

Porcentagem de doenças crônicas que podem ser prevenidas pelas 5 mudanças nos hábitos de vida

Diabetes tipo 2	90%
Doenças cardíacas	82%
Câncer	70%
Acidentes vasculares cerebrais	70%

Figura 11

nossos comportamentos alimentares. É com esse espírito que propomos um panorama das grandes etapas da evolução do homem à procura dos alimentos mais adaptados ao seu metabolismo, apreciando a complexidade do sabor, assim como dos mecanismos envolvidos no controle do apetite, para compreender os fatores implicados na epidemia de obesidade atual e, sobretudo, lembrar até que ponto o prazer de comer representa uma faceta essencial da alma humana. A saúde através do prazer de comer bem? Vamos confessar que a prevenção não poderia ter melhor sabor!

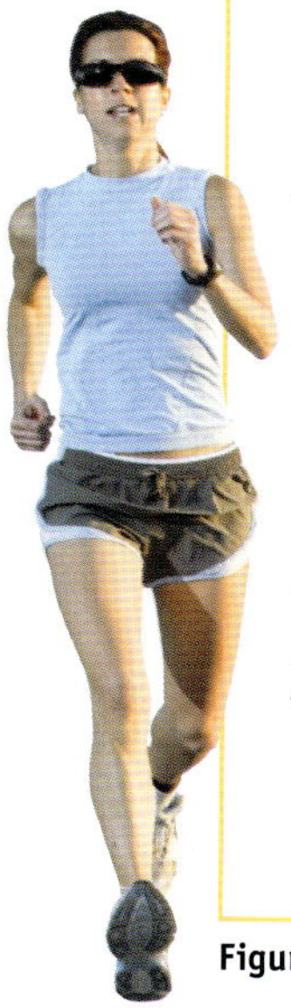

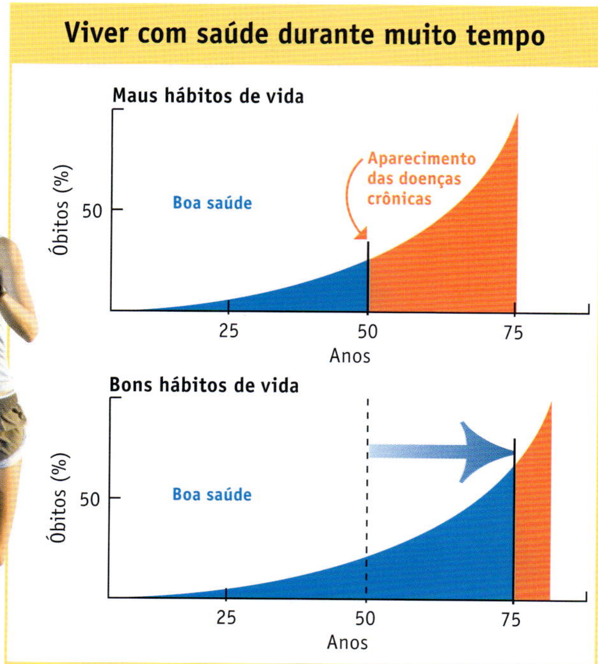

Figura 12

Hábitos muito maus

20% das pessoas fumam.

62% das pessoas não comem as 5 porções recomendadas de frutas e legumes.

65% das pessoas têm sobrepeso.

Figura 13

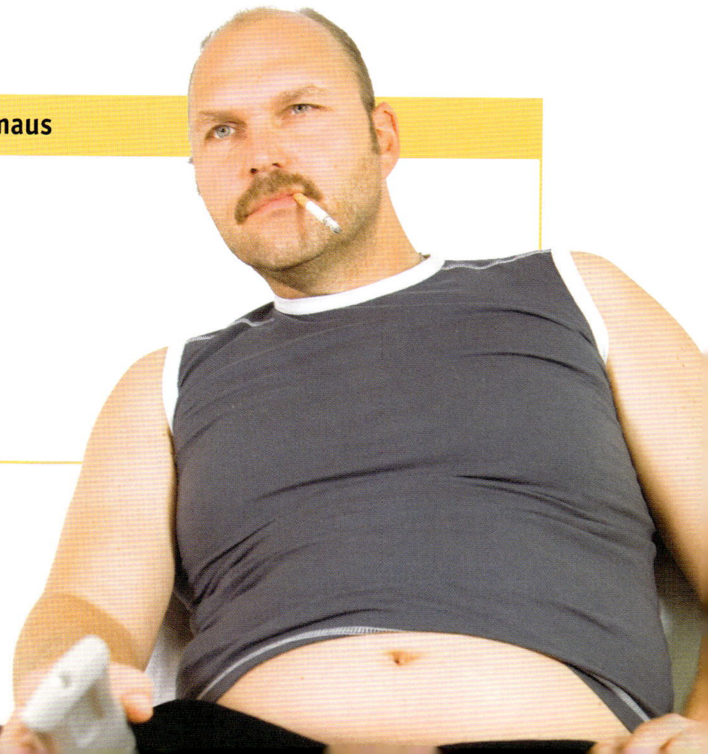

Como informar-se?

Poucos assuntos (além da sexualidade, é claro!) despertam tanto o interesse da população quanto o impacto da alimentação sobre a saúde. Essa preocupação é perfeitamente compreensível, pois, desde os tempos mais remotos, sabemos intuitivamente que aquilo que comemos exerce uma grande influência sobre nossa saúde e nosso bem-estar. Entretanto, o grande número de notícias, publicações ou artigos referentes ao assunto torna muito difícil distinguir o que é verdadeiro daquilo que não o é, principalmente depois do advento da internet: se essa mídia provocou uma verdadeira revolução, permitindo a um grande número de pessoas, onde quer que se encontrem no planeta, que se informem rapidamente sobre um assunto que lhes interessa, essa acessibilidade pode, entretanto, tornar-se problemática quando as informações veiculadas são parciais ou, pior ainda, inexatas.

Para sobreviver a essa avalanche de informações é preciso, primeiro, evitar uma reação exagerada a cada novo estudo publicado. Muitas vezes, temos uma visão muito idealista da ciência, como se cada descoberta fosse a expressão de uma verdade absoluta, na qual é necessário acreditar absolutamente, sem outras provas. Entretanto, a ciência funciona exatamente ao contrário desse processo: como os tijolos em uma parede, cada estudo, tomado isoladamente, tem pouco valor intrínseco. É o conjunto das descobertas que dá coerência a um assunto dado. Por exemplo, promover hábitos saudáveis de vida para a prevenção dessas doenças não é um ato de fé ou uma opinião pessoal. Trata-se, antes, de um fato incontestável: milhares de estudos científicos realizados ao longo dos cinquenta últimos anos com moléculas isoladas, modelos animais e também com grandes amostras da população humana permitiram demonstrar que o tabagismo aumenta em mais de 30 vezes (3.000%) o risco de câncer do pulmão, que a obesidade predispõe a muitas doenças crônicas ou ainda que o consumo abundante de frutas e legumes reduz significativamente o risco de vários tipos de câncer. Assim, existe realmente um consenso científico sobre o fato de que os hábitos de vida são responsáveis por uma grande proporção das doenças que afetam atualmente a população.

Ao contrário, encontramos muitas vezes informações que são, antes de tudo, baseadas em opiniões e não em fatos. Uma opinião é, por definição, algo subjetivo, uma interpretação dos fatos fundada sobre uma crença ou sobre uma visão pessoal, o que – deve-se dizer – não tem nada de científico. Por exemplo, afirmar que a poluição é uma das principais causas de câncer não é uma afirmação científica; é uma opinião pessoal: mesmo que a poluição tenha certamente impactos negativos importantes sobre o nosso ambiente e, por consequência, sobre a nossa saúde, centenas de estudos mostram que ela é responsável por apenas 2% de todos os tipos de câncer. A concentração das moléculas cancerígenas é muito mais elevada na fumaça do cigarro e em certos alimentos que consumimos usualmente (embutidos, carnes carbonizadas) do que no ar que respiramos ou na água que bebemos. Entretanto, é bem mais fácil e menos incômodo acusar a poluição dos outros do que mudar os nossos próprios hábitos de vida...

É preciso principalmente usar o nosso senso crítico se a informação obtida provém de sites comerciais que fazem promoção de produtos (suplementos alimentares, extratos naturais, etc.) supostamente aptos para prevenir ou até, em certos casos, para curar doenças tão graves quanto o câncer. Mesmo que muitas vezes esses produtos sejam atraentes, provenientes de regiões longínquas onde (segundo a publicidade) são utilizados há milênios para curar uma série de doenças, é preciso ter em mente que os produtos milagrosos não existem e que a finalidade primeira dessas companhias é vender um produto, e não salvar a humanidade. Outro bom exemplo é o superconsumo de vitaminas na América do Norte, uma consequência direta de atividades promocionais de empresas comerciais que fazem uma publicidade agressiva desses produtos. Com raras exceções (vitamina D e ácidos fólicos para as mulheres grávidas), os dados médicos não mostram vantagens na suplementação vitamínica na prevenção de doenças crônicas. Pelo contrário, eles explicam que esses suplementos confirmam os maus hábitos alimentares daqueles que os consomem.

É preciso, pois, privilegiar as informações confiáveis que vêm de profissionais da saúde reconhecidos, como os médicos, os pesquisadores ou os nutricionistas. No caso do câncer, por exemplo, existem vários sites que contêm informações muito pertinentes sobre a doença em geral, além de fornecer links que podem responder a questões mais específicas dos pacientes. Em particular, os sites provenientes de organizações de luta contra o câncer, de universidades ou ainda de centros hospitalares de reputação internacional oferecem tesouros de informações destinadas ao grande público.

Alguns endereços úteis

Fondation québécoise du cancer (www.fqc.qc.ca); Société de recherche sur le cancer (www.src-crs.ca); Société canadienne du cancer (www.cancer.ca); American Institute for Cancer Research (www.aicr.org); Harvard Center for Cancer Prevention (www.hsph.harvard.edu/cancer); Université McGill (www.votrerisquedecancer.mcgill.ca); Fondation des maladies du coeur (www.fmcoeur.com); Société Alzheimer Canada (www.alzheimer.ca); Diabète Québec (www.diabete.qc.ca).

Em resumo

- O aumento espetacular da esperança de vida está associado a uma alta dramática da incidência de várias doenças crônicas graves, que reduzem consideravelmente os benefícios associados a essa longevidade aumentada.
- Essas doenças crônicas não são uma consequência inevitável do envelhecimento; são, antes, o resultado de maus hábitos de vida, principalmente a natureza da alimentação, que favorecem o seu aparecimento.
- A imensa maioria dessas doenças poderiam ser evitadas ou significativamente retardadas graças a cinco modificações no estilo de vida: a ausência de tabagismo, a manutenção de um peso normal, o exercício físico regular, a adoção de uma alimentação saudável e rica em alimentos vegetais e a diminuição do consumo de produtos industriais transformados.

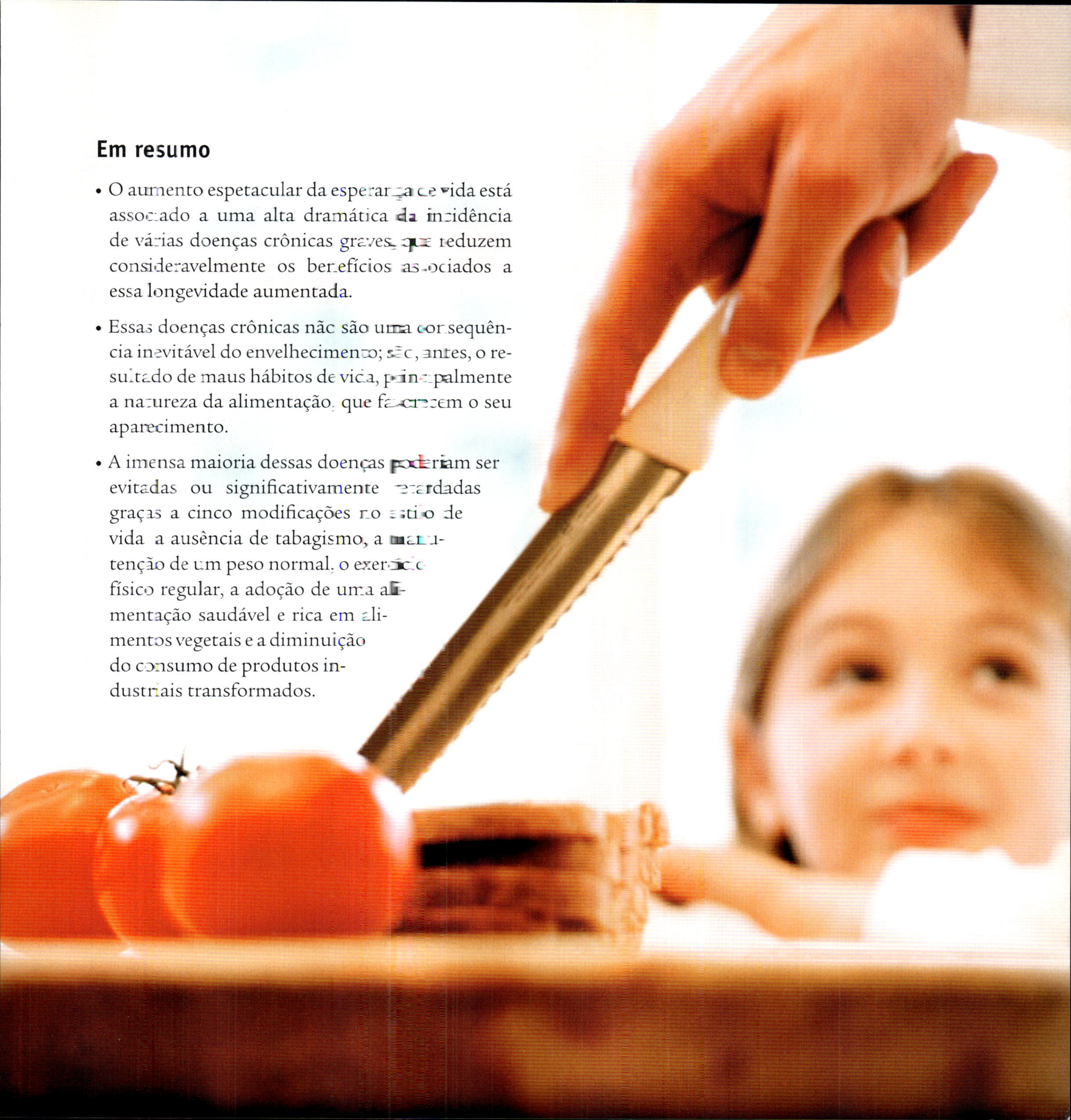

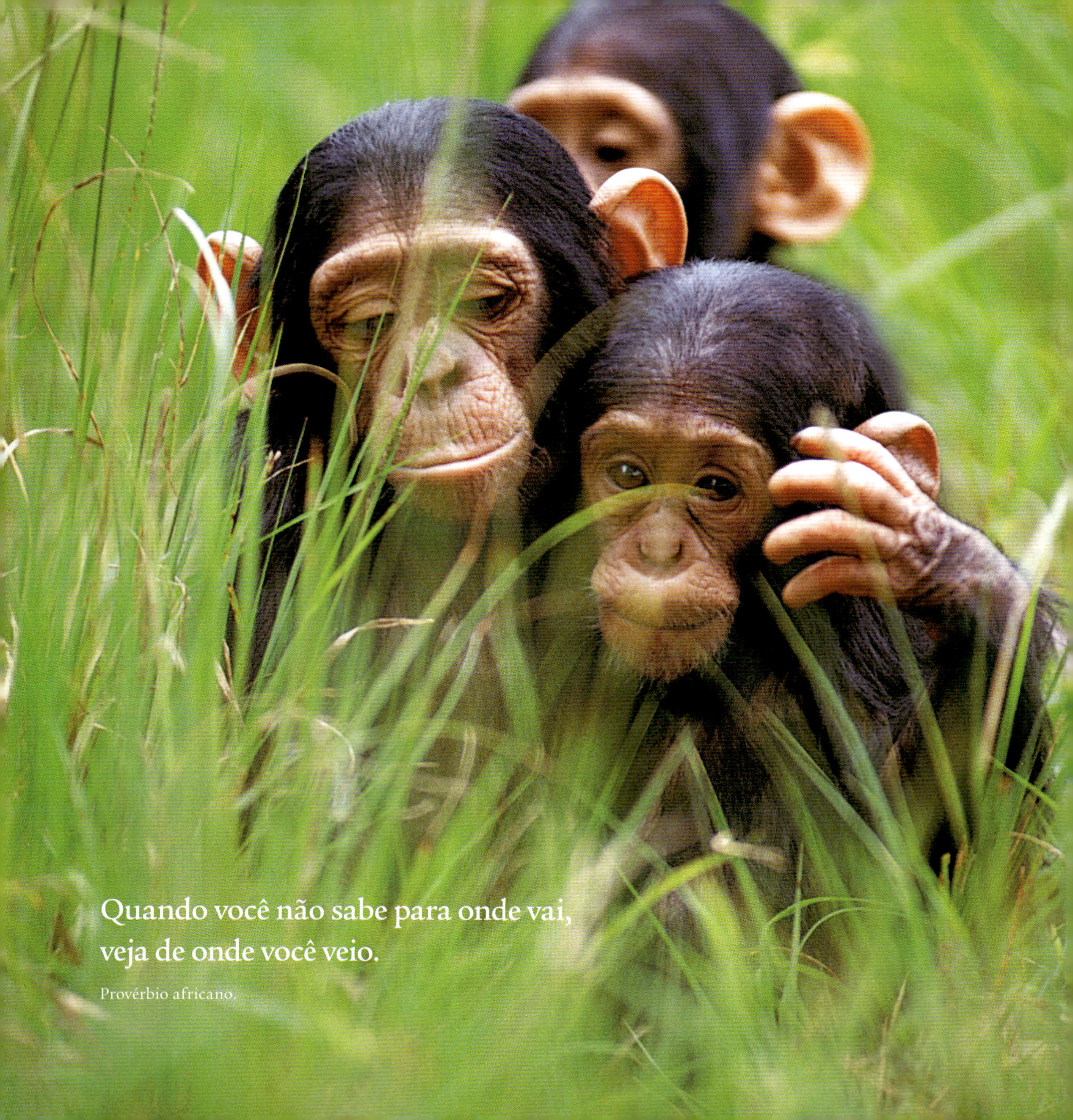

Quando você não sabe para onde vai,
veja de onde você veio.

Provérbio africano.

Capítulo 2

Homens das cavernas que caminham na lua

Não há mais nenhuma dúvida de que uma alimentação pobre em produtos vegetais, combinada com um superconsumo de alimentos transformados ricos em açúcares refinados, em sal e em gorduras saturadas, tem um papel predominante no desenvolvimento de várias doenças crônicas que atingem atualmente, em cheio, os habitantes da maioria dos países industrializados. Se, como constataremos nos capítulos seguintes, existem muitas explicações para os efeitos desastrosos desse modo de alimentação sobre a saúde, é fascinante constatar a que ponto esses impactos negativos estão intimamente ligados à maneira pela qual o nosso sistema digestivo e o nosso metabolismo em geral se desenvolveram durante a evolução da nossa espécie. Para melhor apreciar as repercussões da alimentação moderna no desenvolvimento das doenças crônicas é preciso não apenas examinar os efeitos dos alimentos atuais sobre o nosso organismo, mas também remontar a linha do tempo à procura de indícios sobre a natureza da alimentação à qual nos adaptamos ao longo desses milhões de anos de evolução. Não somos apenas o que comemos; somos também o que temos comido!

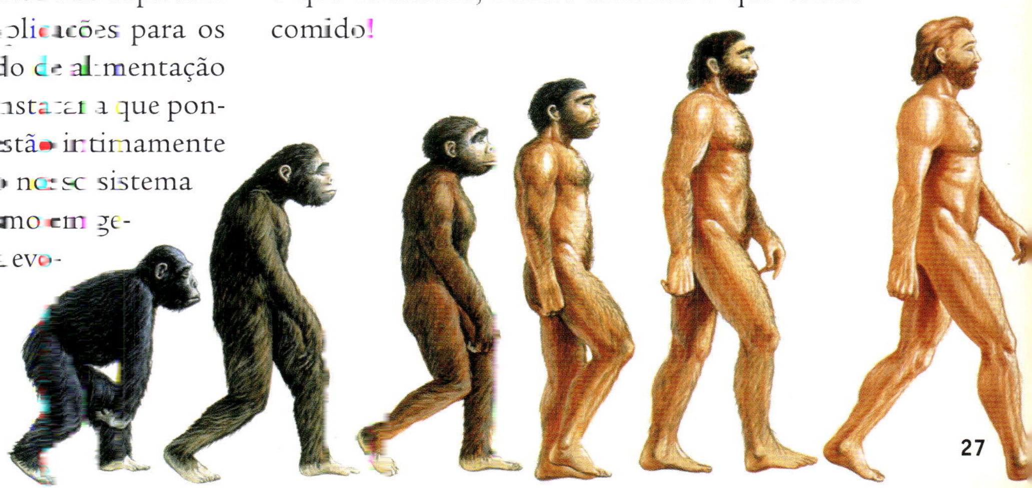

Um macaco diferente

Se as numerosas realizações humanas durante séculos demonstram sem sombra de dúvida as capacidades excepcionais do cérebro humano e do seu imenso potencial criador, devemos reconhecer, entretanto, que o nosso início foi muito mais modesto. O ser humano, como sabemos hoje, não chegou à Terra da noite para o dia! Ao contrário, as notáveis descobertas efetuadas no último século estabeleceram as grandes linhas da genealogia da espécie humana, isto é, as principais etapas que marcaram a nossa evolução a partir do *Proconsul*, um ancestral comum a todos os hominídeos (homens e grandes símios), que viveu na África há cerca de 20 milhões de anos (fig. 1). Logo separados dos orangotangos há 16 milhões de anos, dos gorilas 7 milhões de anos depois, só a partir de 6 milhões de anos tomamos um caminho evolutivo diferente daquele dos chimpanzés, nossos mais próximos primos entre as espécies que vivem hoje no planeta (cf. box p. 29). Como suspeitara Darwin, somos pois uma espécie bem peculiar de grande símio, resultado tão extraordinário quanto improvável de uma evolução a partir de "um quadrúpede peludo provido de uma cauda e de orelhas pontudas, provavelmente arborícola em seu modo de vida e habitando o Velho Continente" (*La filiation de l'homme*, 1871).

Um ar de família...

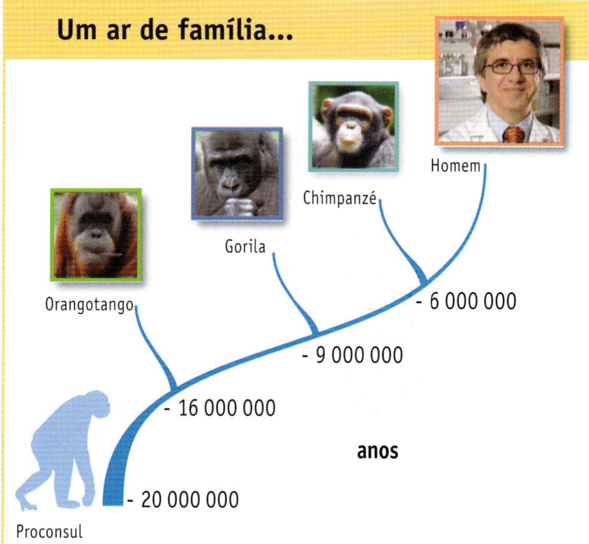

Figura 1 *Fonte*: Adaptado de *Sc. Am.*, 289, 2003, p. 74-83.

Loucos por vegetais!

Esse estreito laço de parentesco dos humanos com os grandes símios tem importantes repercussões para a compreensão da alimentação que é adaptada às nossas necessidades, pois foi ao longo dessa evolução comum que se desenvolveu a grande maioria dos nossos mecanismos fisiológicos básicos, principalmente aqueles que estão implicados na digestão e no metabolismo dos elementos essenciais contidos na alimentação.

Mesmo que seja difícil conhecer com precisão a composição exata do cardápio dos nossos ancestrais daquela época, muitos estudos realizados com os grandes símios atuais indicam que os alimentos de origem vegetal constituíam certamente o seu principal meio de subsistência. Os vegetais

Nossos primos macacos

É impossível não ficarmos fascinados pelo olhar inteligente, a habilidade manual e os comportamentos sociais extremamente elaborados dos grandes símios: como eles se parecem conosco! Essas semelhanças já foram observadas em 1641 pelo célebre anatomista holandês Nicolaas Tulp (imortalizado por Rembrandt), que publicou a primeira descrição detalhada da anatomia de um grande símio no seu *Observationum Medicarum*. As grandes linhas das suas observações foram confirmadas em 1699 pelos trabalhos do médico inglês Edward Tyson. Este ficou estupefato ao ver a grande semelhança existente entre a morfologia do cérebro do jovem chimpanzé que ele dissecava e o cérebro dos humanos. Se podemos compreender a surpresa desses médicos, sabemos agora que essas semelhanças não têm nada de espantoso: nosso material genético é idêntico a 98% do daquele do chimpanzé!

Do ponto de vista alimentar, uma das consequências desse grau de identidade genética é que compartilhamos várias características com os grandes símios, notadamente a necessidade de um aporte importante de vegetais. Na verdade, os humanos e os símios estão entre os raros animais (com a notável exceção da cobaia e de certos morcegos) incapazes de fabricar por si mesmos a vitamina C. Eles devem obtê-la a partir de fontes alimentares vegetais. Essa incapacidade se deve à perda, no curso da evolução, do gene correspondente a uma enzima (a L-gulonolactona oxidase) que participa da fabricação dessa vitamina a partir do açúcar; entretanto, essa "doença genética" teve pouco impacto na sobrevivência e na evolução dos símios, pois, graças ao grande consumo de frutas, estima-se que o seu regime alimentar podia fornecer de dez a vinte vezes a quantidade de vitamina C necessária!

Além disso, a obtenção desses vegetais foi facilitada por uma outra mutação genética surgida mais ou menos na mesma época, que faz dos humanos e dos símios os únicos mamíferos a possuírem uma visão tricromática (percepção das cores azul, verde e vermelha). Essa adaptação teve um papel especialmente importante na nossa evolução, permitindo distinguir as frutas que chegaram à maturidade (vermelhas) em um ambiente principalmente composto de verde e assim ter acesso a uma fonte importante de comida.

A utilização dessa visão tricromática para identificar as frutas seria responsável, aliás, pela lendária atração das mulheres pelo rosa: já que foram as mulheres que tiveram a responsabilidade de colher as frutas ao longo da evolução, o cérebro feminino se especializou na identificação das cores que vão do rosa ao vermelho e desenvolveu uma preferência cultural por essas cores, que se tornaram sinô-

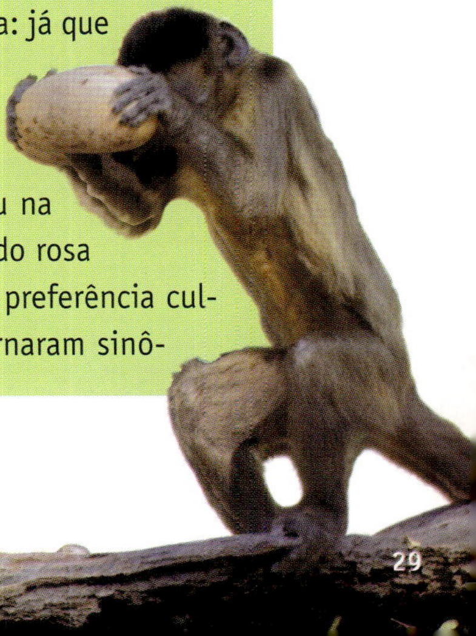

nimos de sobrevivência. Essa sensibilidade para o rosa prestou-lhes grandes serviços para avaliar o estado de saúde e o estado emocional dos membros do círculo familiar e social, fazendo com que percebessem melhor as vasodilatações sutis do rosto, asssociadas às emoções. Ela também contribuiu para desenvolver uma sensibilidade aumentada das mulheres aos sentimentos dos outros, o que é ainda hoje uma característica fundamental da psique feminina.

Embora os grandes símios sejam antes de tudo herbívoros, isso não significa que eles não tolerem os alimentos de origem animal. Os chimpanzés, especialmente, digerem muito bem a carne e são capazes de demonstrar uma grande engenhosidade para obter insetos e até, às vezes, pequenos animais para completar o aporte de proteínas e de gorduras. Entretanto, esses alimentos não ocupam um lugar preponderante no seu cardápio cotidiano, porque a captura de animais e de insetos é difícil e envolve um gasto de energia que não é nem necessário nem produtivo para a sobrevivência da espécie. Em outras palavras, mesmo que os grandes símios possam ser considerados como onívoros, aptos para comer alimentos de origem tanto vegetal quanto animal, eles tiram o essencial da sua subsistência dos vegetais e são, pois, principalmente herbívoros. Entretanto, como veremos depois, esse potencial de onivoridade terá um papel crucial no aparecimento dos humanos na Terra.

podem representar até 98% de todos os alimentos consumidos por esses animais, uma abundância que permite a absorção de quantidades elevadas de vitaminas, minerais, fibras e compostos fitoquímicos essenciais à saúde, e em quantidades amplamente superiores àquelas que a maioria de nós consome todos os dias. Essa onipresença dos vegetais na alimentação dos grandes símios não significa, entretanto, que esses animais se sentem sobre o ramo de uma árvore e comam sem discernimento tudo o que está à proximidade de suas mãos; ao contrário, eles são geralmente "gourmets" e mostram uma nítida preferência por certas frutas ou brotos novos bem específicos, indo até a selecionar cerca de 150 vegetais diferentes! Os grandes símios são capazes de escolher os alimentos que melhor correspondem às suas necessidades a partir do seu ambiente imediato, e essa capacidade é muito útil quando se considera que, entre cerca de 300.000 espécies vegetais existentes, aproximadamente 30.000 delas apenas podem ser utilizadas na alimentação.

Esse processo de seleção das plantas não serve apenas para fins alimentares; sabemos agora que, em certas espécies de grandes símios, os animais doentes são capazes de identificar as espécies ve-

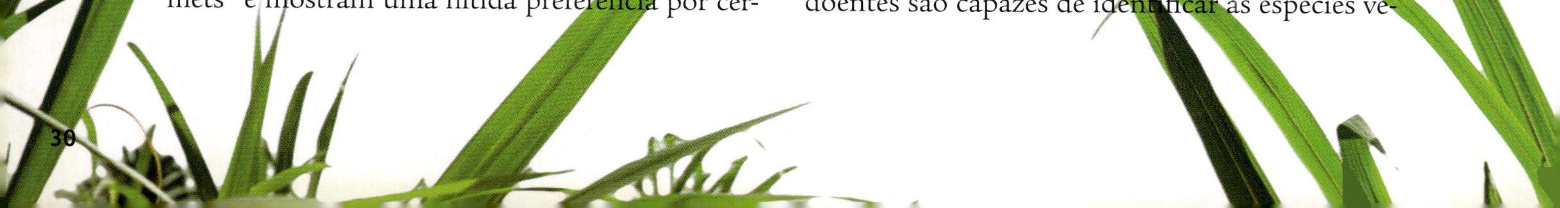

Chimpanzés farmacêuticos

Não só os animais herbívoros são capazes de identificar as plantas tóxicas e evitar comê-las, mas alguns, principalmente os chimpanzés, conseguem selecionar certas famílias de plantas para tratar infecções que os atingem. Por exemplo, durante o período em que os parasitas são mais numerosos, os chimpanzés de várias comunidades da África enrolam as folhas peludas de uma planta sobre a língua e as engolem sem mastigar. A análise das fezes desses símios revelou a presença dessas folhas, não digeridas, mas contendo vermes presos nos pelos destas. Um vermífugo eficaz!

Na Tanzânia, pesquisadores observaram profundas mudanças no comportamento de chimpanzés que manifestavam sinais de doenças intestinais. Esses indivíduos quase não comem mais, com a notável exceção das hastes de um arbusto que não é habitualmente consumido por esses símios, em razão do seu forte gosto amargo. Os chimpanzés afetados por doenças intestinais escolhiam brotos novos, retiravam a casca e mastigavam longamente as hastes, para extrair a seiva. Depois de fazer esse tratamento durante 24 horas, os símios voltavam a ser ativos e recomeçavam a comer. Sua escolha era criteriosa, pois a análise bioquímica dessa planta revelou a presença de vários compostos antiparasitários, que nunca tinham sido isolados antes!

Aliás, notou-se que certos indivíduos feridos, por exemplo em consequência de um combate, modificam o seu regime alimentar durante uma semana, consumindo as hastes de uma planta espinhosa (*Acanthus pubescens*) e também os frutos e as folhas de certas espécies de *Ficus*. Essas escolhas seriam certamente aprovadas pelos médicos curandeiros dessa região, pois todas essas plantas são usadas na medicina local para tratar ferimentos e úlceras! Os pesquisadores observaram também que várias dessas plantas selecionadas pelos grandes símios são igualmente utilizadas nas medicinas tradicionais dessas regiões, o que sugere que a observação atenta do comportamento dos animais pelos humanos teve provavelmente um papel crucial na elaboração desses tratamentos. A indústria farmacêutica trabalha, aliás, para estabelecer o perfil dessas moléculas vegetais, a fim de criar novos medicamentos.

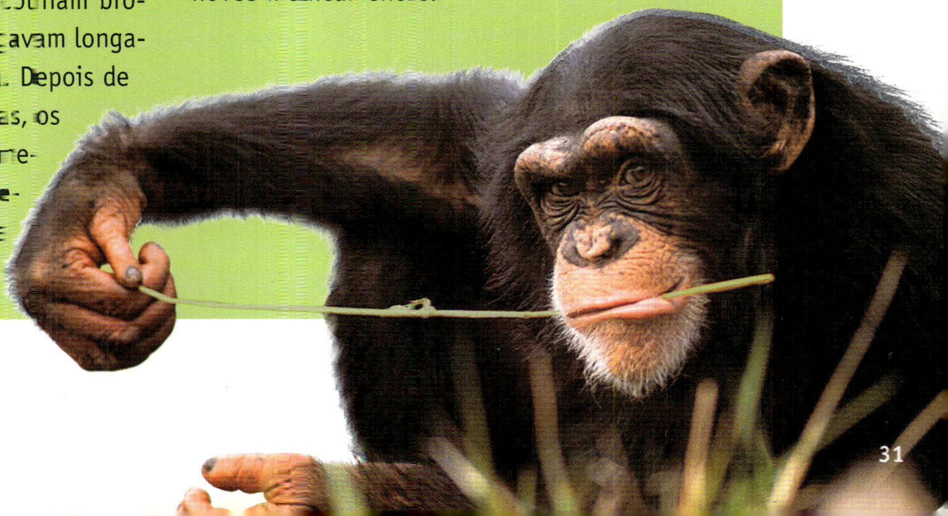

getais que têm propriedades medicinais específicas e conseguem frequentemente combater com eficácia as suas doenças (cf. box, p. 31). Nossos conhecimentos dos impactos nutricionais e terapêuticos das plantas têm uma origem antiga, datando de vários milhões de anos, durante os quais soubemos tirar proveito da riqueza excepcional dos vegetais em moléculas antioxidantes, anti-inflamatórias e anticancerígenas, para selecionar plantas que apresentem vantagens para a nossa saúde, notadamente as frutas e os legumes que fazem hoje parte da nossa alimentação.

Enfatizar a importância capital dos vegetais para a manutenção de uma boa saúde não tem nada de original nem de revolucionário: na prática, esses alimentos fazem parte da nossa alimentação desde 20 milhões de anos! Sob esse ângulo, não é surpreendente que uma carência de vegetais, típica do regime alimentar atual dos países ocidentais, possa provocar efeitos tão nefastos na saúde...

Vários trunfos na mão...

Se temos várias características comuns com os grandes símios, o desenvolvimento fenomenal do nosso cérebro durante a evolução da nossa espécie é incontestavelmente a característica que mais nos diferencia desses nossos primos. Por exemplo, enquanto os primeiros hominídeos bípedes tinham um volume cerebral de cerca de 400cm^3 (como um chimpanzé moderno), o espaço ocupado pelo cérebro aumentou gradualmente ao longo da evolução, atingindo um volume 4 vezes maior no homem moderno, ou seja, cerca de 1.600cm^3! Esse aumento é absolutamente extraordinário, quando se leva em conta a energia considerável exigida pela manutenção das funções cerebrais: na verdade, o cérebro é um órgão extremamente "comilão", que usa sozinho de 20 a 25% de toda a energia de um humano em repouso, mesmo que represente apenas 3% do peso corporal. Nem sempre percebemos, mas pensar é um trabalho bastante exigente!

Acredita-se que esse crescimento fulgurante do cérebro humano foi possível, em grande parte, através de modificações importantes na nossa alimentação durante a evolução, sendo certamente a mais relevante a adoção de uma alimentação onívora. Combinando o consumo abundante de vegetais com o de alimentos de origem animal, nossos ancestrais conseguiram elaborar um cardápio de alta qualidade, associando o aporte abundante de alimentos indispensáveis à saúde (pelos vegetais) com a grande densidade calórica das carnes. Essa exploração aumentada dos recursos do ambiente, tanto vegetais quanto animais, necessitou, entretanto, de um longo período de adaptação, para resolver o dilema inerente a todo onívoro, isto é, a dificuldade de identificar os alimentos que proporcionam benefícios para a saúde, afastando os que são tóxicos. Não é pois surpreendente que as grandes etapas que marcaram a evolução do homem ilustrem essa busca constante de benefícios associados à alimentação: seja pela fabricação de muitas ferramentas indispensáveis para a obtenção de novas fontes de alimentação de difícil acesso (como a caça de grandes animais), pela utilização do fogo para melhorar a digestibilidade (e o sabor!) dos alimentos, ou ainda pelas primeiras formas de organização social que melhoram o resultado da caça e da colheita. Todas essas "invenções" tipicamente humanas permitiram resolver as grandes linhas desse dilema e obter uma alimentação diversificada, oferecendo energia suficiente para manter o crescimento do cérebro assim como os elementos essenciais para o funcionamento geral do corpo. E graças a esses esforços, a partir de simples grandes símios herbívoros que procuravam melhorar a sua vida caminhando de pé, apareceu na Terra, há cerca de 200 000 anos o *Homo sapiens*, o onívoro mais extraordinário que habita este planeta (cf. box, p. 35).

A despensa do homem das cavernas

Os primeiros representantes da nossa espécie eram "caçadores-coletores", isto é, onívoros polivalentes capazes de tirar proveito dos recursos animais e vegetais do seu ambiente. A proporção dessas duas categorias de alimentos no cardápio diário desses homens variava, evidentemente, segundo a latitude, com mais carne ao norte e mais vegetais nas regiões temperadas, mas em geral estima-se que a sua subsistência cotidiana consistia em dois terços de vegetais e um terço de alimentos de origem animal. É impressionante constatar que a combinação típica do cardápio desses caçadores-coletores permitia um aporte de elementos essenciais muito superior ao da alimentação atualmente em voga nos países industrializados, sendo essa diferença especialmente marcada quanto à vitamina C, às fibras e a certos minerais como o ferro (Fe) e o cálcio (Ca) (fig. 2). As proporções de sódio (Na+) e de potássio (K−) provenientes da alimentação também sofreram extraordinárias modificações: enquanto a quantidade de potássio ingerida atualmente é três ve-

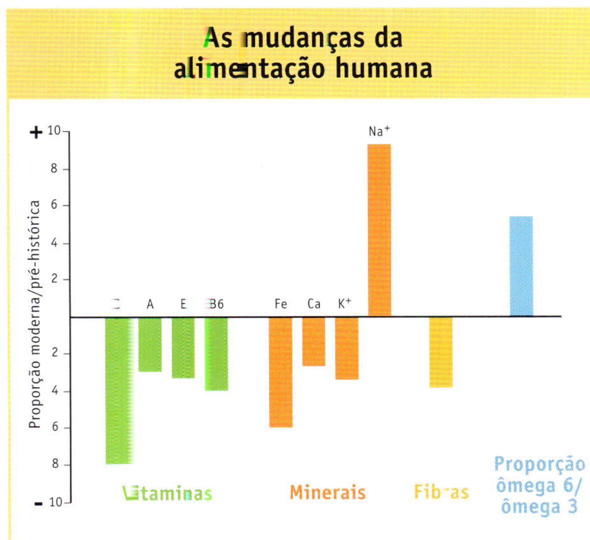

Figura 2

Fonte: Eur. J. Clin. Nutr., 51, 1997, p. 207-216.

zes mais baixa do que na época pré-histórica, a de sódio é quase dez vezes mais alta, tendo como resultado que o ser humano atual é o único animal terrestre que consome mais sódio que potássio, e esse desequilíbrio tem repercussões importantes no risco de doenças cardiovasculares (cf. cap. 5). A alimentação moderna contém, além disso, quantidades bem menores de ácidos graxos essenciais ômega 3, uma carência que provoca um estado de inflamação crônica que favorece o desenvolvimento de várias doenças (cf. cap. 4). Por outro lado, comemos atualmente muito mais gorduras saturadas e açúcares refinados do que na época pré-histórica, e esses excessos são muitas vezes acusados pelo seu papel central na epidemia de obesidade atual.

Ainda que não seja possível (nem desejável!) voltar ao modo de vida tradicional dos caçadores-coletores, é importante ter em mente que, apesar de todos os nossos progressos, a maior parte da nossa bagagem genética é idêntica à dos humanos da época paleolítica e estamos, pois, fundamentalmente adaptados a uma alimentação rica em fibras, vitaminas e ômega 3, na qual o sódio, os açúcares refinados assim como as gorduras saturadas têm apenas um lugar menor. Nosso modo de alimentação atual é diametralmente oposto ao que foi elaborado durante a evolução da espécie humana, e não há nenhuma dúvida de que essas diferenças têm um papel importante no desenvolvimento das doenças crônicas que afetam as sociedades em nossos dias.

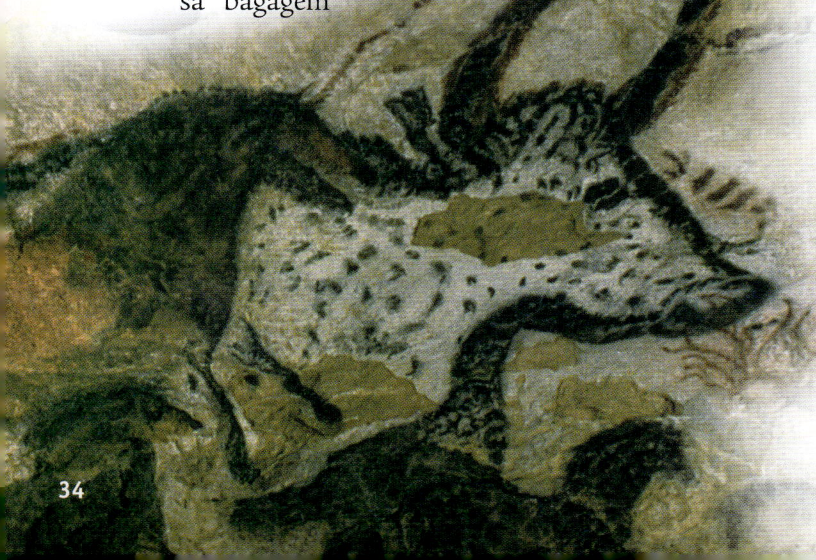

O conforto do lar

Mesmo que o conhecimento adquirido na colheita de vegetais e na caça aos animais tenha permitido aos caçadores-coletores elaborar um regime alimentar de grande qualidade, esse modo de subsistência foi completamente reformulado há cerca de 10.000 a 12.000 anos, com o aparecimento da agricultura. As razões que motivaram essa modificação fundamental do modo de vida são nebulosas, mas acredita-se que as mudanças climáticas que ocorreram nesse período (fim da era glacial) modificaram a disponibilidade dos recursos alimentares "clássicos", forçando os humanos a se voltarem para outras fontes de alimento. Por exemplo, enquanto os magníficos desenhos das cavernas de Lascaux e de Altamira mostram a abundância da fauna no fim do paleolítico, um

(*continua na pág. 37*).

Cardápios pré-históricos

Supõe-se que as mudanças climáticas importantes que varreram a África há cerca de 3 milhões de anos tiveram um papel de primeiro plano na emergência da espécie humana. Especialmente, um ressecamento acentuado do clima, causado pelo início de um período glacial provocou grandes modificações no habitat dos grandes símios, transformando as florestas tropicais, verdadeiros supermercados transbordantes de vegetais, em savanas onde esses alimentos eram muito mais raros e dispersos. É provável que a aquisição de um modo de locomoção bípede represente a primeira adaptação a essas mudanças: na verdade, andar de pé permitia percorrer com mais eficiência as grandes distâncias então exigidas para a aquisição de alimento, sem contar que, ao liberar as mãos, uma estação vertical favorecia também uma melhor localização das fontes alimentares e facilitava o seu transporte.

Os australopitecos (cerca de 4 milhões de anos)

• A descoberta do esqueleto de representante mais célebre desses hominídeos primitivos, Lucy, mostra que os australopitecos estão entre os primeiros grandes símios a ter incontestavelmente adotado um modo de locomoção bípede. Lucy e seus semelhantes tinham certamente uma alimentação muito similar à dos grandes símios, isto é, principalmente constituída de alimentos de origem vegetal. Certas espécies aparentadas aos australopitecos, mas apresentando um aspecto mais robusto (*Parathropus robustus*), que viviam na mesma época, tinham até maxilares tão impressionantes que os paleontólogos os apelidaram de "quebradores de nozes". Mesmo que seja provável que essas diferentes espécies de australopitecos também pudessem alimentar-se de pequenos animais, os ferimentos nos crânios desses hominídeos indicam que eles eram provavelmente muito mais presas para os leopardos e as hienas do que predadores!

Homo habilis (cerca de -2 milhões de anos)

• Primeiro verdadeiro membro do gênero humano, o *Homo habilis* deve o seu nome à sua capacidade de fabricar ferramentas rudimentares, principalmente a partir do sílex, que utilizava provavelmente para retirar a carne das carcaças de animais. Aliás, considera-se que a transição para uma alimentação onívora deve-se em grande parte ao *Homo habilis*. Um aporte aumentado de carne também é sugerido pelas modificações do tamanho dos molares e da forma dos incisivos, que

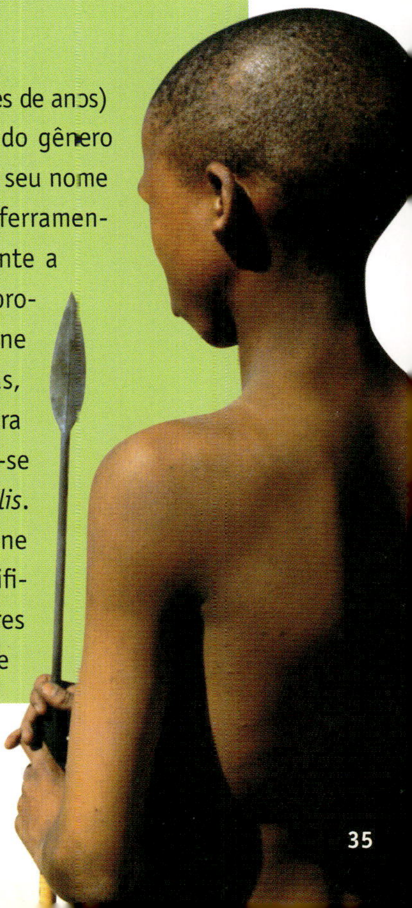

indicam a presença mais importante de uma alimentação menos fibrosa e exigindo menos esmagamento. Entretanto, parece provável que o início desses caçadores tenha sido modesto; realmente, as marcas deixadas pelas ferramentas do *H. habilis* foram, em muitos casos, efetuadas depois do consumo dessas presas por outros predadores (hienas), o que sugere que esses primeiros humanos eram em grande parte comedores de carniça. Considerando-se o seu pequeno tamanho e a sua capacidade cerebral (400cm^3), muito mais próxima dos símios do que dos humanos modernos, é muito provável que o *H. habilis* tinha de esforçar-se muito para fazer concorrência a outros predadores ferozes; ele teve, pois, de privilegiar fontes de alimentação muito ricas em energia e podendo ser obtidas rapidamente (medula óssea, cérebro, etc.). Essa preferência poderia marcar o verdadeiro início da atração dos humanos por alimentos ricos em calorias...

Homo erectus (cerca de -1,5 milhão de anos)

• As inovações do *H. habilis* foram muito aperfeiçoadas pelo seu sucessor, o *Homo erectus*, esse "homem de pé" que é o primeiro de nossos ancestrais que se parece realmente com os humanos atuais, tanto por sua estatura quanto pelo volume do seu cérebro (850cm^3, ou seja, aproximadamente 70% do nosso). O *H. erectus* soube utilizar o aumento de suas capacidades cerebrais para fabricar ferramentas sofisticadas destinadas à caça e para controlar o fogo, uma inovação aparecida há cerca de 500.000 anos. A elaboração dessas primeiras "cozinhas" teve consequências extraordinárias para o futuro da humanidade, aumentando consideravelmente a digestibilidade (e o valor nutritivo) da carne, e também permitindo o consumo de certos vegetais contendo toxinas (alguns cogumelos e certas raízes como a mandioca brava), o que ao mesmo tempo favoreceu muito a exploração mais eficaz dos recursos alimentares do ambiente e a manutenção do desenvolvimento do cérebro. Esqueletos de *Homo erectus*, grande viajante sempre à procura de novos territórios de caça, foram encontrados em várias regiões do mundo, na Europa e também na China.

Homo sapiens (cerca de -200.000 anos)

• Os primeiros representantes da nossa espécie apareceram na África há apenas 200.000 anos. Entretanto, os vestígios mais vivos da sua passagem se situam entre 35.000 e 10.000 antes da nossa era, uma época que se chama paleolítico superior, e que corresponde à nossa visão do homem de Cro-Magnon, vivendo em sua caverna. Adeptos de um modo de vida nômade, esses humanos de aparência e bagagem genética quase idênticas às nossas tinham uma alimentação em grande parte baseada na coleta de vegetais, completada pela adição de carne obtida por estratégias de caça cada vez mais elaboradas.

Mesmo que esse modo de alimentação onívora necessitasse de uma soma considerável de trabalho (estima-se que um caçador-coletor podia percorrer cerca de 10km em um mesmo dia para obter a sua comida), isso valia a pena, pois as análises realizadas em esqueletos datando dessa época indicam que esses homens pré-históricos tinham um tamanho similar ao nosso e não apresentavam sinais de carências alimentares graves. A boa qualidade da alimentação desses caçadores-coletores é também sugerida pela análise dos hábitos alimentares de certas comunidades isoladas que conservaram até hoje esse modo de vida, notadamente os !Kung San do Deserto de Kalahari, no sul da África. Esses povos têm uma alimentação muito diversificada, composta de mais de uma centena de espécies diferentes de plantas, assim como de vários tipos de animais (e às vezes insetos!) distintos, o que proporciona um aporte considerável de vitaminas, minerais e fibras, fornecendo calorias suficientes para manter um nível elevado de atividade física. Esse tipo de alimentação é certamente adequado ao funcionamento do corpo humano, pois o estado de saúde geral dessas populações é excelente e seus membros são apenas raramente atingidos pelas "doenças da civilização", que são as doenças cardiovasculares, o diabetes tipo 2 e o câncer.

aumento notável da temperatura provocou o êxodo desses animais, especialmente os caribus, que representavam o essencial dos troféus de caça dos homens que povoavam a Europa. Também é possível que a soma considerável de conhecimentos adquiridos pelos humanos sobre as plantas e os animais presentes no ambiente lhes tenha permitido controlar melhor esses recursos, de modo a assegurar um aporte suficiente de alimento. De qualquer forma, essa transição para a agricultura parecia inevitável, pois ela se produziu de maneira independente e quase simultânea em ao menos sete regiões do mundo (fig. 3), e se difundiu depois rapidamente na maioria dos territórios habitados pelos caçadores-coletores. Em certas regiões (na Grã-Bretanha, por exemplo), essa transição foi excepcionalmente rápida (menos de 700 anos), o que indica que essa "revolução" agrícola correspondia verdadeiramente a uma necessidade ou ainda a uma inclinação natural dos humanos por esse modo de vida.

O advento da agricultura modificou profundamente a vida humana, tanto no nível alimentar quanto no cultural. Por um lado, o controle da reprodução das plantas e dos animais tornava a alimentação acessível e permitia assim reduzir as incertezas inerentes à coleta e à caça. Esse aporte contínuo de alimento foi muito facilitado pela identificação e pelo cultivo de alimentos ricos em calorias, notadamente os cereais (cf. box p. 39) e certos tubérculos, que, pela primeira vez na história, proporcionaram a acumulação de reservas para enfrentar os momentos de carência.

Por outro lado, os numerosos cruzamentos e seleções realizados ao longo das gerações produziram uma série de novas variedades de vegetais, os "organismos geneticamente modificados" da época, cuja aparência, gosto e conteúdo de calorias foram, no mínimo, melhorados! (fig. 4). Por exemplo, o milho, como o conhecemos hoje, provém da domesticação do teosinto, uma gramínea que cresce em estado selvagem no sul do México e cujo aspecto não fazia em nada prever a capacidade de uma tal metamorfose: enquanto uma espiga de teosinto contém um máximo de 12 grãos, uma espiga do milho moderno contém 500 ou mais! Se a intervenção humana provocou múltiplas mudanças espetaculares na morfologia e nas propriedades das plantas e dos animais que domesticamos, o inverso também é verdadeiro: (*continua na pág. 41*).

Os primeiros cultivos da história

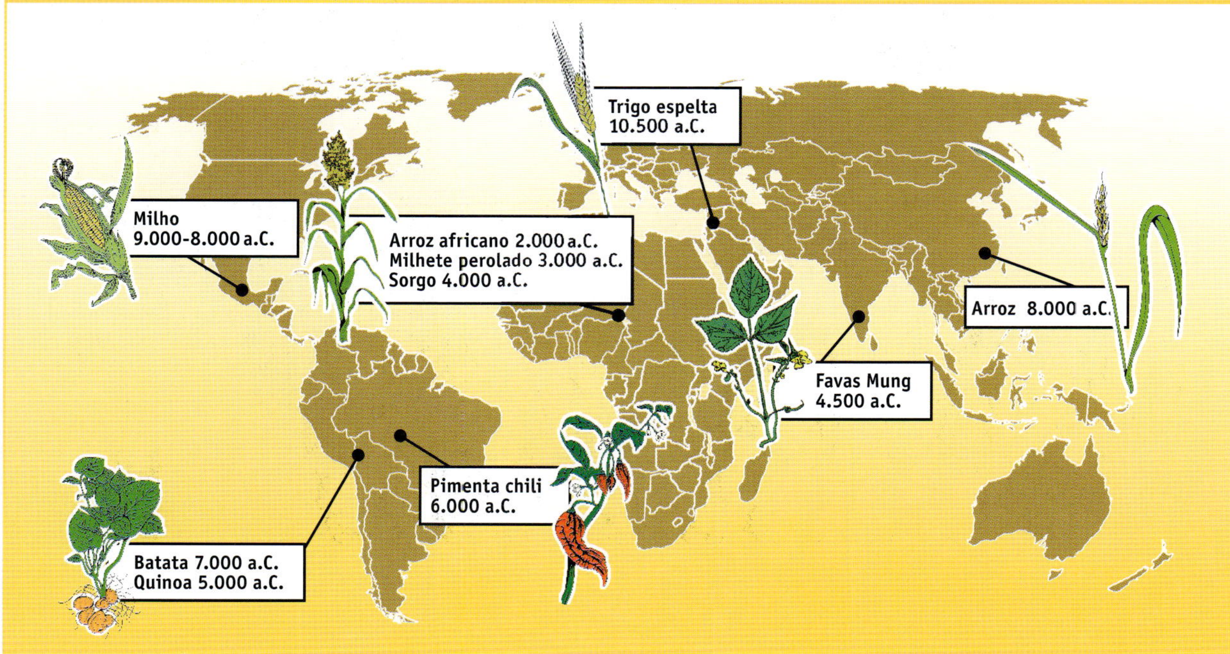

Figura 3

Fonte: Adaptado de *Science*, 316, 2007, p. 1.830-1.835.

Os cereais fundadores

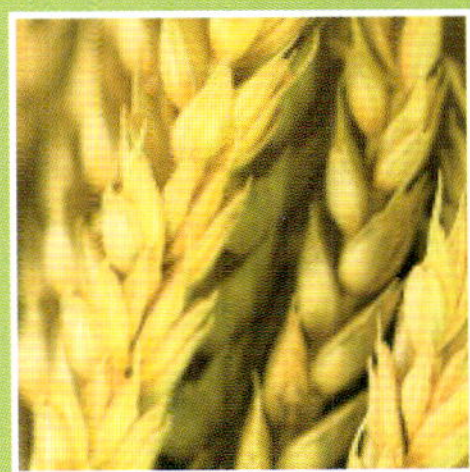

Trigo (*Triticum* spp)

Primeiro cereal a ser domesticado pelo homem, o trigo apareceu há cerca de 10.000 anos no Crescente Fértil (região em forma de arco compreendendo o Antigo Egito, o Oriente Médio e a Mesopotâmia), onde se encontram os primeiros vestígios de cultivo de duas espécies selvagens: o espelta ou trigo vermelho (*Triticum monococcum*) e o amidoneiro (*Triticum turgidum dicoccoides*). Como a maioria das espécies cultivadas, a emergência de variedades domésticas dessas plantas ocorreu em consequência da seleção pelos humanos de mudas com grãos maiores, que melhoravam o rendimento do cultivo. O amidoneiro doméstico (*T. turgidum dicoccum*), como seu nome indica, é muito rico em amido e foi muito apreciado durante vários milênios. Aliás, é a essa espécie que se deve a palavra "farinha", derivada do termo *farina* usado pelos romanos para designar a farinha do amidoneiro.

O amidoneiro doméstico também está na origem de dois trigos extremamente importantes na alimentação. O trigo duro (*T. turgidum durum*), muito difundido na Bacia Mediterrânea desde o quinto milênio a.C., é rico em glúten e serve para a fabricação das sêmolas (cuscus, bulgor) e das massas alimentícias. O trigo candial ou frumento (*T. aestivum*) provém de uma combinação do material genético do trigo duro cultivado e do *Aegilops tauschii* que se produziu há cerca de 9.000 a 12.000 anos, e serve para a fabricação da farinha para pão. Esse trigo – assim como o seu próximo parente, o espelta – tem a característica de conter 42 cromossomos, comparativamente aos 14 cromossomos das formas antigas de trigo, o que mostra mais uma vez o enorme trabalho de seleção e hibridação realizado desde as origens da agricultura. A contribuição desses trigos para a alimentação é notável, pois eles têm um papel importante na subsistência de 35% da população mundial.

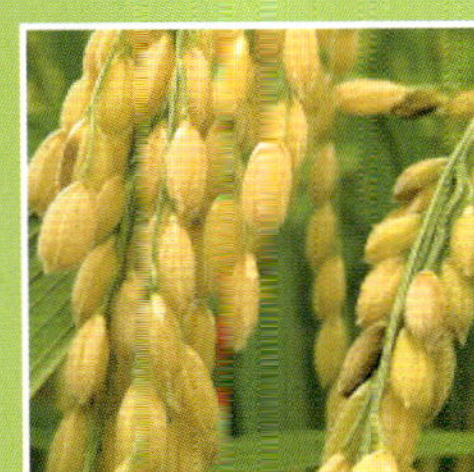

Arroz (*Oryza sativa*)

Cereal que fornece 21% do total das calorias consumidas atualmente pela espécie humana, seu cultivo começou na China, às margens do Rio Yang Tsé, há cerca de 8.000 anos. Acredita-se que as chuvas de verão abundantes e as inundações características dessa região ofereciam as condições ideais para a domesticação da espécie selvagem do arroz (provavelmente *Oryza rufipogon*); na verdade, ao contrário dos outros cereais, a maioria das variedades de arroz tem como característica crescer nas regiões inundadas, cujo nível de água pode às vezes atingir 50cm. Em várias línguas asiáticas, as palavras que designam o arroz e o alimento ou ainda a agricultura e o cultivo do arroz são idênticas, indicando que o arroz já constituía a base da alimentação chinesa quando da elaboração dessas línguas. Ainda hoje, o arroz continua sendo indubitavelmente a alma da alimentação asiática. Na Birmânia, uma pessoa consome em média cerca de 250kg de arroz por ano!

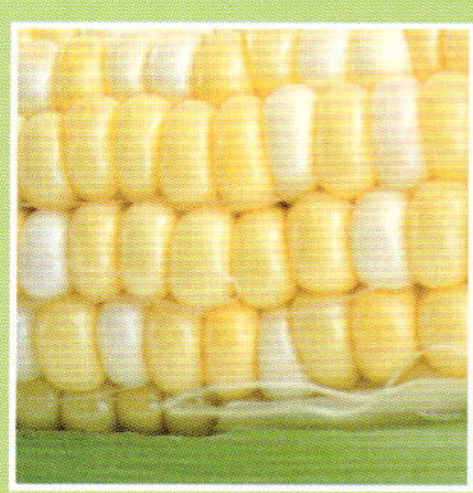

Milho *(Zea mays)*

O ancestral do trigo, o teosinto *(Zea mays* spp *parviglumis)*, foi domesticado há cerca de 9.000 anos nas proximidades do Rio Balsas, no sul do México. Embora essa "mãe do deus milho" seja uma gramínea que tem pouca semelhança com o milho como o conhecemos hoje (fig. 4), acredita-se que uma mutação genética espontânea modificou consideravelmente a sua aparência e estimulou a sua domesticação. O cultivo do milho se difundiu tanto para o sul (América Central) quanto para o norte (até os Grandes Lagos) durante os séculos seguintes, e esse alimento se tornou progressivamente um constituinte essencial do regime alimentar da maioria dos povos da América. A importância do milho era tal que os maias consideravam que o seu corpo foi modelado pelos deuses a partir da *masa*, a massa do milho! Poucas plantas podem produzir tanta matéria orgânica – e, logo, calorias – quanto o milho, e o cultivo intensivo dessa planta pode alimentar grandes populações. Mas ela nunca poderia atingir tal importância se os astecas e os maias não tivessem previamente deixado esse cereal de molho em substâncias alcalinas como a cal ou as cinzas antes de fabricar as *tortillas, pozole, tamale* e outros pratos que constituíam a sua alimentação diária. Sabemos hoje que esse processo, chamado nixtamalização, é essencial para a extração da niacina do milho e permite assim evitar a pelagra, uma doença caracterizada por dermatites, diarreias e demência, podendo levar à morte a médio prazo (quatro a cinco anos). Os europeus que exportaram o milho para a Europa (Cristóvão Colombo, entre outros) infelizmente não prestaram atenção a essa técnica e a pelagra atingiu em cheio várias populações cuja alimentação era principalmente baseada no consumo do milho, especialmente em certas regiões da Itália e da França. Um bom exemplo da importância de preservar as tradições culinárias elaboradas ao longo do tempo!

certas características modernas, como o consumo de leite na idade adulta, são consequências diretas da adoção da agricultura (cf. box p. 44).

A passagem dos caçadores-coletores da caverna para a fazenda representou uma modificação fundamental da natureza da alimentação humana, provocando a transição de um modo de alimentação essencialmente ditado pela disponibilidade dos recursos do ambiente para uma subsistência baseada na produção em grande escala de alimentos que ajudam a estabilizar o aporte de calorias.

O impulso das civilizações

Mesmo que essa transição não se tenha feito sem choques, o abandono de um modo de vida nômade revolucionou completamente a existência humana, facilitando um aumento notável da população e o aparecimento das primeiras comunidades socialmente organizadas, uma etapa-chave no desenvolvimento da cultura e da emergência de civilizações complexas. Por exemplo, a acumulação de riquezas que podem ser contadas pela estocagem de cereais em ânforas ou celeiros levou ao aparecimento do cálculo e da escrita na Suméria, na Mesopotâmia, assim como no Egito, há mais de 5.000 anos. Esse alimento excedente também fez com que certas categorias de homens se consagrassem a outras tarefas, favorecendo o desenvolvimento de novos ofícios e o aparecimento de classes sociais hierarquizadas, submetidas aos poderes de reis, sacerdotes ou guerreiros. E apesar das guerras, das desigualdades e injustiças que muitas vezes decorrem do florescimento das civilizações, não se deve esquecer que foi graças à agricultura que as línguas, a escrita, as religiões, os intercâmbios comerciais ou ainda as diferentes formas de arte, tudo aquilo que constitui a própria essência do mundo no qual vivemos atualmente puderam nascer.

A necessidade de obter no ambiente o alimento essencial à sobrevivência e à propagação da espécie constitui a força motora da evolução das espécies vivas e o ser humano não é exceção à regra.

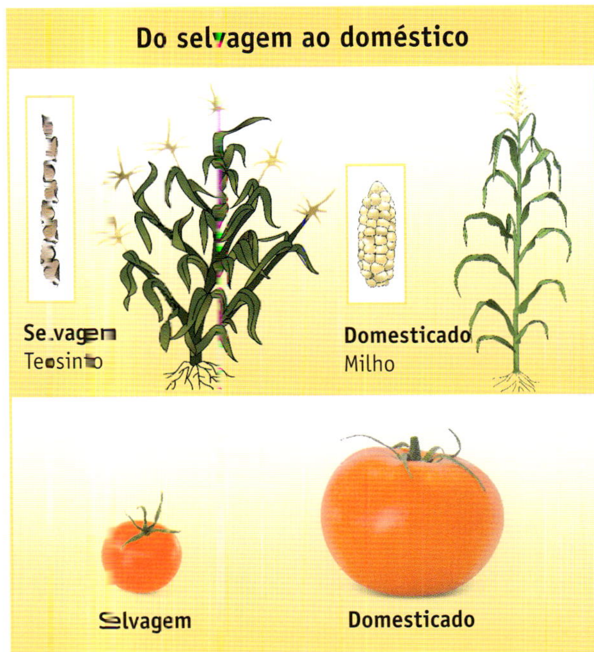

Figura 4

Nossa evolução precisou de um longo período de adaptação ao longo do qual passamos progressivamente dos grandes símios herbívoros, que tiravam o essencial da subsistência dos vegetais, a onívoros polivalentes e curiosos, constantemente à procura de novas fontes de alimentação capazes de melhorar o seu destino (fig. 5). Enquanto os herbívoros devem dedicar muito tempo a consumir grandes quantidades de alimento para compensar o baixo conteúdo calórico das plantas e os carnívoros enfrentam constantemente o risco de fracasso inerente à caça, a combinação desses dois modos de alimentação permitiu aos humanos obterem uma alimentação de grande qualidade, que teve um papel central no desenvolvimento notável do nosso cérebro. E mesmo que a escassez de alimento seja uma realidade a que está sujeita a maioria das espécies vivas, a inteligência e a criatividade do ser humano para adquirir a comida lhe permitiram resolver com eficiência essa dificuldade e dedicar o tempo assim economizado a outras atividades tipicamente humanas, como a arte e a cultura.

Esse panorama da história da nossa alimentação nos faz compreender melhor as razões pelas quais a alimentação moderna pode provocar

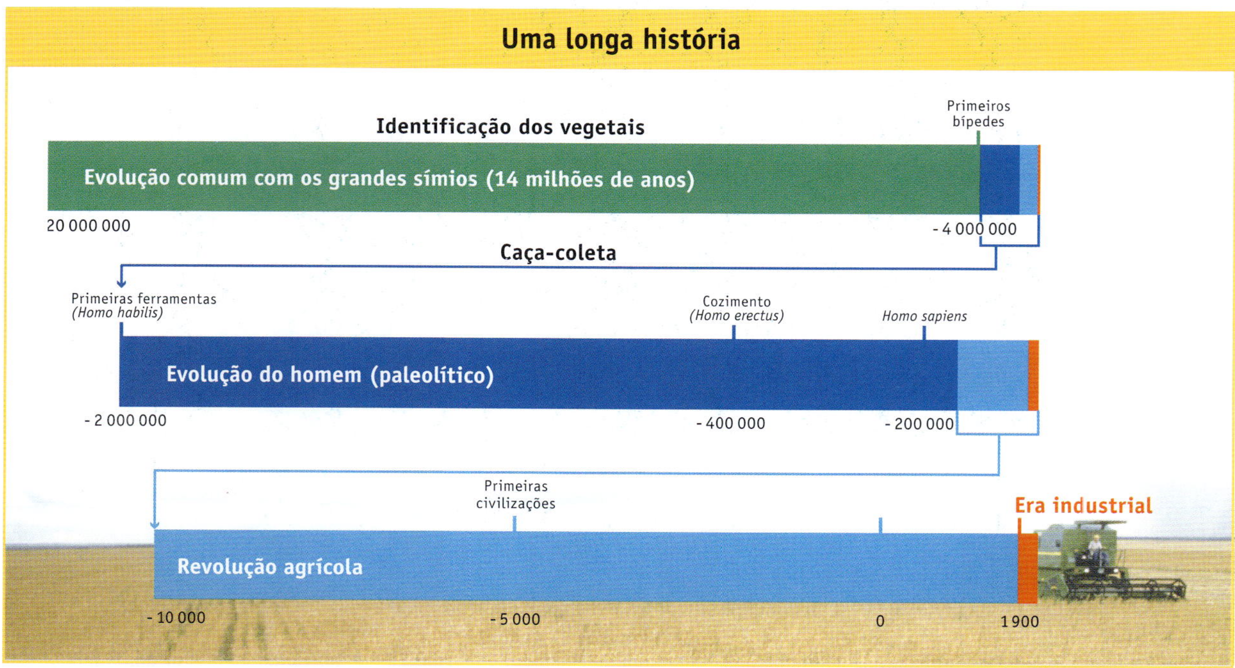

Figura 5

efeitos tão nefastos no desenvolvimento de doenças crônicas. Na verdade, enquanto nosso metabolismo se adaptou durante 20 milhões de anos a uma alimentação principalmente baseada em vegetais, aos quais se acrescentaram as carnes há 2 milhões de anos, o surgimento dos modernos alimentos industriais transformados, sobrecarregados de açúcar e gorduras, data apenas de cem anos, o que representa uma ínfima fração (0,0005%) do nosso passado evolutivo (fig. 6). É claro que essa revolução contraria completamente o tipo de alimentação ao qual estamos adaptados. Se, ao longo da sua evolução, o ser humano se tornou a espécie animal mais inteligente, a que efetuou mais realizações graças ao desenvolvimento prodigioso das suas faculdades de aprendizagem, raciocínio e compreensão, é essencial perceber que esse progresso da espécie humana se deveu essencialmente ao desenvolvimento do nosso cérebro e não à nossa biologia em geral. O corpo do ser humano, especialmente a sua maneira de metabolizar os alimentos, não evoluiu com o mesmo ritmo e permaneceu em uma idade pré-histórica, submetido a limitações quanto à natureza dos alimentos que devem ser consumidos para proporcionar saúde e bem-estar. E mesmo que tenhamos construído as pirâmides, caminhado na lua ou ainda composto grandes obras literárias e musicais, não devemos esquecer que a maior parte de nossas funções básicas, notadamente a nossa maneira de assimilar o alimento, provém do nosso passado de homens das cavernas e até, em muitos aspectos, de grandes símios.

Para prevenir eficientemente o desenvolvimento das doenças é preciso tornarmo-nos "caçadores-coletores do século XXI", não voltando para trás e sacrificando os maravilhosos progressos realizados pela humanidade, mas recuperando o próprio espírito daquilo que a alimentação sempre representou, isto é, considerando-a como uma fonte privilegiada de elementos indispensáveis ao funcionamento do corpo humano. Nesse sentido, é preciso imperativamente aproveitar o nosso imenso privilégio de ter acesso a uma abundância extraordinária de alimentos de qualidade, resultado concreto de milhares de anos de

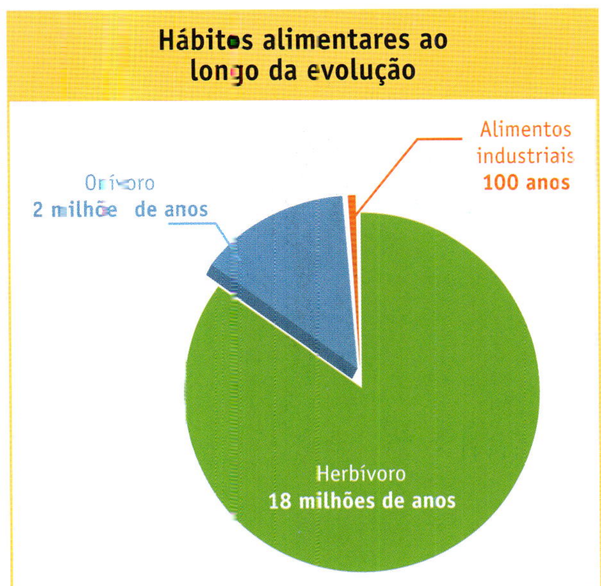

Figura 6

Beber leite: um hábito recente!

Ordenhar animais selvagens sendo um trabalho no mínimo perigoso (a fêmea do touro selvagem, ancestral da vaca, podia chegar a 2m e era agressivamente protegida por um macho muito feroz), só depois da domesticação do carneiro, da cabra e principalmente da vaca há cerca de 9.000 anos, é que o leite se tornou acessível para fins alimentares. Os primeiros criadores de bovinos que tentaram explorar esse novo recurso tiveram de enfrentar um grande obstáculo: os humanos, como a maioria dos mamíferos, perdem a capacidade de digerir o leite quando chegam à idade adulta, em razão do desaparecimento da enzima que degrada a lactose, o açúcar naturalmente presente no leite. Na ausência dessa enzima (a lactase), a lactose é fermentada pelas bactérias intestinais, o que provoca inchaços e flatulências e às vezes até diarreias e desidratação. Em uma época em que encontrar comida suficiente representava um desafio constante, a capacidade de digerir o leite de modo a poder aproveitar as suas calorias, sem os efeitos secundários que lhe são associadas, podia oferecer uma enorme vantagem em termos de sobrevivência.

Foi exatamente o que aconteceu: os povos pastoris se adaptaram ao consumo do leite durante o milênio que se seguiu à domesticação da vaca, graças a uma mutação genética que permite a produção de lactase, mesmo na idade adulta. Essa mutação se divulgou como um rastilho de pólvora entre essas populações, e, ainda hoje, a maioria dos adultos que podem consumir leite são descendentes de povos que praticaram tradicionalmente a criação de bovinos. Assim, a frequência da produção de lactase na idade adulta é superior a 90% nas populações do norte da Europa (Suécia, Dinamarca), diminui no sul da Europa e no Oriente Médio (50% na França, na Espanha e nos países árabes) e é praticamente inexistente nos países que não tiveram contato com bovinos no passado (1% na China e 5% na África Ocidental). Globalmente, cerca de 50% da população mundial não tem essa mutação e é, pois, incapaz de digerir eficientemente o leite na idade adulta.

Também é interessante observar que outras populações pastoris da África do Leste (os tutsis e os fulanis da Tanzânia, do Quênia e do Sudão) também produzem a lactase na idade adulta, devendo-se esse fenômeno a uma mutação genética diferente daquela encontrada nos europeus. Essa evolução convergente, na qual duas populações distintas, vivendo em regiões diferentes do mundo, acabam adquirindo a mesma capacidade de digerir o leite em consequência da adoção de um modo de vida pastoril, constitui, pois, uma ilustração brilhante da influência que a cultura pode ter sobre os nossos genes. Assim também as populações que adotaram uma alimentação muito rica em cereais, como os europeus e os japoneses, produzem quantidades mais elevadas de uma enzima, a amilase, na sua saliva. Melhorando a digestão do amido contido nos cereais, esse aumento de amilase permite maximizar a absorção das calorias a partir desses alimentos e representa um outro exemplo de evolução recente favorecida pela adoção do modo de vida agrícola.

exploração realizada pela humanidade para identificar novas fontes alimentares benéficas para a saúde. E, mais importante ainda, aproveitar aquilo que constitui um dos maiores presentes legados pela nossa evolução: o prazer de comer.

Em resumo

- Os vegetais constituíram o essencial da alimentação da espécie humana ao longo da sua evolução a partir dos grandes símios.
- O desenvolvimento extraordinário do cérebro humano permitiu a elaboração de um regime alimentar de grande qualidade, combinando os elementos essenciais dos vegetais com o aporte calórico importante das carnes.
- A alimentação industrial moderna, baseada em grande parte no consumo de alimentos transformados ricos em açúcar e gorduras, é completamente contrária àquela para a qual o nosso organismo se adaptou, e essas diferenças contribuem para o desenvolvimento das doenças crônicas.

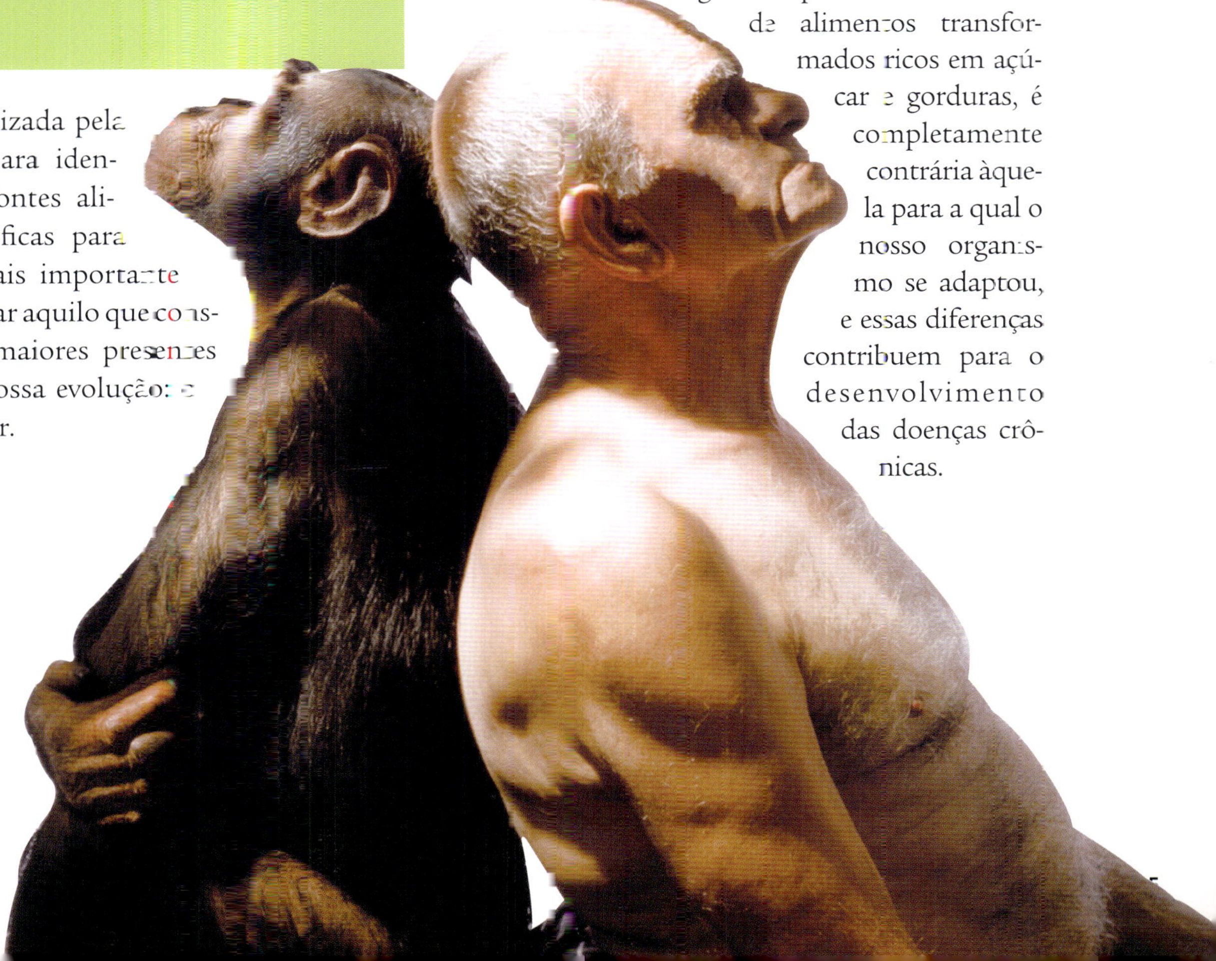

O apetite vem ao comer;
a sede se vai ao beber.

François Rabelais, *Gargantua* (1542)

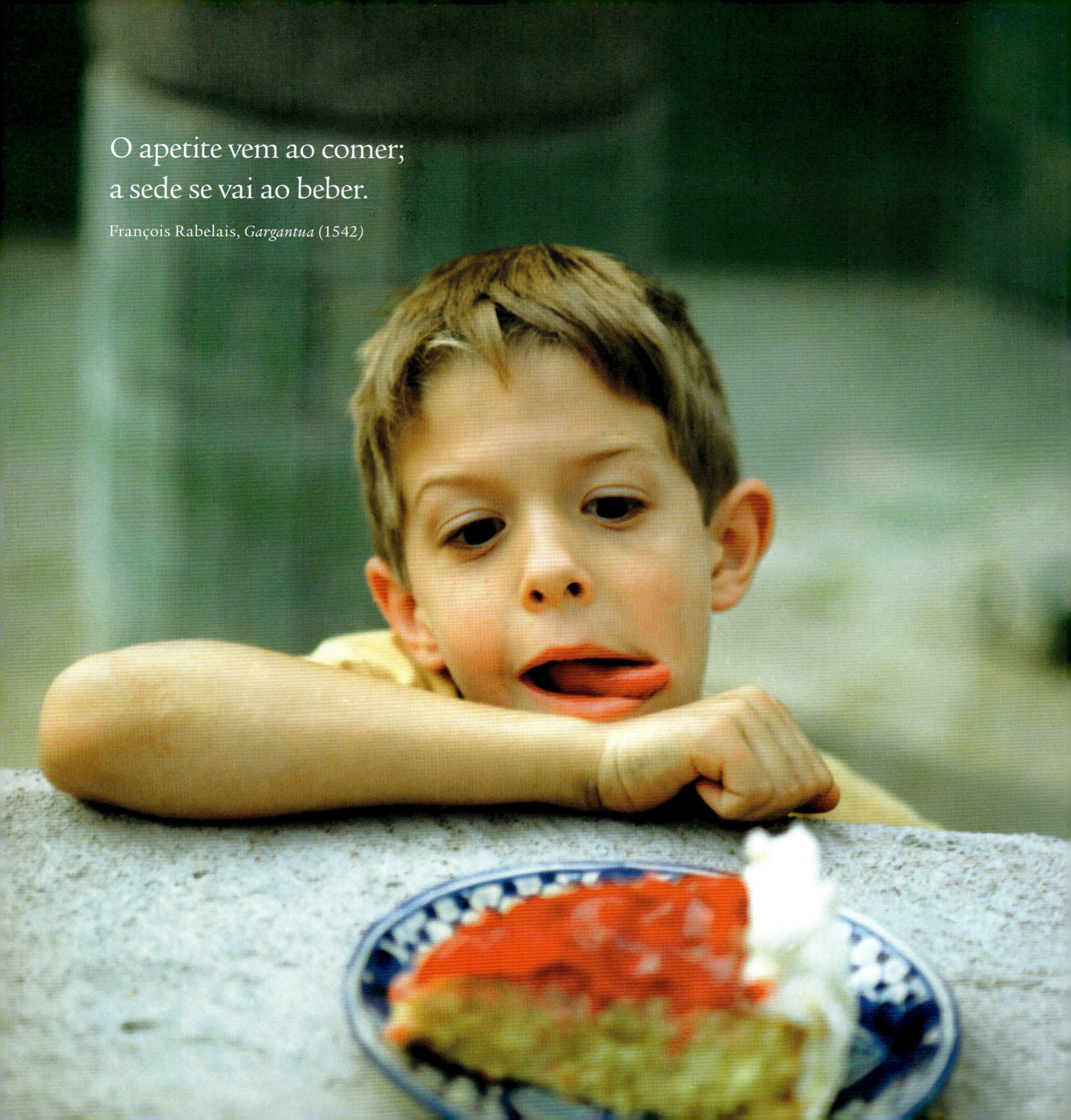

Capítulo 3

Com água na boca

O paladar, como a natureza nos concedeu, é ainda aquele dos nossos sentidos que, afinal, nos oferece mais prazeres:
1) *porque o prazer de comer é o único que, tomado com moderação, não é seguido de fadiga;*
2) *porque ele existe em todos os tempos, todas as idades e todas as condições;*
3) *porque ele ocorre necessariamente pelo menos uma vez por dia, e pode ser repetido, sem inconveniente, duas ou três vezes nesse espaço de tempo;*
4) *porque pode se combinar com todos os outros prazeres e até consolar-nos da ausência deles;*
5) *porque as impressões que ele recebe são ao mesmo tempo mais duradouras e mais dependentes da nossa vontade;*
6) *finalmente, porque ao comer sentimos um certo bem-estar indefinível e especial, que vem da consciência instintiva; e, pelo fato mesmo de comermos, reparamos as nossas perdas e prolongamos a nossa existência.*

Jean-Anthelme Brillat-Savarin. *Fisiologia do paladar*, 1826.

As numerosas referências históricas e as inúmeras obras artísticas que celebram o prazer de comer são certamente a melhor ilustração da importância da alimentação na nossa vida cotidiana. Mais do que um simples ato essencial à sobrevivência e à reprodução, a busca constante de sensações novas associadas ao alimento teve um papel de primeiro plano no desenvolvimento de tradições culinárias muito variadas, que dão tanta importância ao sabor dos alimentos quanto aos benefícios que eles proporcionam ao corpo humano. A ênfase dada às ervas, especiarias e condimentos, o desenvolvimento de todas as técnicas culinárias ou ainda os tesouros de refinamento empenhados na fabricação de vasilhame delicado são testemunhas eloquentes da importância atribuída ao prazer de comer e da profunda influência que a alimentação exerce sobre a nossa existência. Evidentemente, comemos para viver, mas também vivemos para comer, pois, se o alimento é antes de tudo essencial à nossa subsistência, o prazer que ele oferece se tornou progressivamente uma característica fundamental da alma humana.

Nariz para provar

A língua e o nariz são, naturalmente, os principais órgãos do paladar, e toda pessoa com um forte resfriado sabe como os odores liberados na boca durante a mastigação são importantes para apreciar o sabor do alimento (85% da percepção do sabor se deve ao olfato). Entre os humanos, a detecção dos odores está circunscrita a uma pequena região da mucosa nasal (do tamanho equivalente ao de um selo postal), mas que contém mais de dez milhões de terminações nervosas capazes de transmitir ao cérebro as informações captadas graças a certos *receptores* na superfície das células, espécie de antenas moleculares especializadas na detecção específica das mensagens bioquímicas presentes no ambiente (fig. 1). Assim como uma fechadura que só pode ser aberta com uma chave específica, cada receptor tem na sua estrutura uma região que reconhece apenas uma mensagem bem precisa. Quando uma molécula (a chave) que corresponde a essa fechadura está presente, o receptor é ativado e desencadeia uma resposta que permite à célula reagir adequadamente à presença dessa molécula, ativando cascatas de acontecimentos moleculares muito complexos, implicando centenas de moléculas distintas, que levam à estimulação de regiões muito precisas do cérebro, implicadas na interpretação desses odores. A importância desses re-

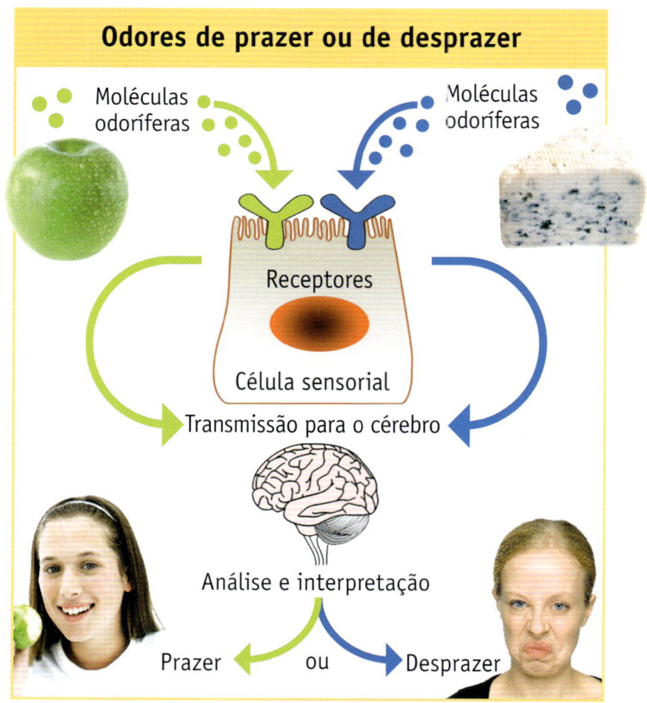

Figura 1

ceptores é tanta que estima-se que cerca de 1% de todos os genes dos mamíferos servem para a produção de receptores especializados na detecção dos odores, ou seja, uma quantidade maior do que aqueles que são responsáveis pela produção de anticorpos! Embora ao longo da evolução o nosso olfato se tenha tornado menos sensível do que o de outras espécies (os cães são capazes de detectar certos odores de maneira um milhão de vezes mais sensível do que nós), todos conservamos um repertório olfativo constituído de várias centenas de receptores capazes de reconhecer cerca de três mil odores distintos, agradáveis e desagradáveis. Certos "especialistas" em olfato, como os perfumistas ou os enólogos, são até capazes de identificar com precisão aproximadamente dez mil odores diferentes!

Entretanto, a participação ativa do cérebro no processo de olfação faz do olfato um sentido extremamente misterioso, fortemente influenciado por nossas experiências, nossa memória e nossa percepção visual do meio exterior. Por exemplo, o simples fato de fechar os olhos e pensar no seu prato preferido, ou ainda na sua última ida ao restaurante onde você se deliciou, basta para você aumentar a produção de saliva e ficar, literalmente, com água na boca. A contribuição da psicologia é tão determinante na percepção dos odores que nem o julgamento dos especialistas escapa a essas influências exteriores, com consequências que podem ser às vezes no mínimo surpreendentes (cf. box p. 51).

Se a identificação precisa de certos odores sutis representa um desafio, outros são facilmente reconhecidos e podem nos informar rapidamente sobre a qualidade de um alimento. Os maus odores, por exemplo, são poderosos repelentes, pois indicam muitas vezes um alimento avariado, impróprio para consumo, ou ainda condições de insalubridade pouco compatíveis com a saúde. O reconhecimento desses odores foi muito útil quando da adoção de um modo de alimentação onívoro, pois permitiu identificar as carcaças de carne contaminada por micro-organismos e assim evitar a morte. Aliás, acreditou-se durante muito tempo que os maus odores eram a causa direta de doenças, como mostra a utilização do verbo "empestear" para descrever a presença de um mau odor, palavra derivada de "pestilência", que designava outrora uma epidemia de peste.

Ao contrário, os bons odores têm um caráter agradável e são interpretados de maneira positiva pelo nosso cérebro, tanto pelo prazer que proporcionam (os perfumes, por exemplo) quanto por seu impacto benéfico potencial sobre a saúde. Aliás, é interessante constatar que o odor associado a certos alimentos pode vir de moléculas derivadas de substâncias indispensáveis ao funcionamento do corpo humano. Por exemplo, ao amadurecer, o tomate fabrica substâncias voláteis agradáveis a partir de moléculas essenciais como os ácidos graxos ou ainda as proteínas, e a detecção desses odores pelos nossos sentidos estimula o consumo dessa fruta, ocasionando ao mesmo tempo a absorção dessas moléculas (fig. 2). Mesmo que, à primeira vista, sejamos os ganhadores nessa relação, tanto pelo prazer associado ao sabor da fruta quanto por seus efeitos positivos na saúde, é preciso ter em mente que esse processo também tem um papel determinante na própria existência do tomate. Na verdade, a maioria das sementes ficam intactas ao passar pelo tubo digestivo, de modo que, favorecendo o consumo dessa fruta pelos animais (principalmente os pássaros), esses odores fizeram com que o material genético presente nas sementes de tomate se dispersasse por grandes distâncias e ocupasse novos nichos ecológicos.

Entretanto, o que cheira bem nem sempre é comestível: mesmo que o perfume de uma flor nos pareça irresistível, isso não faz dela um alimento! Inversamente, os produtos fermentados e certos queijos envelhecidos podem emitir um odor poderoso pouco atraente ao primeiro contato, mas constituem muitas vezes puras delícias. Assim, mesmo que o olfato seja essencial para o paladar (e para o prazer de comer), existem mecanismos suplementares que nos permitem decidir de modo seguro se um alimento é comestível ou não.

Gostos e desgostos

A palavra "gosto" vem do indoeuropeu *geus*, que significa "experimentar", "provar", "apreciar". Efetivamente, de um ponto de vista estritamente biológico, a principal função do paladar é identificar os alimentos que contêm as substâncias essenciais ao bom funcionamento do nosso organismo, detectando também a presença de

O amadurecimento: benefícios recíprocos

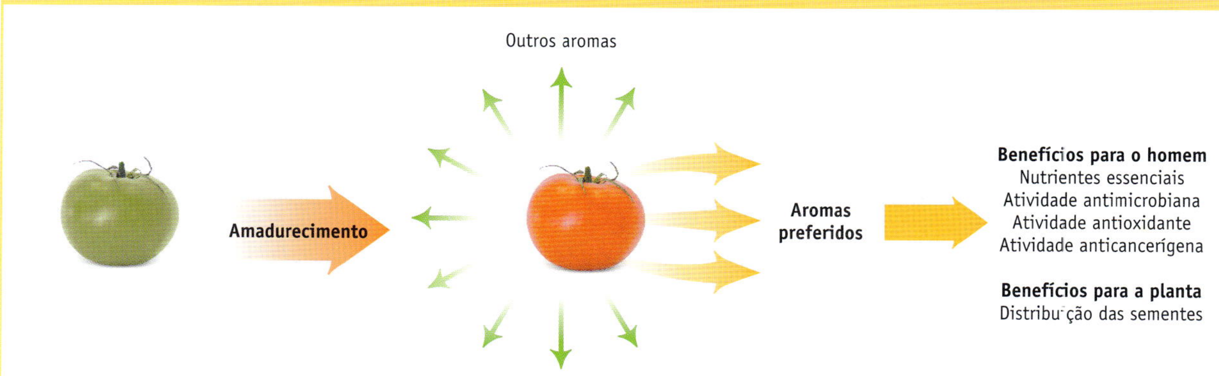

Figura 2

Fonte: *Science*, 311, 2006, p. 815-919.

Engana-nariz

Se o paladar e o olfato são antes de tudo sensações físicas, também existe neles um aspecto cognitivo (ligado ao pensamento) que tem um papel muito importante na apreciação de um alimento. O rótulo (e o preço!) de um vinho é certamente um dos melhores exemplos da influência do pensamento sobre o paladar, até para os conhecedores. Por exemplo, estudantes de enologia foram convidados a provar, com alguns dias de intervalo, o mesmo vinho, mas envasado em duas garrafas diferentes: uma com o rótulo de um grande vinho célebre e outra apenas com a menção "vinho de mesa". A grande maioria dos futuros enólogos (50 em 57) deram uma nota menor ao vinho da garrafa "vinho de mesa", enquanto o "grande vinho" mereceu mais consideração. Alguns até encontraram neste um gosto "amadeirado" (ao passo que o vinho em questão nunca tivera contato com a madeira).

Em outra experiência reveladora, pesquisadores pediram aos estudantes que descrevessem o gosto de um vinho branco e o de um vinho tinto, que eram na verdade o mesmo vinho branco colorido de tinto graças a corantes naturais sem gosto nem cheiro. Os estudantes usaram os qualificativos olfativos habitualmente reservados para o vinho tinto (cassis, framboesa) e para o falso vinho tinto e os qualificativos associados ao vinho branco (abricó, mel) para o verdadeiro vinho branco. Certamente, essas conclusões não visam denegrir o talento dos enólogos profissionais, mas mostram a que ponto a percepção do vinho (e dos alimentos em geral) é em grande parte uma construção do nosso cérebro, um processo durante o qual o sinal químico detectado pelo nariz interage com outras percepções (visão, memória) para formar uma "imagem". É claro que os enólogos profissionais podem levar em conta essas nuances, e a sua grande sensibilidade olfativa geralmente os protege contra esses problemas de "ambiente da degustação".

Entretanto, para a maioria das pessoas, a construção pelo pensamento de uma imagem positiva ou negativa de um determinado alimento tem um papel determinante na nossa atração ou na nossa aversão por esse alimento. Nesse sentido, é perturbador constatar que, para as crianças de hoje, a construção de imagens positivas se faz na maior parte em relação a alimentos industriais transformados, ricos em açúcar e gorduras, alimentos "na moda", comparativamente aos alimentos "chatos" que são as frutas e os legumes, ou ainda os pratos caseiros.

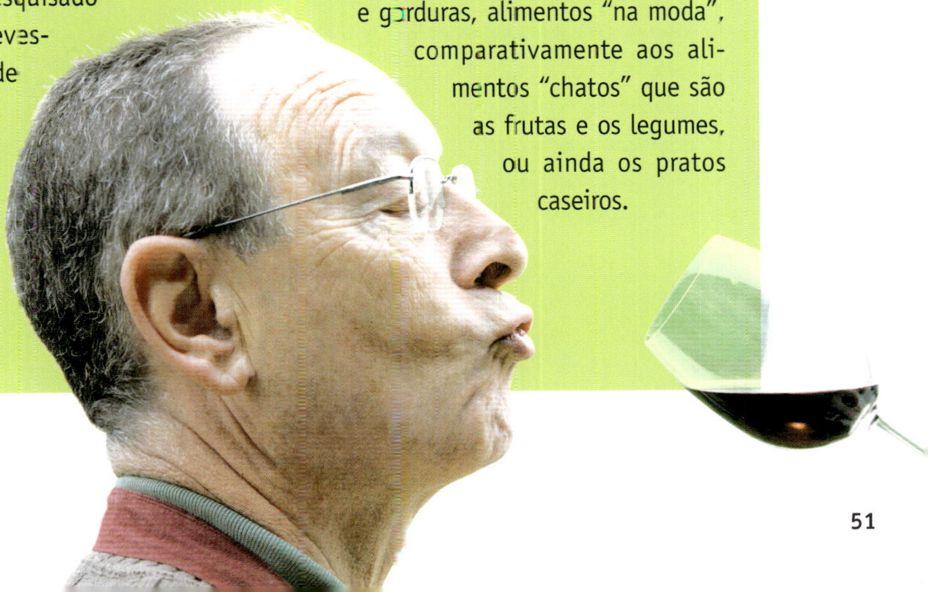

certos produtos tóxicos que podem ameaçar a integridade do corpo. Essa função de detecção é crucial, pois, selecionando a partir do meio exterior unicamente as substâncias compatíveis com a saúde, ela contribui para manter a homeostasia do corpo, isto é, o equilíbrio do meio interior que permite aos diferentes órgãos funcionar harmoniosamente. Essa manutenção da homeostase é uma característica fundamental comum a todos os seres vivos; até uma bactéria, entretanto constituída de uma única célula, é capaz de "provar" o seu ambiente e dirigir-se, por quimiotatismo, para uma substância nutritiva indispensável para o seu crescimento (o açúcar, por exemplo), ou, ao contrário, fugir das substâncias que ameaçam a sua sobrevivência, como um antibiótico.

Entre os animais mais evoluídos como o ser humano, a detecção do gosto dos alimentos recorre a um sistema sofisticado, localizado em regiões bem definidas da língua e organizado em estruturas cujas formas de platô, folha ou cogumelo otimizam o contato das células gustativas com as moléculas dos alimentos liberadas pela mastigação (fig. 3). Essas células gustativas são reunidas em forma de brotos, cada uma tendo na superfície os receptores específicos para os cinco tipos de sabores: doce, salgado, ácido, amargo e umami (cf. box, p. 53).

(*continua na pág. 58*).

Os sabores na língua

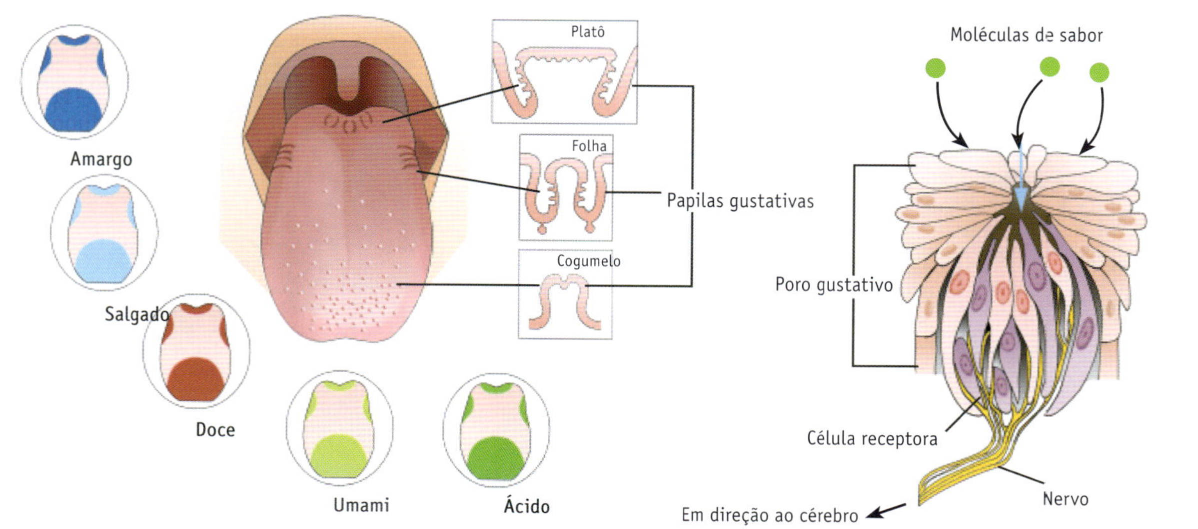

Figura 3

Fonte: Nature, 444, 2006, p. 288-294.

Uma questão de gosto

Ao se misturarem com a saliva, os alimentos liberam moléculas de sabor (sápidas) que se fixam nos receptores presentes na superfície das células dos "brotos" do paladar. Ao contrário da crença popular, a detecção dos sabores não varia segundo a região da língua (fig. 3); ao contrário, sabemos agora que cada "broto" tem um amplo repertório de receptores específicos que reconhecem cada um dos sabores seguintes: umami, doce, salgado, ácido, amargo.

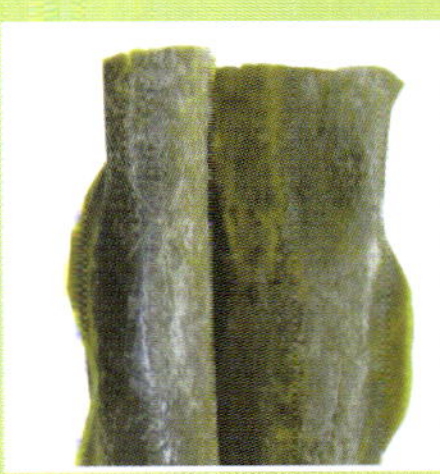

Umami

Identificado em 1908 pelo Professor Kikumore Ikeda, da Universidade Imperial de Tóquio, a partir do *dashi*, um caldo de algas kombu, o sabor *umami* quer literalmente dizer "gosto delicioso" em japonês. Considerado durante muito tempo como o mais misterioso sabor captado pelo nosso sentido do paladar, o umami, como sabemos agora, se deve ao glutamato, um constituinte abundante (10-25%) das proteínas vegetais e animais. O umami pode ser considerado como um verdadeiro "detector de proteínas", um sabor extremamente importante, considerando-se o papel crucial dessas moléculas no funcionamento do corpo humano. Aliás,

Alguns alimentos que possuem um sabor umami

Alimentos	Ácido glutâmico (mg/100g)
Queijos	
Parmesão	1680
Roquefort	1280
Algas (kombu)	1608
Molhos	
Molho de peixe (*nuoc nam*)	1370
Molho de soja (*shoyu*)	782
Legumes	
Tomate	246
Ervilha	106
Cogumelo (*shitake*)	71
Legumes verdes (couves, aspargo, espinafre)	50
Abacate	18
Frutos do mar	
Mariscos	140
Caranguejo real	72
Carne	
Frango	22
Boi	10

Figura 4

Fonte: *J. Nutr.*, 130, 2000, p. 921S-926S.

os receptores implicados na detecção do sabor umami na língua são muito semelhantes aos que são implicados no reconhecimento do açúcar, sendo que os dois sistemas compartilham um receptor comum (T1R3). Essa semelhança sugere que os mecanismos que tornam as substâncias essenciais à vida atraentes ao paladar têm uma origem evolutiva comum.

O glutamato é liberado em grandes quantidades quando do cozimento prolongado das carnes, assim como durante os processos de fermentação, e é por isso que os queijos envelhecidos, os molhos fermentados (soja, peixe) e os caldos de carne estão entre os principais alimentos que têm um sabor umami (fig. 4). Certos legumes, como os tomates, contêm também quantidades importantes de glutamato, uma propriedade conhecida há muito tempo por dar bom gosto a vários pratos, principalmente as pizzas (sobretudo quando levam parmesão!). Também é possível realçar o sabor dos pratos com um gosto umami usando o glutamato monossódico (GMS), um tempero muito apreciado pelos asiáticos. Embora, durante os anos 1970, se tenha suspeitado que o GMS seria a causa da "síndrome do restaurante chinês", sabemos agora que esses mal-estares sentidos por certas pessoas (dores de cabeça, dormências, dores no peito) não se devem ao GMS. Estudos cegos realizados com pessoas que se diziam sensíveis a essa substância mostraram que quantidades de GMS superiores às que estão presentes nas refeições dos restaurantes chineses não provocavam nenhum efeito! Fato que não surpreende, se considerarmos que, do ponto de vista molecular, não há nenhuma diferença entre o glutamato natural e o GMS...

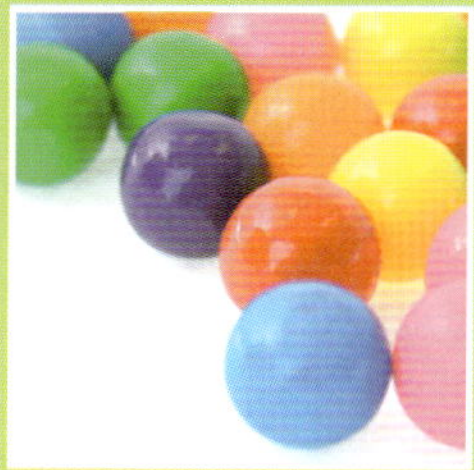

Açúcar

A sensação de prazer associada à presença de açúcar nos alimentos é sem dúvida um dos melhores exemplos do papel crucial do paladar na detecção das substâncias essenciais à vida (fig. 5). Na verdade, o açúcar representa uma fonte de energia privilegiada, que pode ser rapidamente utilizada pelas células do nosso corpo, especialmente no cérebro, que consome, sozinho, cerca de 80% do açúcar cotidiano. Quando estão presentes em concentrações suficientemente elevadas na saliva, as moléculas de açúcar interagem com dois receptores localizados nos "brotos" do paladar, T1R2 e T1R3, provocando a ativação de um influxo nervoso que assinala para o cérebro a presença de um alimento que possui um bom valor calórico. A associação de T1R2 e de T1R3 é absolutamente essencial para o gosto do açúcar; por exemplo,

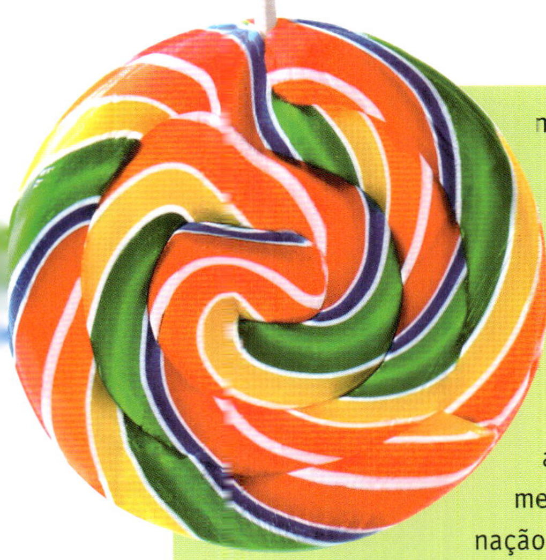

mesmo que os gatos possuam o receptor T1R3 na língua, são desprovidos do receptor T1R2, e esse déficit é responsável pela total indiferença desses animais pelos alimentos doces. A combinação dos receptores T1R2 e T1R3 não permite, entretanto, determinar exatamente a substância responsável pelo sabor doce, e é possível "enganar" o cérebro usando moléculas que interagem com os receptores, sendo desprovidas de energia. Essa disposição fisiológica particular levou ao desenvolvimento do aspartame e da sucralose (Splenda, Linea), dois adoçantes muito usados na indústria alimentar para imitar o gosto doce, sem com isso acarretar a absorção de calorias. Mas parece que a "promessa" não cumprida de um aporte de açúcar decepciona o cérebro e provoca um estímulo do apetite, para compensar a ausência de calorias dos adoçantes: por exemplo, vários estudos sugerem que os refrigerantes "dietéticos", logo sem calorias, não causam a redução esperada do peso corporal e até podem, em certos casos, produzir um aumento.

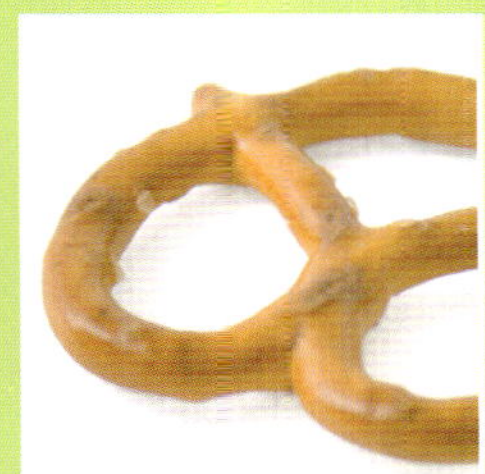

Salgado

Do ponto de vista alimentar, o que se chama "sal" é o cloreto de sódio (NaCl). O gosto salgado é importante, pois o sódio é um átomo absolutamente essencial à vida, e sua concentração deve ser estritamente controlada pelos organismos vivos (mesmo não tendo valor energético, o sódio é responsável, entre outros elementos, pela transmissão dos influxos nervosos). O sabor salgado é produzido pela entrada maciça de sódio em certas células dos "brotos" gustativos, desencadeando assim um influxo nervoso que informa ao cérebro o conteúdo de sal do alimento. Embora as necessidades reais de sódio sejam relativamente modestas (algumas gramas por dia bastam para garantir o funcionamento adequado do organismo), parece que o gosto do sal agrada especialmente ao cérebro. Por exemplo, nos anos 1950, pesquisadores ofereceram batatas-doces a um grupo de macacos do Japão, depositando-as na areia de uma praia à beira-mar. Ao invés de simplesmente esfregar a batata com a mão para retirar a areia, um dos macacos teve a ideia de lavá-la na água do mar, técnica que teve grande sucesso junto aos seus congêneres: a partir desse momento, os macacos tomaram o hábito de mergulhar todos os alimentos na água salgada e até transmitiram esse hábito aos seus descendentes por várias gerações.

O gosto do sal parece ser um gosto cultural, fortemente influenciado pelo nosso ambiente. Entretanto, isso pode causar, com o tempo, um aporte de sódio elevado demais para as necessidades reais do corpo, um excesso que favorece o desenvolvimento de certas patologias cardiovasculares.

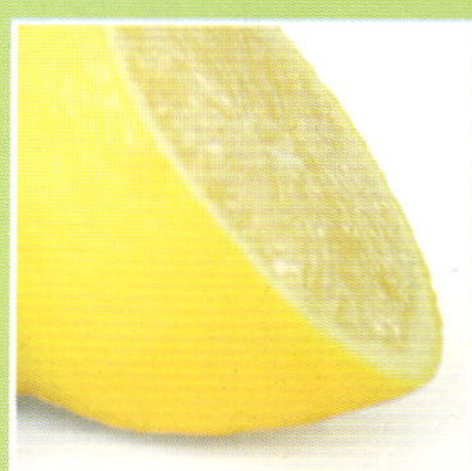

Ácido

O reconhecimento do sabor ácido tem um papel importante na detecção do grau de acidez dos alimentos, um caráter que é muitas vezes associado a uma deterioração do alimento, provocada pela presença excessiva de micro-organismos (bactérias, mofos). Beber um copo de leite cuja validade está vencida há alguns dias basta para verificar a eficiência desse sistema! Esse mecanismo de defesa permite evitar os danos que certos alimentos poderiam causar aos diferentes tecidos do nosso corpo, assim como ao equilíbrio acidobásico, isto é, a manutenção de um pH sanguíneo neutro. Em doses mais fracas, porém, as substâncias ácidas se casam muito bem com o açúcar ou a gordura, uma propriedade há muito explorada na gastronomia tanto asiática (alimentos agridoces) quanto europeia (vinagretes, etc.).

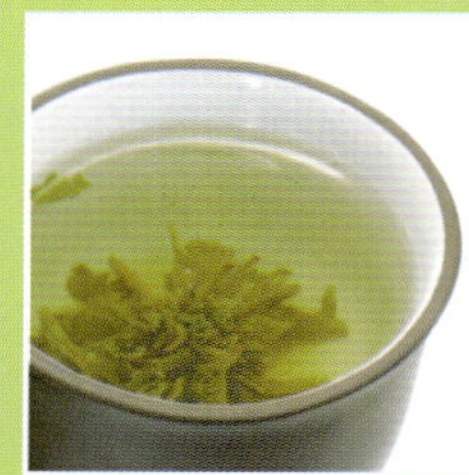

Amargo

Um recém-nascido aceita com alegria o açúcar, não reage ao sal, faz careta ao contato com o ácido e rejeita completamente qualquer substância amarga. Essa repulsa instintiva ao amargo se deve ao lugar predominante ocupado pelos vegetais ao longo da nossa evolução: de fato, as moléculas tóxicas presentes em certos tipos de vegetais têm a característica comum de serem muito amargas, e a detecção desse amargor teve um papel muito importante na identificação das espécies vegetais comestíveis, sem perigo para a sobrevivência da espécie humana (fig. 6). A importância desse estímulo é bem ilustrada pelo número importante de receptores capazes de detectar o amargor e por sua grande sensibilidade a ínfimas quantidades de moléculas tóxicas: assim, enquanto a percepção do açúcar só faz intervirem dois receptores, ao menos cinquenta receptores distintos percebem o amargo, e de modo pelo menos mil vezes mais sensível do que percebem o açúcar!

Entretanto, e é este um dos grandes paradoxos da alimentação humana, vários compostos amargos presentes nos vegetais têm múltiplos efeitos positivos na saúde e até representam uma das principais armas à nossa disposição para a prevenção das doenças crônicas. Os polifenóis complexos de certas frutas como as ericáceas, os isotiocianatos das crucíferas ou ainda os compostos sulfurados dos legumes da família do alho são reconhecidos pelos receptores do amargo, e essa propriedade contribui para restringir o consumo desses alimentos para muitas pessoas. Essa falta de entusiasmo pelas substâncias amargas pode ser ainda mais acentuada, pois algumas variações interindividuais genéticas tornam certas pessoas ainda mais sensíveis ao amargo; por exemplo, estima-se que 25% das pessoas têm uma versão modificada de certos receptores do amargo (chamados TAS2R16), que as tornam hipersensíveis a esse sabor e as desestimulam a consumir alimentos amargos.

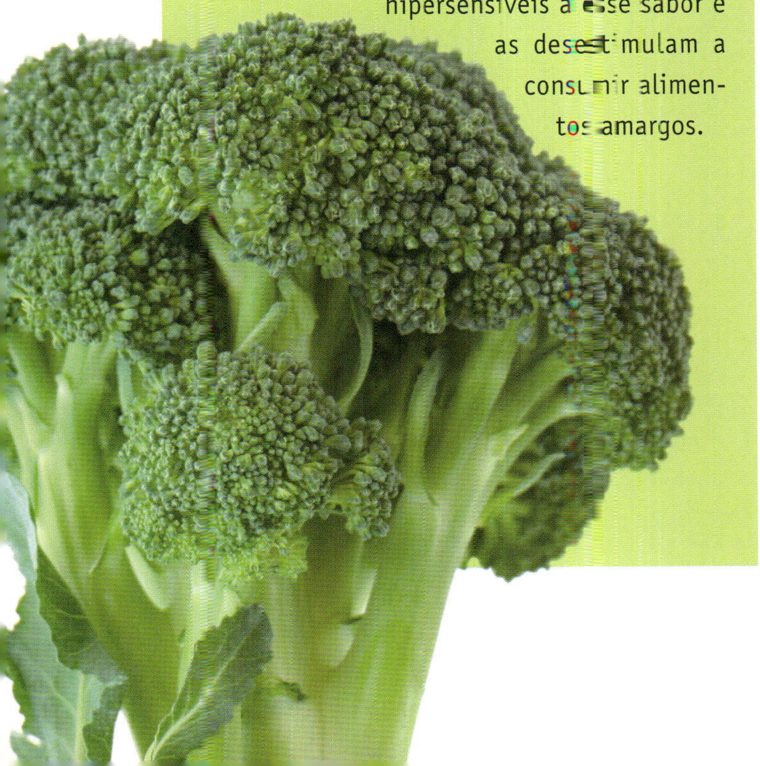

Uma paixão pelo açúcar

Prazer sensorial

- Frutas coloridas, maduras e saborosas
- Inato (leite materno)

Seleção evolutiva

- Combustível do cérebro
- Energia rapidamente utilizável

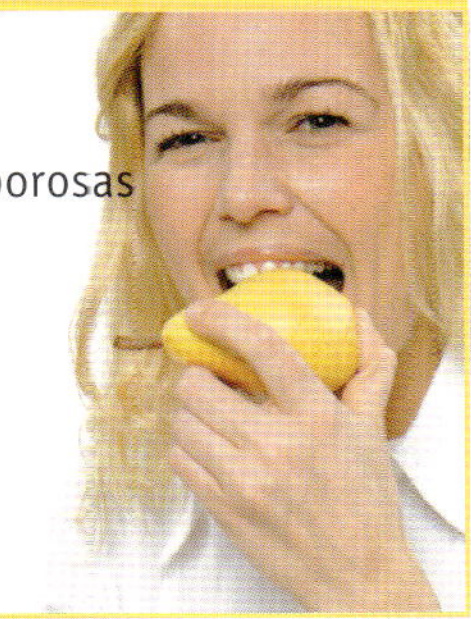

Figura 5

Rejeição ao amargo

Seleção evolutiva

- Identificação das substâncias tóxicas
- Sensibilidade elevada em relação a essas substâncias

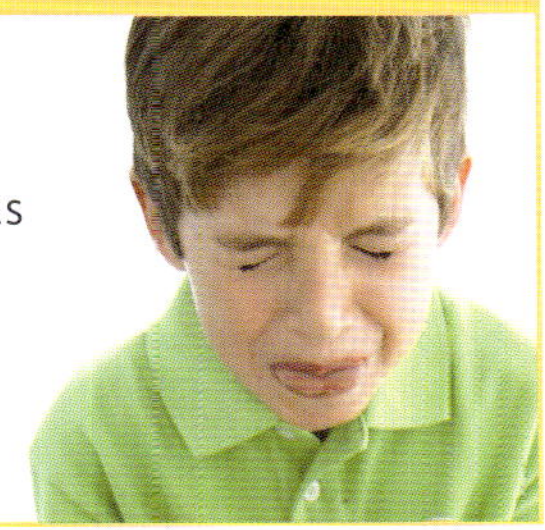

Figura 6

Um gosto pela gordura

Prazer sensorial

- Melhora dos sabores
- Riqueza das texturas
- Reforço dos sabores

Seleção evolutiva

- Melhor fonte de energia
- Fonte de ácidos graxos essenciais
- Fonte de vitaminas lipossolúveis

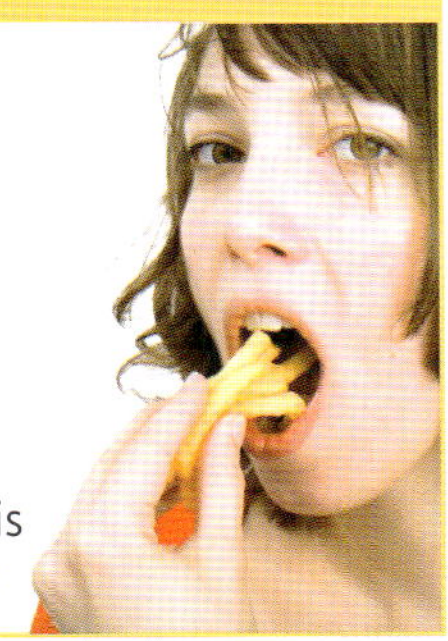

Figura 7

Entretanto, o amargo tem um real valor gastronômico e pode fornecer um contraste de sabores extremamente interessante quando é combinado com outros sabores, uma harmonia de gostos complexos impossíveis de atingir na sua ausência. Domesticar o amargo representa, pois, uma vitória sobre os nossos instintos primitivos, uma evolução cultural que nos permite superar um obstáculo maior na pesquisa de novos gostos e de benefícios para a saúde antes inacessíveis. Assim, não é surpreedente que todas as tradições culinárias do mundo souberam elaborar várias combinações de sabores para aproveitar os benefícios desse amargor; por exemplo, o sabor umami é muitas vezes usado pelos asiáticos para realçar o gosto dos pratos de legumes crucíferos (molho de soja ou de peixe, algas, cogumelos shitake).

Além da detecção desses cinco sabores pela língua, vários outros sistemas presentes na cavidade bucal participam ativamente do gosto. Por exemplo, as percepções orossensoriais associadas às gorduras são poderosos estimuladores das zonas cerebrais implicadas na sensação de prazer, efeito ligado à sua grande importância como fonte de energia ou de gorduras essenciais que o nosso organismo é incapaz de sintetizar por si mesmo (fig. 7). A simples presença de gordura na boca basta para provocar a ativação de várias enzimas metabólicas que antecipam o futuro aporte calórico! A presença de um receptor específico para as gorduras, chamado CD36, desempenha provavelmente na língua um papel importante na nossa atração fisiológica pela gordura. Também é fascinante constatar que as especiarias e ervas aromáticas, que se tornaram ingredientes indispensáveis para realçar o gosto dos alimentos, têm a propriedade de estimular certas terminações nervosas especializadas na detecção da dor, do calor ou do frio (cf. box, p. 59).

Um sentido complexo

Sentir ou não prazer em comer um dado alimento é o resultado de um processo biológico extremamente complexo, de que participam tanto os nossos sentidos físicos quanto a nossa memória. Os estímulos provocados pelo aspecto do alimento, o seu odor, o seu sabor captado pela língua, o aroma liberado pela mastigação, assim como as sensações táteis e térmicas produzidas na boca, são decodificados pelos nossos sentidos e encaminhados para o cérebro que, segundo a natureza desses sinais e das experiências anteriores, é o último árbitro que determina se esse alimento é fonte de prazer ou deveria ser evitado. Em outras palavras, se os sentidos de cada um de nós detectam mais ou menos os mesmos sabores, a interpretação desses sabores e texturas pelo nosso cérebro pode provocar efeitos diametral-

Quando comer faz sentir calor... ou frio

O gosto picante associado a vários temperos e ervas usados na cozinha se deve ao conteúdo elevado, nessas plantas, de moléculas que estimulam os sistemas de detecção da dor, uma propriedade que tem um papel importante na proteção dessas plantas contra vários predadores.

O efeito documentado dos temperos é sem dúvida a ativação do sistema da dor pela capsaicina, a molécula responsável pelo caráter picante das pimentas fortes. Essa sensação picante se deve à ligação da capsaicina com o receptor vaniloide TRPV1, uma proteína implicada na detecção de estímulos de desconforto, como temperaturas superiores a 43°C. Interagindo com esse receptor, a capsaicina simula uma sensação de calor ou queimadura, e é por essa razão que certos pratos muito apimentados podem literalmente fazer a boca pegar fogo! A "queimadura" das pimentas depende do seu conteúdo de capsaicina, uma propriedade que é em geral estimada medindo-se a diluição requerida para que a sensação picante de uma pimenta não seja mais detectável pela língua. Por exemplo, enquanto é preciso diluir a pimenta jalapeña cinco mil vezes para não sentir mais o seu gosto picante, a variedade *Bhut Jolokia*, que é cultivada no nordeste da Índia, ainda é detectável mesmo diluída um milhão de vezes, o que faz dela a pimenta mais forte do mundo! O conteúdo de capsaicina dessa pimenta é tão elevado que os habitantes da região a utilizam para se proteger contra os danos causados pelos elefantes das vizinhanças, pincelando as cercas com o óleo extraído dessa pimenta!

Algumas pessoas são capazes de comer pratos incrivelmente apimentados: essa aptidão se torna possível pela dessensibilização dos nervos atingidos pela capsaicina, que se produz em consequência do consumo regular de refeições apimentadas. Para os não iniciados, entretanto, o melhor meio de atenuar a sensação de queimadura ocasionada por um prato excessivamente apimentado é consumir leite ou iogurte, ao invés de água; na verdade, enquanto a capsaicina é insolúvel na água e continua ligada ao seu receptor, pode ser sequestrada pela caseína do leite e assim permitir que os receptores recuperem o seu estado normal. Na Índia, aliás, o raïta, um molho à base de iogurte, acompanha muitas vezes o curry muito forte...

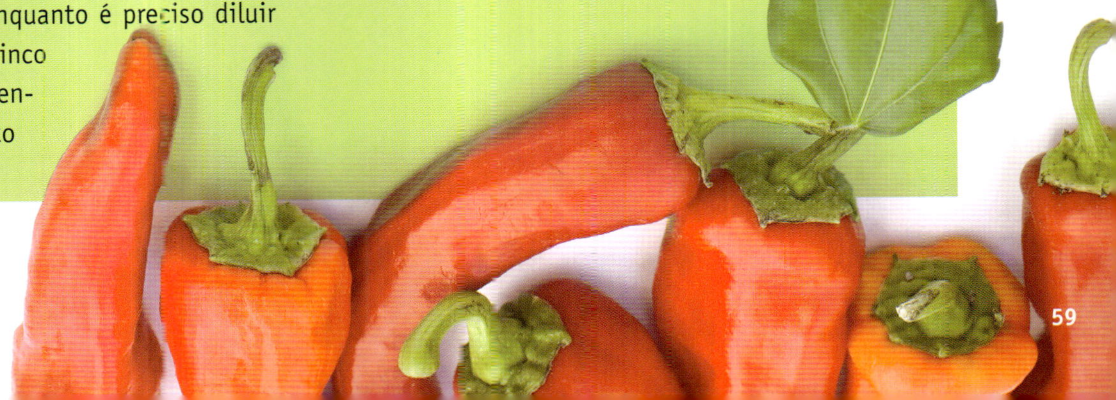

A pesquisa dos últimos anos demonstrou que mecanismos similares são responsáveis pela sensação provocada pela maioria das substâncias picantes no nosso cotidiano alimentar. A piperina, responsável pelo gosto picante da pimenta do reino, os isotiocianatos da mostarda ou da raiz forte, que "sobem para o nariz", os compostos sulfurados do alho, o eugenol do cravo da Índia, o cinamaldeído da canela, o gingerol do gengibre ou ainda as moléculas odoríferas de várias ervas (tomilho, orégano), as sensações associadas a todas essas moléculas se devem à sua interação com receptores sensíveis ao calor. Inversamente, é interessante notar que o mentol presente na menta interage com um receptor sensível ao frio (TRPV8), uma ligação que é responsável pela sensação de frescor tão característica dessa erva.

A razão da atração inegável dos humanos por essas substâncias que estimulam os sentidos normalmente destinados a detectar a dor ainda não foi explicada, mas poderia estar ligada à liberação de moléculas do prazer (as endorfinas). De qualquer forma, a importância que ocupam essas moléculas na nossa alimentação sugere que aprendemos a domar e a apreciar os falsos "perigos" associados ao consumo dos temperos e ervas...

mente opostos, indo do prazer sem limites para uma pessoa, até um profundo desagrado para outra. Por exemplo, o *natto*, um prato feito com soja fermentada, com odor e consistência muito pronunciados, é considerado há milênios como uma delícia no Japão, mas contraria totalmente as preferências alimentares da maioria dos ocidentais. O paladar é, pois, um sentido muito relativo, fortemente influenciado pela cultura e a época, variando enormemente segundo os indivíduos.

Pontos de controle

Se o paladar e o olfato têm papéis cruciais no processo de seleção da *qualidade* dos alimentos, os mecanismos de controle do apetite e do peso corporal cumprem funções essenciais na determina-

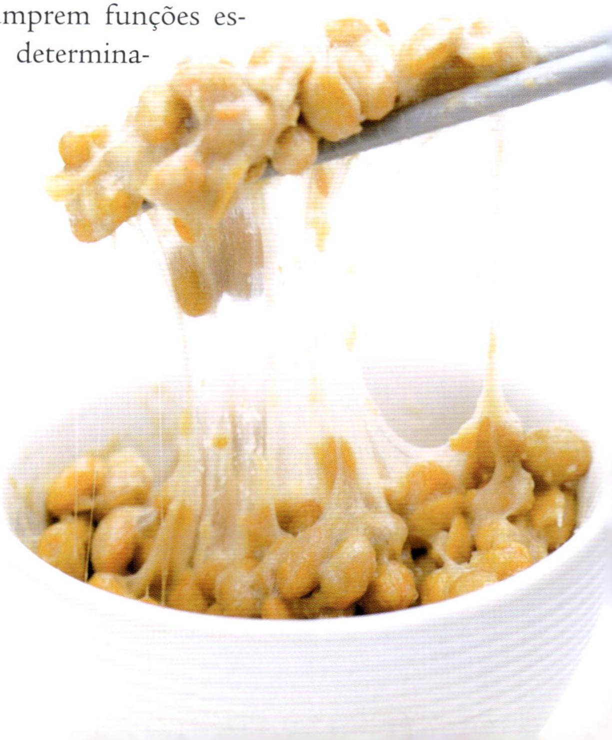

ção da *quantidade* de alimento necessário para as nossas necessidades. Mesmo que um alimento tenha sabor delicioso, existem limites sobre o quanto podemos comer!

O controle do apetite requer a estreita colaboração de vários órgãos do corpo, um processo que está sob a supervisão do cérebro, o "alto-comando" que integra as informações sobre o nível de energia transmitidas por esses órgãos e dita os comportamentos a adotar para manter o equilíbrio dessa energia. Esse posto de comando se situa no hipotálamo, uma minúscula região localizada na base do cérebro e que possui dois centros de controle, um da fome, outro da saciedade, ambos constantemente à escuta das informações sobre o nível de energia do corpo. Por exemplo, a taxa de açúcar no sangue (glicemia) é permanentemente medida pelo centro da fome, e uma baixa, mesmo ligeira, desencadeia logo o alerta e a estimulação do apetite. Um sinal dessa baixa de energia provém também do estômago, que produz um hormônio chamado ghrelina (do indo-europeu *ghre*, que significa "crescimento"), um poderoso estimulador do apetite, pela sua ação sobre as células nervosas do centro da fome. Quando você sente uma queda de energia, irritação ou ruídos do estômago, é porque esses mecanismos estão em ação e assinalam que é hora de comer!

Se os sinais da fome são facilmente reconhecíveis, os que comandam a parada da ingestão de alimentos são muito mais complexos e podem às vezes ser mais difíceis de interpretar. O primeiro ponto de controle está situado na parede do estômago, onde fibras nervosas detectam o estado de distensão do órgão induzido pela ingestão, o que permite ao cérebro estimar o volume de alimentos levados ao corpo. Em condições normais, essas fibras nervosas são ativadas bem antes de que o estômago esteja cheio em sua plena capacidade, de modo a evitar os efeitos negativos que a sobrecarga de alimentos pode provocar no processo de digestão. Entretanto, toda pessoa gulosa sabe que é possível ir além desses sinais e comer mais do que a quantidade "permitida" pelo nosso cérebro! Se esses excessos à mesa são ocasionais, geralmente restritos a certas festas especiais, "ficar com a barriga cheia" repetidamente pode habituar o estômago a um nível elevado de distensão e perturbar a eficácia do sinal que indica a sensação de saciedade.

O japonês Takeru "Tsunami" Kobayashi representa, sem dúvida, o exemplo extremo das "possibilidades" oferecidas por essa dessensibilização à saciedade: graças a um treinamento intensivo de distensão do estômago, ele conseguiu em 2006 a incrível façanha de engolir 54 *hotdogs* em doze minutos. Quando consideramos que esse triste recorde é agora de 66 hot dogs (sempre em 12 minutos) só podemos nos surpreender com a incrível capacidade de adaptação do corpo humano, e principalmente com a ignorância que se associa às vezes ao uso dessa capacidade...

Quando o cérebro diz: "Basta!"

Além dos aspectos "mecânicos" implicados no fenômeno de saciedade, vários mecanismos hormonais também têm um papel importante para assinalar ao cérebro que o processo de assimilação do alimento está em curso e é preciso pensar em pôr um fim à refeição para evitar a sobrecarga do sistema. Muitas vezes, nós nos esquecemos disso, mas os órgãos do nosso corpo não são compartimentos isolados que funcionam independentemente uns dos outros; muito pelo contrário, cada um deles envia várias mensagens que informam os seus parceiros sobre a situação atual das diversas regiões do organismo e das medidas a tomar em caso de perturbações incompatíveis com o equilíbrio das funções vitais. No caso da regulação do apetite, essas mensagens tomam a forma de diferentes hormônios de saciedade, que são produzidos em diferentes locais do intestino e pelo fígado, pelo pâncreas e até mesmo pelo tecido adiposo (fig. 8). Por exemplo, quando o alimento digerido pelo estômago atinge o intestino, células especializadas secretam na circulação sanguínea vizinha um hormônio chamado colecistoquinina (CCK), que é encaminhado para o cerebelo, onde ativa um centro de saciedade. Paralelamente, outros hormônios como a PYY (intestino), a insulina (pâncreas) ou ainda sinais enviados pelos detectores de nutrientes presentes no fígado agem nos neurônios do hipotálamo para provocar uma diminuição do apetite. Como podemos ver, enquanto os estimuladores do apetite são pouco numerosos (a ghrelina secretada pelo estômago é o único hormônio oréxico identificado até agora), os mecanismos implicados na parada da refeição são múltiplos e mostram como é importante para o corpo evitar a ingestão de um excesso de alimento.

Outros mecanismos reguladores são igualmente muito importantes no controle do apeti-

Mensagens complexas

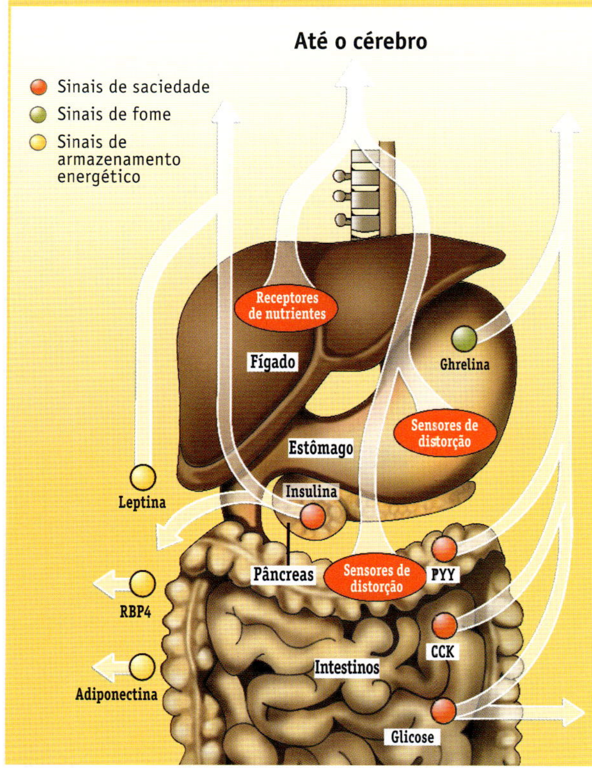

Figura 8 *Fonte*: Adaptado de *Sc. Am.*, 297, 2007, p. 72-81.

te. A leptina (do grego *leptos*, que significa "fino") secretada pelas células do tecido adiposo é especialmente interessante, pois esse hormônio age como "adipostato", isto é, indica ao cérebro o estado das reservas de energia armazenada sob forma de gordura. Como a produção desse hormônio é proporcional à massa gorda, uma quantidade importante de leptina no sangue assinala um excesso de energia, o que leva à perda de apetite e a uma redução do aporte energético. Esse hormônio é absolutamente essencial para o controle do apetite, pois observa-se que cobaias que não produzem leptina (cobaias ob/ob) comem quantidades astronômicas de alimento e se tornam enormes (fig. 9). Entre os humanos, esse déficit de leptina também tem consequências dramáticas no peso corporal; certos casos clínicos raros são conhecidos, como o da jovem incapaz de produzir esse hormônio em virtude de uma mutação genética e que já pesava cerca de 90kg aos 9 anos, 57% do seu peso sendo sob forma de gordura. Entretanto, essa perda de leptina é um fenômeno muito raro, que é responsável apenas por uma ínfima proporção dos casos de obesidade. Na grande maioria das pessoas obesas, os níveis de leptina são normais (e às vezes muito elevados), mas é a capacidade do cérebro de administrar os sinais desse hormônio que parece alterada. Realmente, apesar do excesso de energia armazenada em seus tecidos adiposos, essas pessoas conservam o apetite, tornando assim a perda de peso extremamente difícil.

Um gene da obesidade

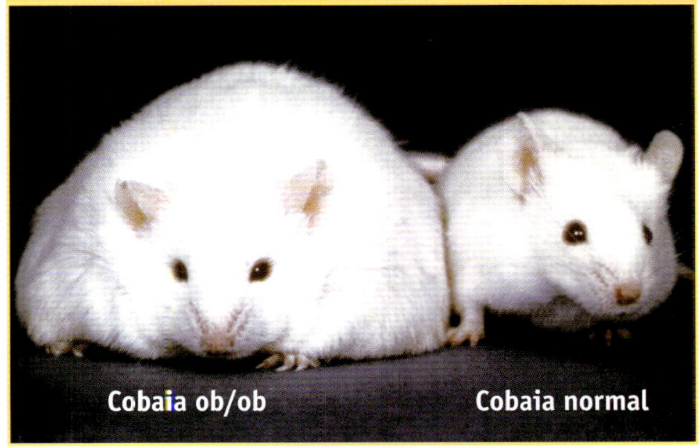

Figura 9 *Fonte*: Science Photo Library.

Olhos maiores que a barriga

De um ponto de vista biológico, o controle do apetite é um processo finamente regulado, no qual uma baixa das reservas de energia acarreta automaticamente a fome e uma tomada de alimento destinada a satisfazer essas necessidades (fig. 10). Logo que os níveis de energia retornam ao normal, um leque de mecanismos reguladores entra em cena e permite evitar uma sobrecarga energética. Esses mecanismos de controle do apetite e da manutenção da homeostasia funcionam admiravelmente na maioria dos animais: na natureza, o excesso de gordura é um fenômeno praticamente inexistente, a não ser para a proteção contra o frio ou ainda em períodos de inatividade prolongada como a hibernação.

Infelizmente, a epidemia de obesidade atualmente observada nos quatro cantos do mundo é uma prova flagrante de que esses mecanismos reguladores são muito menos operacionais entre os humanos. Essa ineficiência se deve à enorme influência exercida pelo ambiente e por nossas emoções sobre a percepção do alimento: graças ao desenvolvimento do nosso córtex cerebral, a atração pela comida não é apenas uma questão de necessidades biológicas, mas também de desejos (fig. 10). Em condições normais, essa antecipação do prazer associado ao alimento é absolutamente fantástica, pois permite fazer da alimentação uma experiência única, tipicamente humana, na qual a complexidade dos sabores e das texturas pode proporcionar sensações inéditas, mas ficando em harmonia com as nossas necessidades fisiológicas. Entretanto, quando são mal controladas, essas pulsões podem boicotar os mecanismos de controle da fome e acarretar um aporte alimentar que supera as necessidades de energia do organismo (fig. 11).

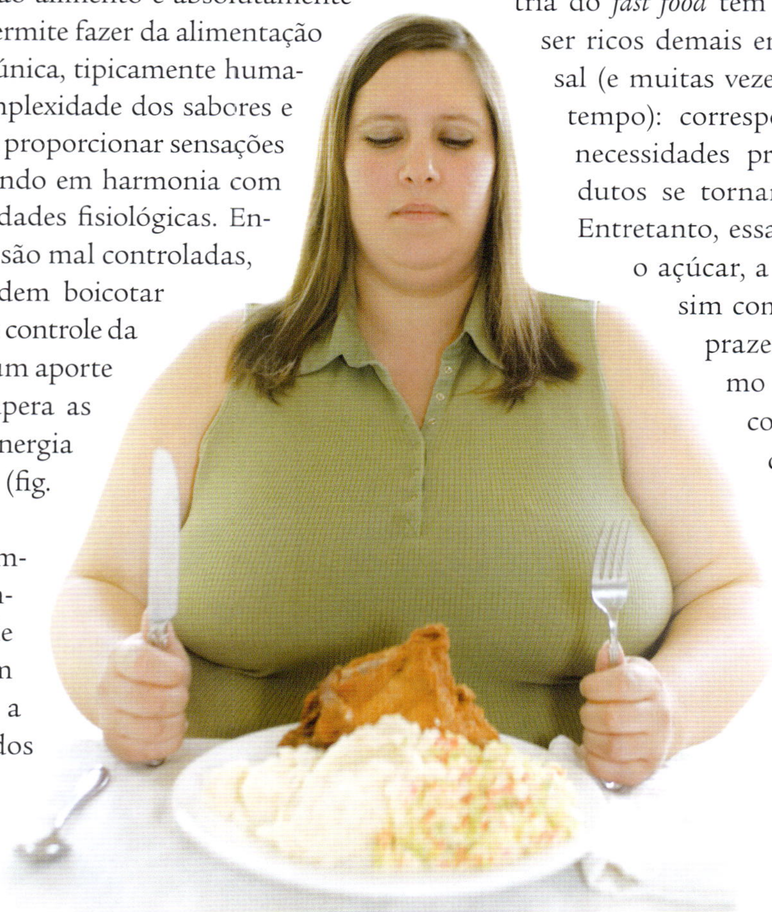

Outro fator importante no consumo excessivo de alimento é, sem dúvida, alguma a atração inegável dos alimentos que contêm grandes quantidades de substâncias necessárias à vida, especialmente o açúcar, a gordura e o sal. Enquanto o gosto dos temperos e dos pratos refinados apela para uma dimensão cultural que se desenvolveu relativamente tarde na história da humanidade, somos biologicamente "programados" para gostar de açúcar, de gordura e de sal: é absolutamente normal que tenhamos uma forte atração por essas substâncias básicas. Assim, não é surpreendente que muitos alimentos produzidos pela indústria do *fast food* têm como característica ser ricos demais em açúcar, gordura e sal (e muitas vezes os três ao mesmo tempo): correspondendo às nossas necessidades primárias, esses produtos se tornam muito atraentes. Entretanto, essa atração inata para o açúcar, a gordura e o sal, assim como a intensidade do prazer ligado ao consumo de alimentos que contêm essas substâncias, são tão poderosas que podem perturbar os nossos mecanismos de controle interno implicados na regulação do apetite. Por

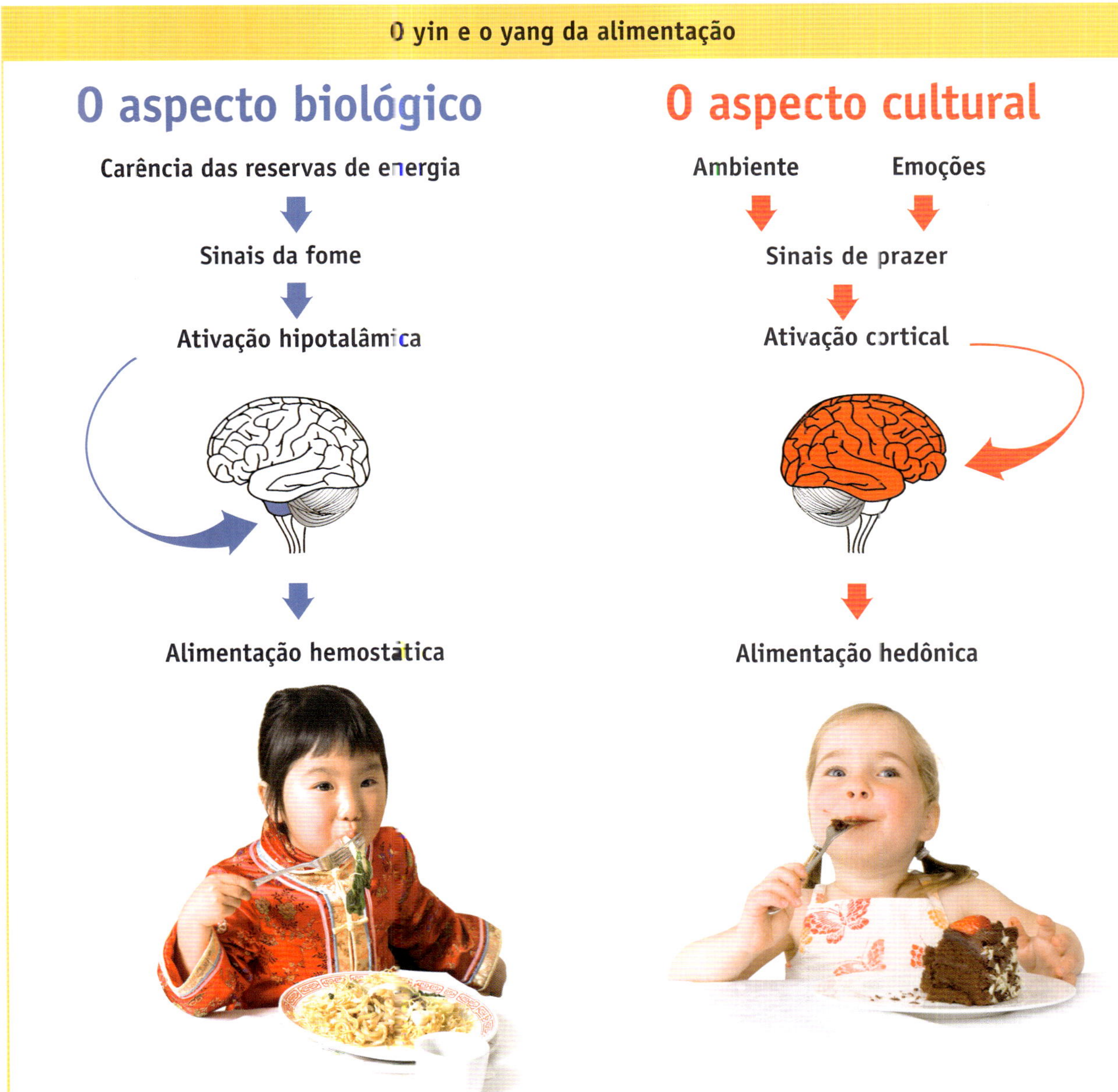
O yin e o yang da alimentação
O aspecto biológico
Carência das reservas de energia
Sinais da fome
Ativação hipotalâmica
Alimentação hemostática
O aspecto cultural
Ambiente
Emoções
Sinais de prazer
Ativação cortical
Alimentação hedônica

Figura 10

Principais fatores que estimulam o superconsumo de alimento

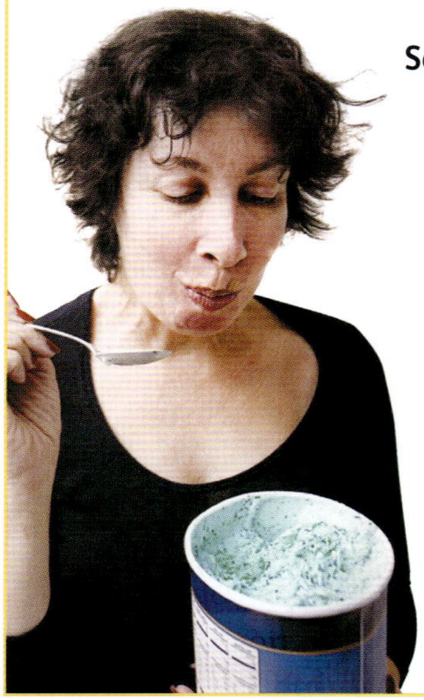

Elementos desencadeantes		Consequências
Sensações orossensoriais (gordura, açúcar)	→	Estimulação excessiva dos centros do prazer
Grande acessibilidade do alimento	→	Estimula o consumo de alimento sem necessariamente ter fome
Densidade calórica dos alimentos	→	A grande quantidade de calorias num pequeno volume de alimento evita a distensão do estômago e inibe a saciedade
Rapidez do consumo dos alimentos	→	Contorna os sinais de saciedade
Stress	→	Busca do prazer associado ao alimento para compensar a ansiedade
Compulsão	→	O prazer associado à comida se torna um vício

Figura 11

exemplo, sabemos agora que o açúcar e a gordura provocam a liberação de mensagens químicas no cérebro, principalmente a dopamina, que ativam sistemas de recompensa e de prazer de modo similar aos efeitos provocados por drogas como a nicotina, o álcool ou a cocaína! Como para toda forma de vício, é óbvio que uma estimulação excessivamente forte dos centros de prazer pelos alimentos sobrecarregados de energia pode gerar uma dependência que, a médio ou longo prazo, provoca um superconsumo de alimento e o armazenamento dessa energia excedente sob forma de gordura. Infelizmente, nada estimula tanto esses comportamentos alimentares quanto o ambiente em que vivemos.

Em resumo

- O paladar é um sentido extremamente complexo, que causa a intervenção tanto dos nossos sentidos físicos e da nossa memória quanto da nossa cultura.
- A participação ativa do cérebro no paladar acrescenta uma dimensão hedonística ao ato de comer, uma característica essencial da alma humana.
- A estimulação excessiva dos centros do prazer provocada pelos alimentos ricos em energia perturba os mecanismos de controle do apetite e causa um desequilíbrio que participa do acúmulo de reservas calóricas sob forma de gordura.

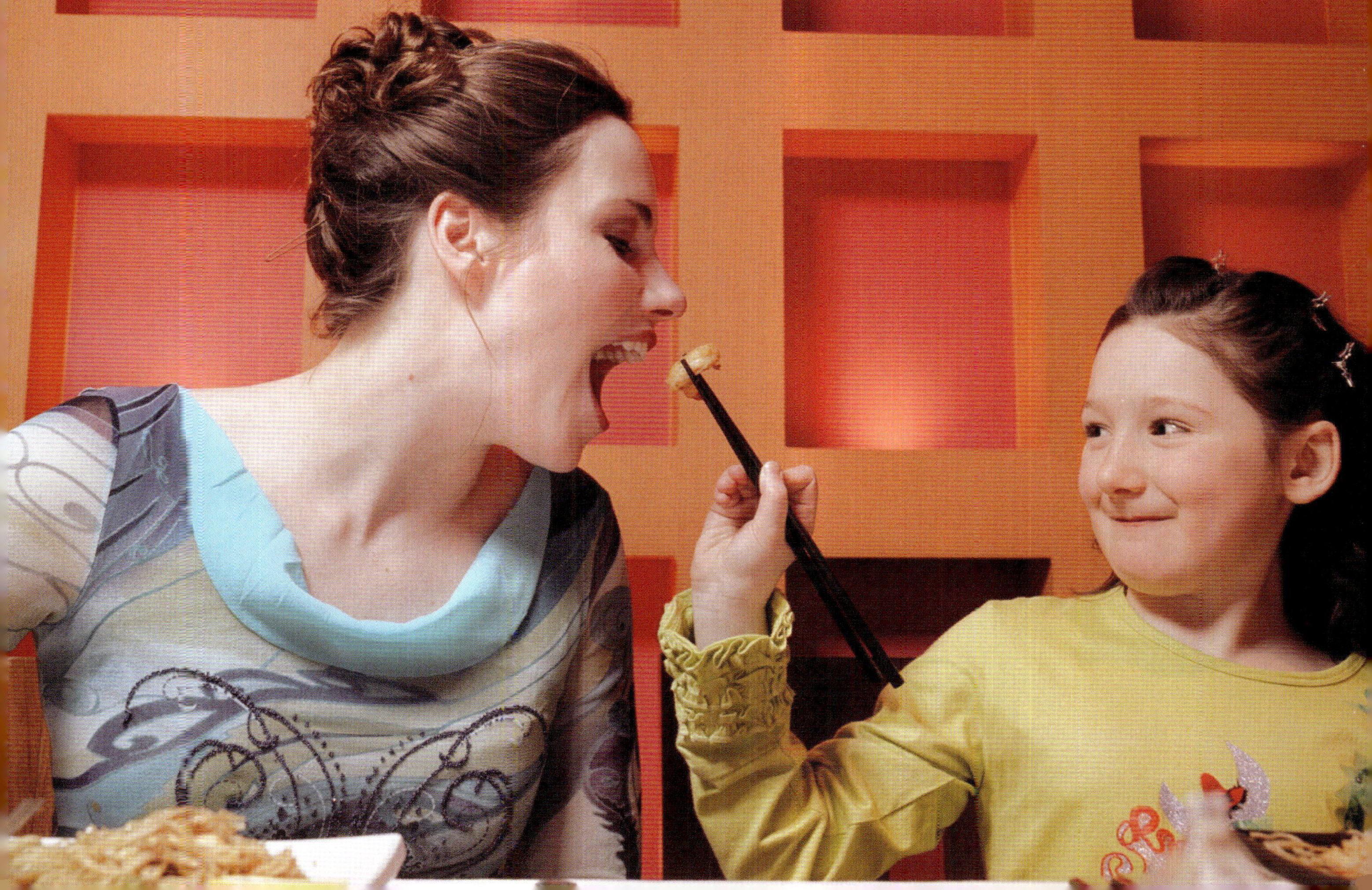

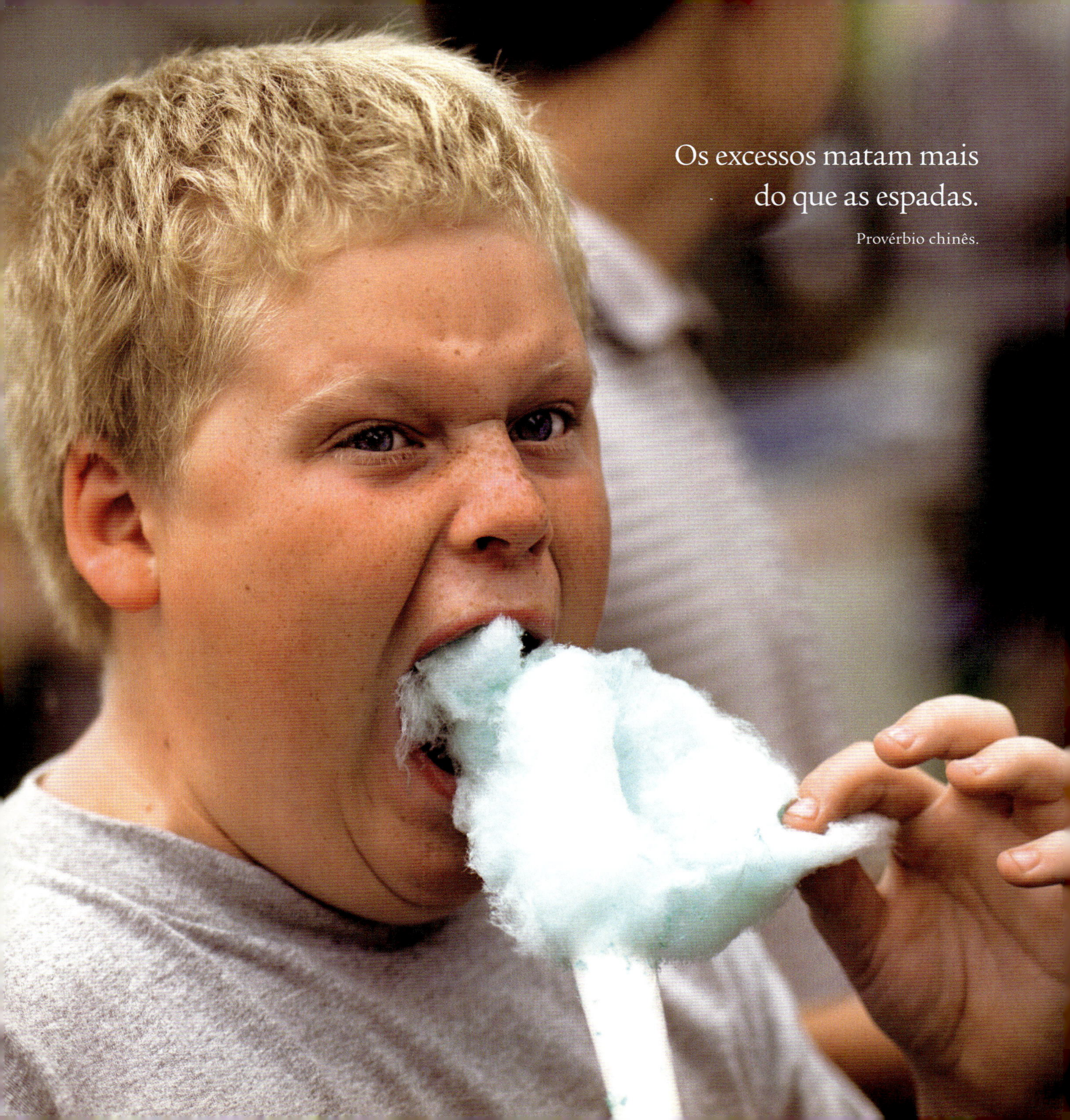

Os excessos matam mais
do que as espadas.

Provérbio chinês.

Capítulo 4

No país dos comilões

Segundo a Organização Mundial da Saúde, existem atualmente mais de um bilhão de pessoas que vivem com excesso de peso. A isso deve-se acrescentar 300 milhões de pessoas que são francamente obesas, das quais pelo menos são 20 milhões de crianças de menos de 5 anos. Essa epidemia de sobrepeso, observada tanto nos países industrializados quanto naqueles que estão em transição econômica, contrasta fortemente com a situação de países em desenvolvimento, cujos habitantes sofrem de uma carência crônica de alimentos básicos, de fome e de desnutrição (fig. 1). Além de pôr em evidência as iniquidades do mundo em que vivemos e o imenso trabalho que resta fazer em matéria de distribuição de riquezas, essas estatísticas também sublinham a complexidade da relação dos humanos com o alimento e os extremos que ela pode gerar.

Uma massa crítica

A maneira de medir o excesso de peso não se baseia, de modo algum, em considerações estéticas;

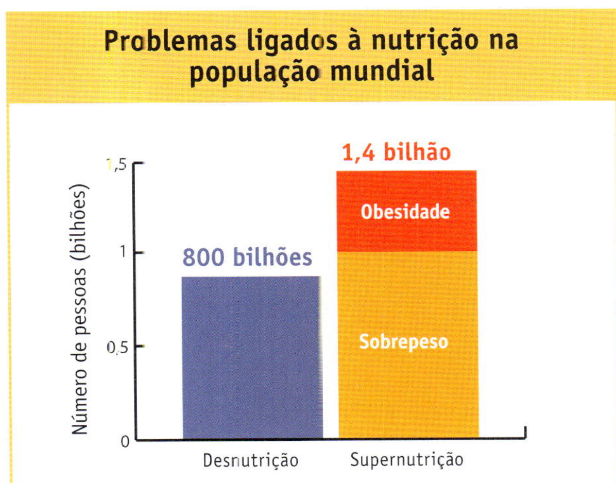

Figura 1 *Fonte*: Estatísticas da OMS.

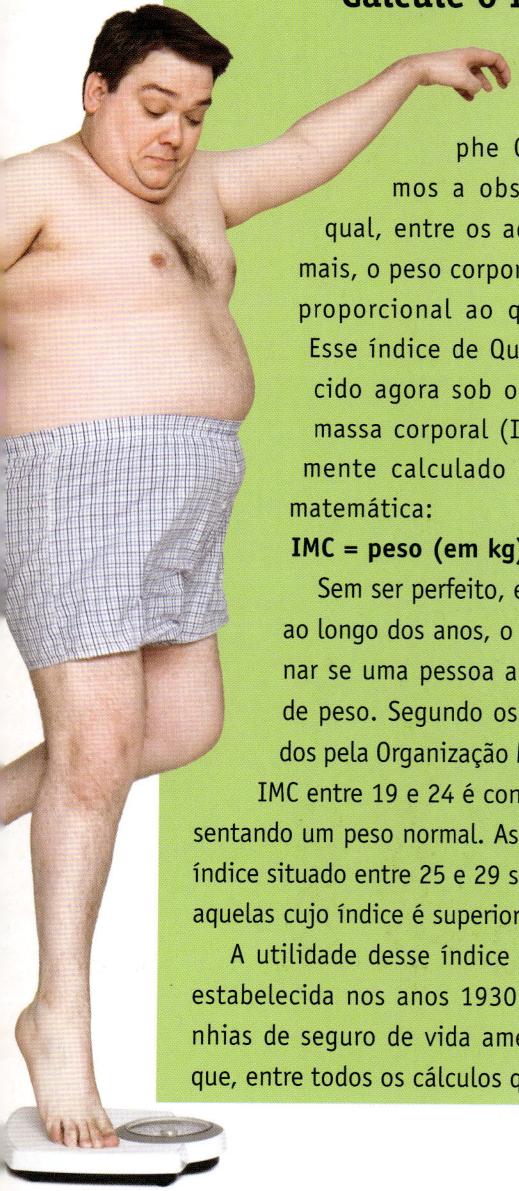

Você está gordo demais? Calcule o índice...

É ao estatístico belga Adolphe Quetelet que devemos a observação segundo a qual, entre os adultos de 20 anos e mais, o peso corporal aumenta de modo proporcional ao quadrado da altura. Esse índice de Quetelet, mais conhecido agora sob o nome de índice de massa corporal (IMC), pode ser facilmente calculado segundo a fórmula matemática:

IMC = peso (em kg) / altura (em m^2)

Sem ser perfeito, esse índice se tornou, ao longo dos anos, o padrão para determinar se uma pessoa apresenta um excesso de peso. Segundo os critérios estabelecidos pela Organização Mundial da Saúde, um IMC entre 19 e 24 é considerado como representando um peso normal. As pessoas que têm um índice situado entre 25 e 29 sofrem de sobrepeso e aquelas cujo índice é superior a 30 são obesas.

A utilidade desse índice foi verdadeiramente estabelecida nos anos 1930, quando as companhias de seguro de vida americanas observaram que, entre todos os cálculos que medem o excesso de peso, um IMC superior a 30 era a melhor indicação de risco de óbito dos seus segurados. Como se pode ver, os riscos associados à obesidade são conhecidos há muito tempo!

Para calcular o IMC, pode-se usar a fórmula acima ou ainda a grade ilustrada na figura 2, a seguir. Por exemplo, no caso de um homem de 1,75m que pesa 75kg, seu IMC é de: 75 / (1,75 * 1,75) = 24.

Já que a nossa altura não muda mais uma vez que chegamos à idade adulta, um aumento de peso provoca sempre uma alta do IMC. Por exemplo, o IMC desse homem seria de 27 se ele pesasse 85kg e de 32 se chegasse a 100kg. Logo, se 75kg é um peso saudável para esse homem, o acréscimo de 10kg acarreta sobrepeso e ele se torna francamente obeso se a balança for até 100kg.

É preciso desconfiar muito do excesso de gordura em torno do abdome. Por exemplo, uma cintura superior a 102cm (40 polegadas) para os homens e 88cm (35 polegadas) para as mulheres é geralmente um sinal de problemas de saúde ligados ao sobrepeso. Você pode facilmente medir a sua cintura usando uma fita métrica colocada entre o umbigo e os dois últimos pares de costelas. Como veremos no cap. 5, se o seu índice de massa corporal é elevado, é preciso reagir rapidamente, pois, tratando-se das doenças cardiovasculares graves, você faz parte das pessoas com risco muito alto.

ela é estabelecida segundo critérios bem definidos, aprovados pela comunidade científica e médica. Entre todas as medidas que podem ser usadas para estimar o sobrepeso, o índice de massa corporal (IMC) se impôs ao longo dos últimos anos como uma maneira simples e eficaz de determinar a incidência de sobrepeso e de obesidade nas populações (cf. box p. 70).

Na América do Norte, como em vários países industrializados, o aumento da proporção de pessoas obesas cresceu muito a partir do início dos anos 1980 e não parou de se elevar. Por exemplo, enquanto que em 1995 a porcentagem de obesos se situava, no conjunto dos estados americanos, entre 10 e 20%, aumentou consideravelmente durante os dez anos seguintes em todo o país. Esse aumento foi particularmente fenomenal em certos estados do sul, notadamente na Luisiana e no Mississipi, onde a proporção da população obesa atravessou a barreira dos 30% (fig. 3). Essa alta é tão fulgurante que, se esse ritmo se mantiver, estima-se que a quase totalidade dos adultos americanos sofreriam de sobrepeso ou excesso de peso em 2040!

Uma tendência similar foi observada no Canadá, especialmente entre as crianças. Enquanto que há 25 anos 3% dos meninos canadenses de 2 a 17 anos eram obesos, essa porcentagem passou para 9% em 2004, um aumento que faz do Canadá um dos líderes mundiais da obesidade infantil (fig. 4). Se acrescentarmos a essas estatísticas as crianças

Calcule o seu índice de massa corporal (IMC)

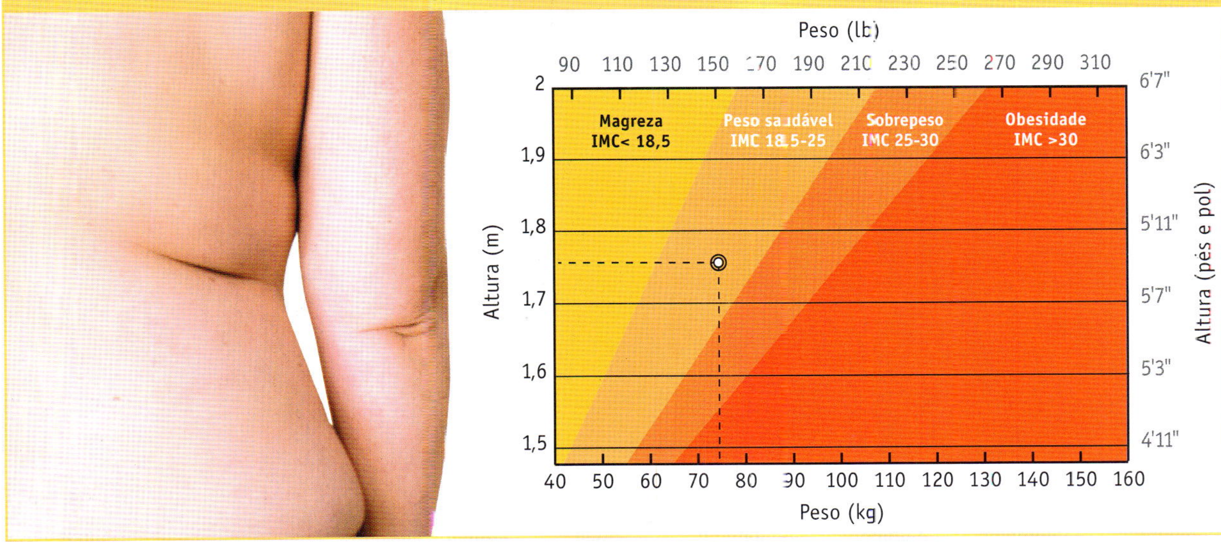

Figura 2

Evolução da prevalência da obesidade adulta nos Estados Unidos

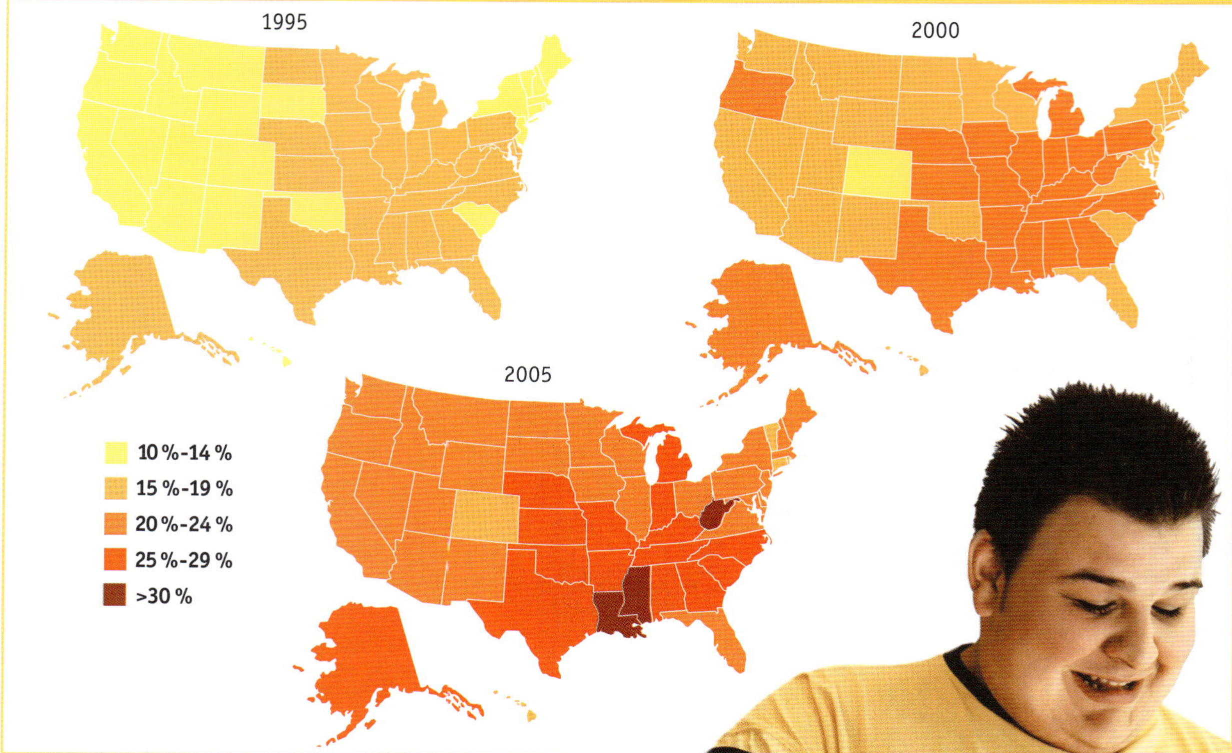

Figura 3

Fonte: Centers for Disease Control and Prevention.

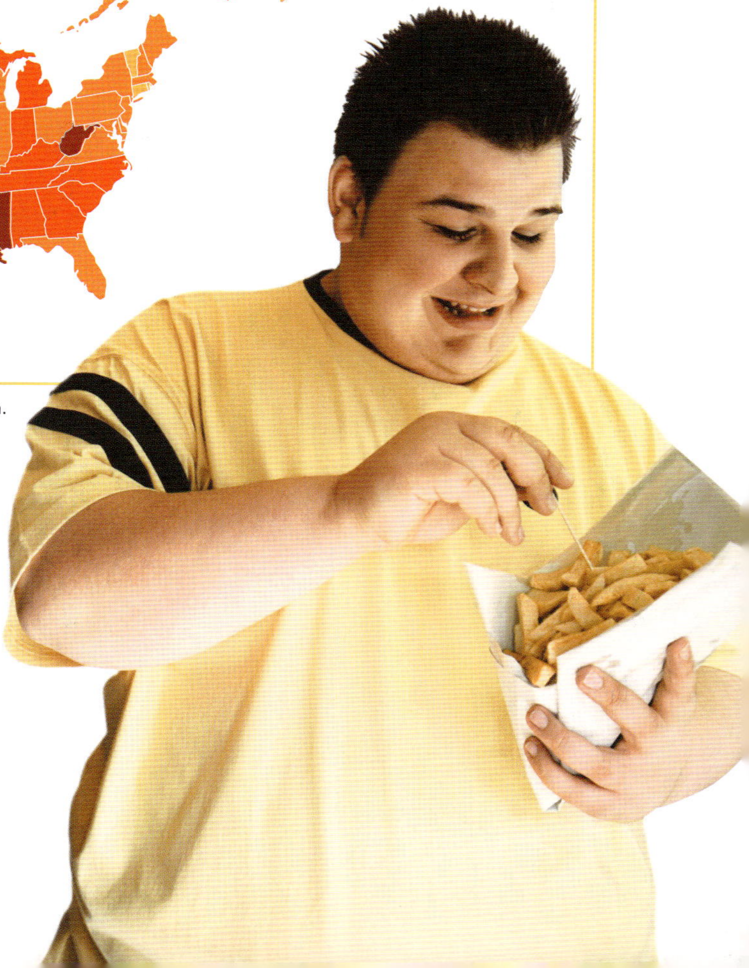

que sofrem de sobrepeso, é um pouco mais de um quarto dos jovens que estão atualmente em situação de excesso de peso, situação extremamente preocupante, se considerarmos que 70% dos adolescentes obesos conservarão esse excesso de peso depois de se tornarem adultos.

Como mencionamos acima, o sobrepeso não é mais um problema limitado aos habitantes das nações industrializadas; ele se tornou uma verdadeira epidemia, que atinge em cheio a maioria das regiões do globo, inclusive vários países economicamente menos desenvolvidos (fig. 5). Outrora extremamente rara, senão inexistente, a obesidade se tornou comum em países tão diferentes quanto a Jordânia, o Brasil ou o Egito, onde coexiste muitas vezes com a desnutrição, impondo assim um fardo suplementar para os sistemas de saúde desses países. No Brasil, por exemplo, o alto consumo de alimentos industrializados transformados, sobrecarregados de calorias, mas desprovidos de elementos nutritivos essenciais, causa graves carências e atrasos de crescimento entre as crianças. Paralelamente, o consumo desses alimentos pelos adultos acarreta a absorção de um excesso de calorias e favorece a obesidade. A presença simultânea desses dois extremos cria condições sociais muito penosas, inimagináveis

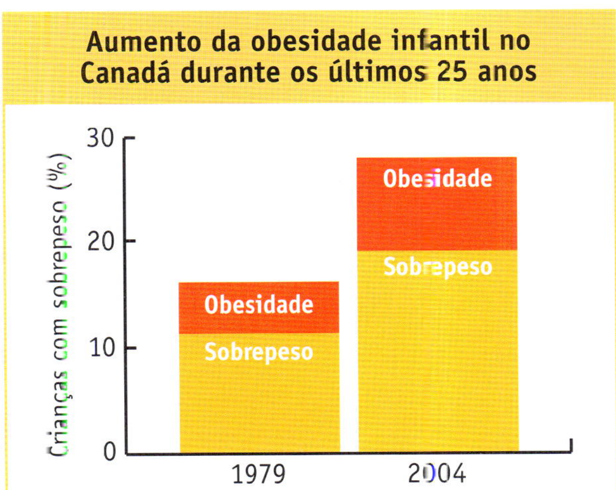

Figura 4

Fonte: Estatística canadense.

há ainda alguns anos: estima-se que 10% dos lares brasileiros são compostos de crianças com carências nutricionais importantes, vivendo sob o mesmo teto que suas mães, que apresentam um excesso de peso.

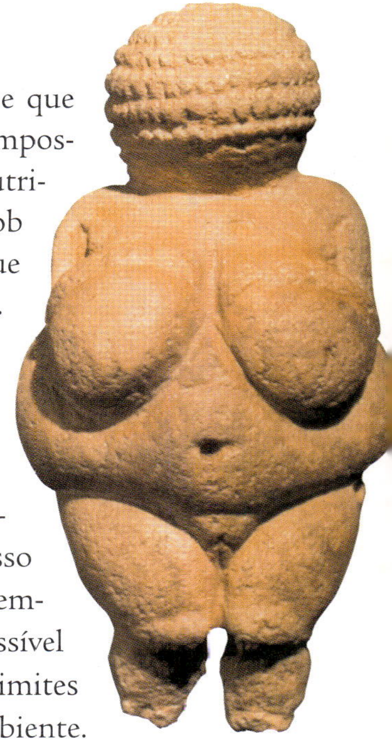

Pesos-pesados

Essas altas dramáticas do sobrepeso e da obesidade são totalmente excepcionais, pois o excesso de peso foi considerado, desde sempre, como praticamente impossível de atingir, considerando-se os limites de alimento impostos pelo ambiente. Apesar da habilidade e da eficiência dos caçadores-coletores, os homens pré-históricos tinham de fazer esforços intensos para obter a quantidade de alimento necessária para a sobrevivência, e o sobrepeso estava ausente nessas populações. Aliás, acredita-se que as estatuetas de mulheres corpulentas fabricadas pelos humanos dessa época, como a Vênus de Willendorf (foto), simbolizavam o seu fascínio por um inacessível mundo de abundância e de fertilidade (paradoxalmente, hoje sabemos que a obesidade é uma causa importante de infertilidade). Mais tarde, o desenvolvimento das aldeias e de estruturas políticas, sociais e econômicas complexas permitiu melhorar a produção de alimento, mas o número crescente de bocas a alimentar exercia enormes pressões sobre a disponibilidade desses recursos. Nesse contexto, o excesso de peso ilustrava a abundância associada a um grande poder, do mesmo modo que as roupas luxuosas ou as joias. Em certas culturas, a obesidade tinha um caráter tão excepcional que desempenhou um papel central na elaboração de rituais religiosos complexos (cf. box p. 75).

Como explicar a inversão dessa situação? Evidentemente, já que o sobrepeso e a obesidade são, por definição, problemas associados a um acúmulo excessivo de energia sob forma de gordura, é óbvio que uma alta do peso corporal se deve necessariamente a um desequilíbrio entre o aporte e o gasto de energia. Quando o aporte de energia pela alimentação é contrabalançado por um gasto de energia equivalente, o peso fica estável. Ao contrário, quando há um aumento do aporte calórico provocado por um superconsumo de alimento ou por uma diminuição dos gastos de energia consecutiva à adoção de um estilo de vida mais sedentário, o excesso de energia é armazenado sob forma de gordura (fig. 6).

Projeção da prevalência do sobrepeso (IMC> 25kg / m²) das mulheres de 30 anos e mais – 2005

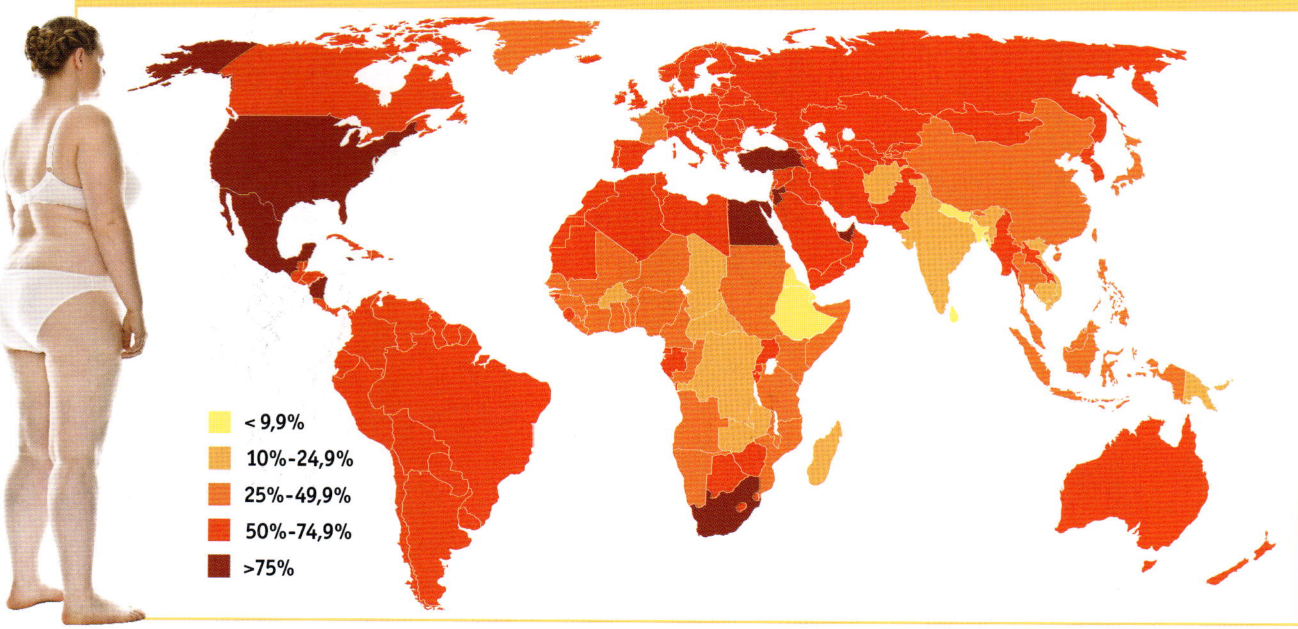

Figura 5

Fonte: Estatísticas da OMS.

Um esporte de massa!

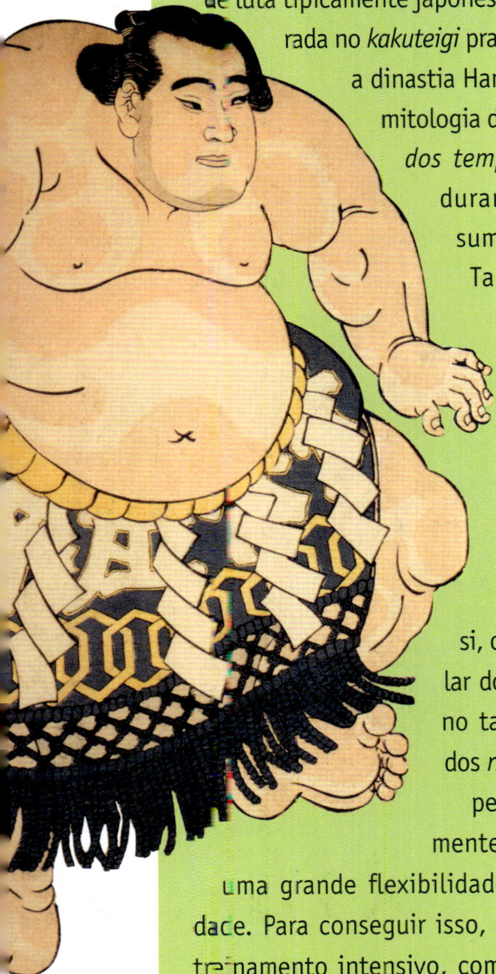

O sumô, termo derivado de *sumai* (luta), é uma forma de luta tipicamente japonesa, provavelmente inspirada no *kakuteigi* praticado na China durante a dinastia Han (202 a.C.). Segundo a mitologia descrita no *Kojiki* (*Relato dos tempos antigos*, 712), foi durante um combate de sumô que o *kami* (deus) Takemikazuchi venceu Takeminakata, fazendo assim com que o seu povo tomasse posse das ilhas japonesas. A origem do sumô se confunde com a do próprio Japão.

Além do combate em si, o aspecto mais espetacular do sumô está sem dúvida no tamanho impressionante dos *rikishis*, que associam um peso importante (geralmente cerca de 150kg) com uma grande flexibilidade e uma grande agilidade. Para conseguir isso, os lutadores fazem um treinamento intensivo, combinando o desenvolvimento das aptidões de combate com uma alimentação extraordinariamente rica, para favorecer o acúmulo de peso. O prato principal do *rikishi* é o *chanko-nabe*, um cozido muito rico em proteínas e gorduras, contendo (entre outros ingredientes!) peixe, frango, crustáceos, ovos e legumes, tudo isso ligado por um molho gorduroso. Consomem esse prato duas vezes por dia, com arroz e vários acompanhamentos. A cada refeição, segue-se uma sesta, para favorecer o armazenamento sob forma de gordura, um "regime" que contém entre 5.000 e 10.000 calorias. Konishiki, que com seus 285kg foi o mais pesado lutador de sumô da história, podia comer em uma única refeição 10 porções de *chanko-nabe*, 8 tigelas de arroz, 25 porções de carne bovina grelhada e 130 sushis!

Idolatrados por uma sociedade que, paradoxalmente, privilegia uma alimentação saudável e moderada, os lutadores sumô representam bem o caráter excepcional da obesidade e o aspecto marginal que esse estado representa, uma marginalidade bem ilustrada pelo impacto negativo desse estilo de vida sobre a saúde dos lutadores. O excesso de peso aumenta consideravelmente o desenvolvimento do diabetes e das doenças cardiovasculares, sem falar que o *stress* imposto pelo peso às articulações pode causar o aparecimento da artrite. Os lutadores têm uma esperança de vida de cerca de 65 anos, ou seja, dez anos menos do que a população masculina do Japão.

Entretanto, o equilíbrio dessa balança pode ser extremamente frágil: por exemplo, estima-se que uma distância de apenas 10% entre o aporte e o gasto de energia pode acarretar uma variação de 14kg em apenas um ano! Do mesmo modo, um simples excedente de 5 calorias por dia, o que corresponde a menos de uma colher de sopa de açúcar, pode se traduzir por um acúmulo de 10kg se for repetido continuamente durante 40 anos...

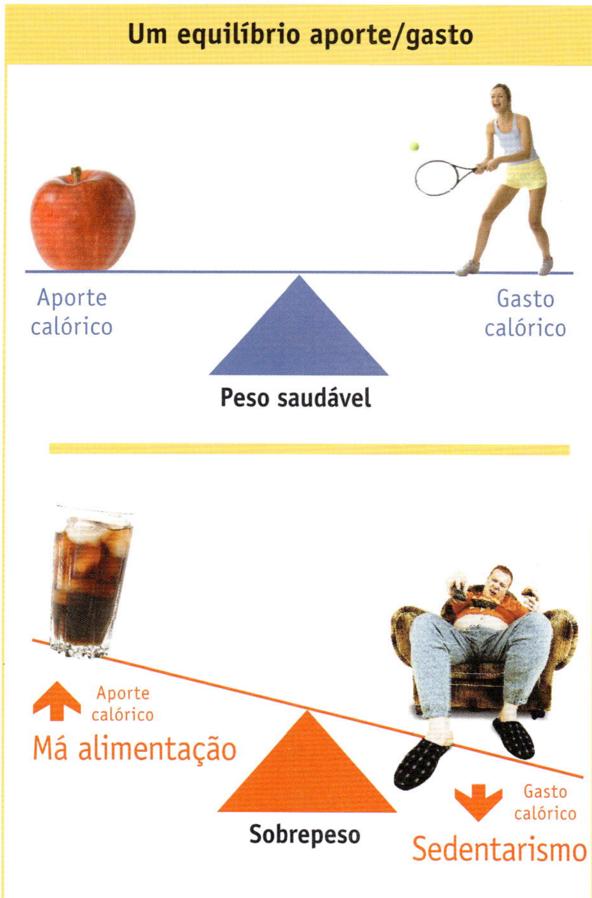

Figura 6

Essas distâncias são muito possíveis de ocorrer, pois vivemos em uma época em que a grande maioria dos habitantes dos países industrializados têm um acesso fácil e quase ilimitado a uma abundância de alimentos e, isso, sem ter de fazer algum esforço verdadeiro para poder aproveitá-los. Enquanto um caçador-coletor gastava quantidades consideráveis de energia para obter a sua comida e os primeiros agricultores tinham um trabalho insano para garantir o sucesso das suas plantações, atualmente o único gasto físico necessário à obtenção da comida se resume muitas vezes a empurrar o carrinho do supermercado! Consequentemente, é muito fácil cair num excesso de energia, com os riscos de sobrepeso que essa situação implica.

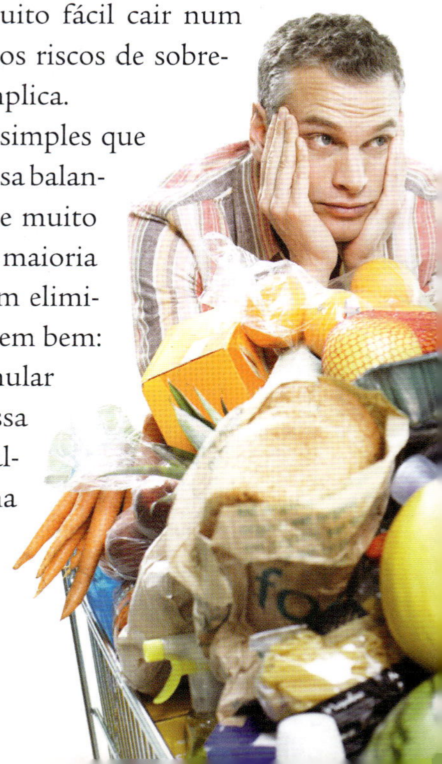

Entretanto, por mais simples que ela seja aparentemente, essa balança esconde uma realidade muito mais complexa, que a maioria das pessoas que procuram eliminar alguns quilos conhecem bem: é muito mais fácil acumular peso do que perder! Essa realidade não se deve a alguma preguiça ou a uma falta de vontade; ela reflete, antes, uma característica fundamental do nosso metabolismo, que procura constantemente tender para o armazenamento de calorias para os períodos de carência. Herdada da nossa longa evolução e profundamente enraizada na nossa fisiologia, essa propriedade do nosso organismo constitui, indubitavelmente, um fator determinante na epidemia de obesidade atual.

Uma evolução que predispõe à obesidade

Como vimos anteriormente, a escassez do alimento e a ameaça de fome que lhe está inevitavelmente associada representaram, ao longo da história, o principal desafio que os humanos tiveram de enfrentar para sobreviver. Além dos períodos de carência temporários que sempre fizeram parte do cotidiano da humanidade, a fome gerada pela ausência quase completa de alimento representaram provações terríveis, cujas consequências trágicas mal conseguimos imaginar (cf. box p. 80). O impacto dessas épocas de fome foi devastador: dados recentes indicam que há 70.000 anos, ou seja, logo antes da migração dos primeiros *Homo sapiens* da África para a Europa, a humanidade quase se extinguiu, depois de um grande período de seca que provocou a ausência de alimento, a tal ponto que estima-se que a nossa espécie contava apenas cerca de dois mil indivíduos. Se felizmente superamos essa prova, a fome devastou muitas populações ao longo dos milênios seguintes e constituiu uma grave ameaça para a sua sobrevivência (fig. 7). Infelizmente, esse combate perpétuo para a obtenção do alimento essencial

Fomes históricas (em porcentagem ou em número de mortos)		
Roma	(400-800)	**90%** da população
Rússia	(1601-1603)	**33%** da população
Índia	(1630)	**2.000.000**
França	(1693-1694)	**2.000.000**
Prússia	(1708-1711)	**41%** da população
Bengala	(1770)	**10.000.000**
Cabo Verde	(1830)	**50%** da população
Irlanda	(1845-1849)	**1.000.000**
China	(1876-1879)	**13.000.000**
Índia	(1876-1879)	**5.250.000**
Etiópia	(1888-1892)	**33%** da população
Pérsia	(1917-1921)	**25%** da população
Rússia	(1921)	**5.000.000**
China	(1959-1961)	**20.000.000**
Uganda	(1980)	**21%** da população
Coreia do Norte	(1996-1999)	**600.000**

Figura 7 *Fonte*: Wikipedia.

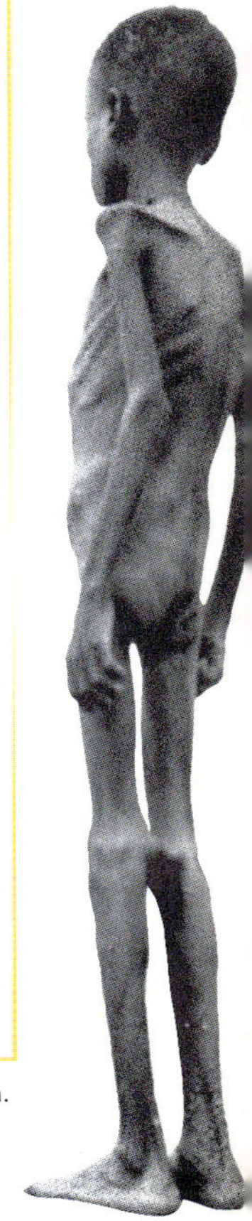

para a vida ainda é atual hoje; cerca de 1 bilhão de indivíduos enfrentam todos os dias uma carência crônica de alimentos básicos e 100.000 morrem, a cada dia, de fome ou de uma doença ligada à desnutrição. Só podemos nos revoltar com o contraste que existe entre a vida dessas pessoas e os excessos do estilo de vida das sociedades industrializadas.

Esse combate perpétuo contra a raridade do alimento e a fome teve uma profunda influência, tanto sobre a nossa atração para a comida quanto sobre a maneira de assimilar a energia contida nos alimentos. Efetivamente, nessas condições em que a disponibilidade dos alimentos era limitada, os indivíduos cujo metabolismo era capaz de adaptar-se a essas carências tinham uma chance maior de sobreviver e, por isso mesmo, transmitiram essa característica aos seus descendentes. Por exemplo, se um dos nossos ancestrais (vamos chamá-lo de Igor) possui genes que facilitam o armazenamento da energia contida na comida, ele e seus descendentes terão mais chances de sobreviver a repetidos períodos de fome. Inversamente, outra pessoa (Jurg), que não possui tais genes estará muito mais desprotegida diante dessas provações e suas chances de poder enfrentar carências prolongadas de alimento serão muito menores (fig. 8). Como a grande maioria dos povos sofreram fome ao longo de sua história, os genes "operacionais" capazes de estocar o máximo de energia se difundiram em grande escala e fazem agora parte integrante do patrimônio genético da raça humana.

Genes inadaptados à abundância

O corpo humano pode estocar apenas 900kcal sob forma de açúcar (glicogênio), uma quantidade apenas suficiente para satisfazer as necessidades energéticas de um dia.

Ao contrário, o tecido adiposo pode acumular mais de 120.000kcal de energia, e essa propriedade é crucial para a sobrevivência nos períodos de carência. Entretanto, esse mecanismo se torna paradoxalmente eficiente demais, em um ambiente em que o alimento é abundante e no qual os gastos de energia são reduzidos ao mínimo. Nessas condições, o nível de excelência atingido por nossos genes no armazenamento pode se voltar contra nós: a atração irresistível exercida pela onipresença do alimento, combinada com uma eficiência ímpar em extrair e estocar sob forma de gordura o máximo de energia contida nos alimentos, levam muitas vezes a um superconsumo de comida e ao acúmulo excessivo de gordura (fig. 8).

Mais de uma centena de genes foram associados à obesidade, dos quais 22 parecem mais dominantes. Estão ligados a traços biológicos ou comportamentais específicos: reserva calórica aumentada sob forma de gordura; comportamento sedentário; metabolismo das gorduras alterado; metabolismo lento e termogênese inadequada.

A importância desses fatores genéticos no acúmulo dos quilos a mais é bem ilustrada por muitos estudos que mostram que o índice de massa

(*continua na pág. 82*).

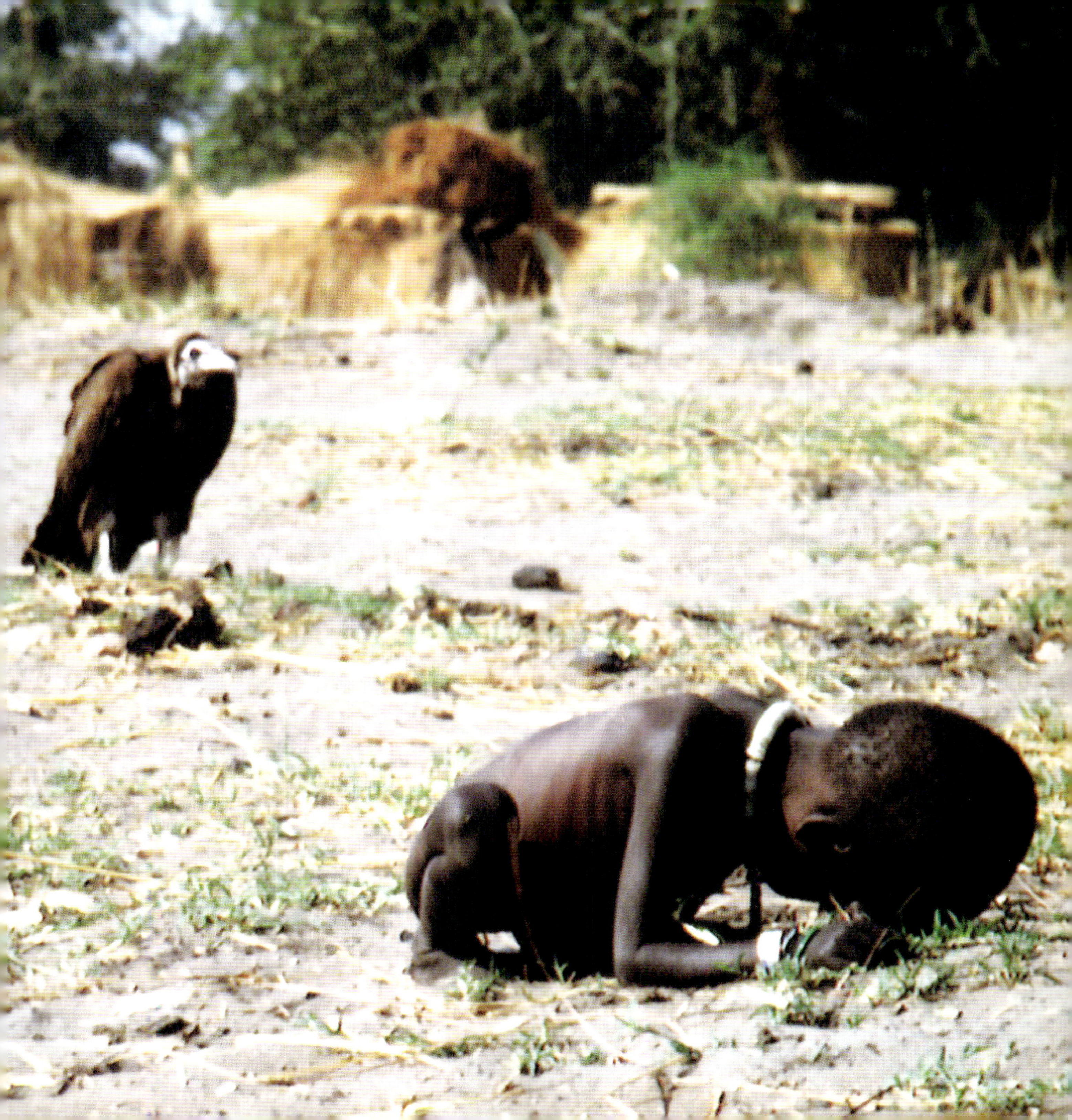

A tortura da fome

A história contém inúmeros testemunhos das consequências trágicas provocadas pelos períodos de fome que os humanos tiveram de enfrentar ao longo da história. Assim, em 585, "quase toda a Gália foi dominada pela fome [...] muitos até, não tendo farinha, colhiam diferentes ervas e, depois de comê-las, morriam inchados; vários morreram consumidos pela fome" (GRÉGOIRE DE TOURS. *História dos Francos*, livro VII). Alguns séculos depois, em 1033, "as condições atmosféricas contrariavam tanto o curso normal das estações que o tempo nunca era propício à semeadura e, principalmente, por causa das inundações, nunca era favorável para as colheitas [...]. Então, o desastre da miséria caiu sobre a população inteira: ricos e abastados sofriam de fome como os pobres [...]. Entretanto, depois de se comerem animais e pássaros, levados por uma fome terrível, as pessoas chegaram a disputar carniça e outras coisas inomináveis [...]. Enraivecidos pelas privações, os homens foram acuados, nessa ocasião, a recorrer à carne humana. Viajantes eram raptados pelos mais robustos, seus membros decompostos, cozidos ao fogo e devorados. Muitas pessoas que iam de um lugar para outro para fugir da fome e encontravam hospitalidade no caminho foram mortas durante a noite e serviram de comida para aqueles que os tinham acolhido. Muitos, mostrando uma fruta ou um ovo a crianças, as atraíam para lugares afastados e as matavam e devoravam. Os corpos dos mortos, em muitos lugares, foram arrancados da terra e serviram também para acalmar a fome" (RAOUL GLABER. *Histoires:* 1030-1047).

Longe de se limitar à Europa, essa catástrofe gerada pela fome atingiu todas as regiões do mundo e notadamente a China, onde durante o cerco da fortaleza de Song pelo exército Chu em 594 a.C., os habitantes recorreram ao *yizi er shi*, isto é, "trocavam entre si suas crianças para comê-las" (SIMA QIAN. *Memórias históricas*, 91 a.C.).

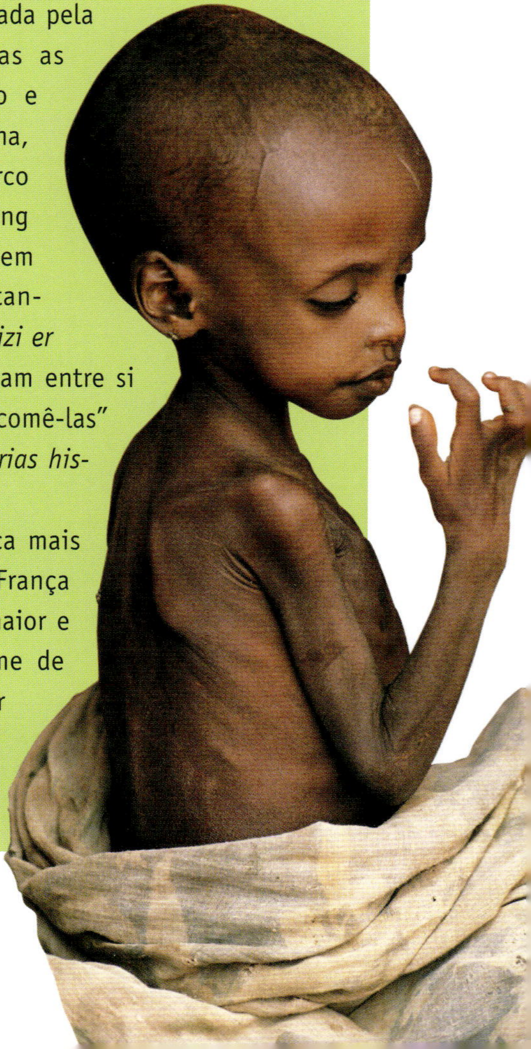

Mesmo em época mais recente (1693), a França "foi afligida pela maior e mais universal fome de que já se ouviu falar [...]. Só se ouviam gritos lúgubres das pobres crianças abandonadas por seus pais, que clamavam noite e dia para que lhes dessem pão... As famílias eram tão pobres, abandonadas, e em tão grande miséria foram obrigadas a pastar a grama como animais e alimentar-se de coisas que os animais imundos rejeitariam" (LUÍS XIV. *Mémoires et divers écrits*). E um século depois, em janeiro de 1789, Mirabeau escrevia, ao voltar de uma viagem a Aix (Provence), que "parece que o Anjo Exterminador feriu a espécie humana de uma extremidade do reino à outra. Todos os flagelos estão desencadeados; encontrei por toda parte homens mortos de frio e de fome". Ele descrevia uma situação insustentável, na qual a privação extrema de alimento, principalmente de pão, provocaria, alguns meses depois, uma das maiores revoluções políticas da história.

Essas terríveis provações ilustram como o instinto de sobrevivência e a necessidade de comer estão profundamente enraizadas na nossa biologia.

Seleção dos genes de sobrevivência que predispõem à obesidade

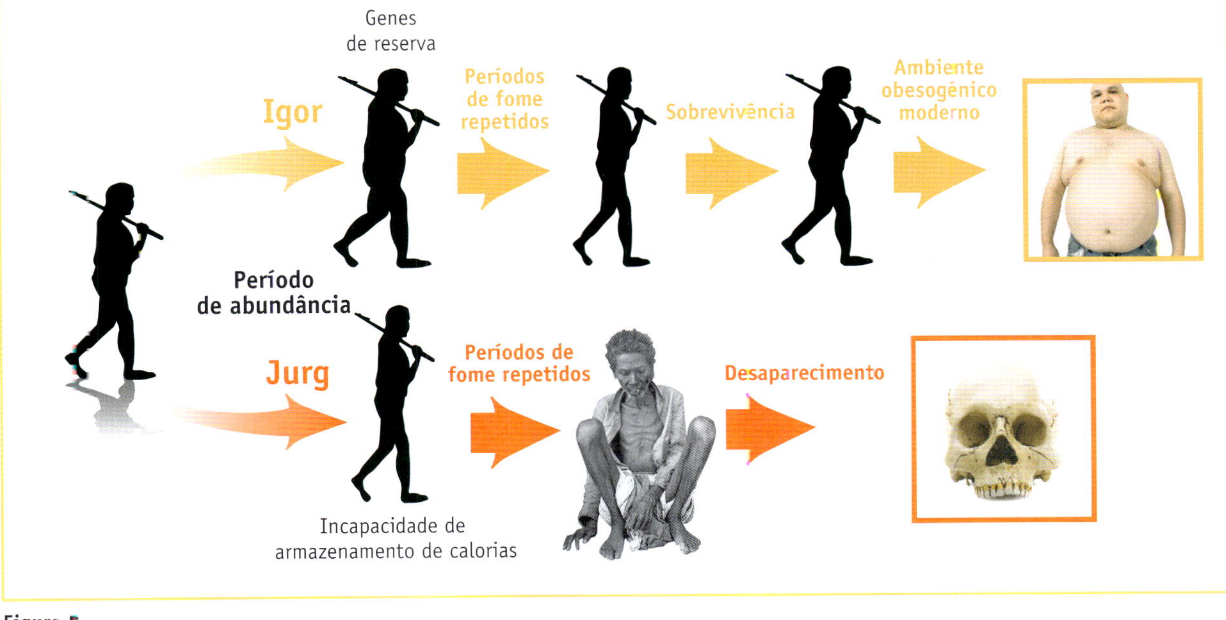

Figura 8

corporal representa um dos traços mais estreitamente ligados à hereditariedade. Por exemplo, as crianças adotadas têm níveis de obesidade semelhantes aos dos seus pais biológicos e não ao da sua família de adoção. Assim também, sabemos que as taxas simultâneas de obesidade de gêmeos idênticos, tanto meninas quanto meninos, são muito mais elevadas do que entre gêmeos não idênticos, o que confirma a presença de um forte componente genético, transmitido pela hereditariedade. Em outras palavras, há um obeso que dorme em nós! Entretanto, com raras exceções, nenhum desses fatores é capaz, por si só, de gerar o sobrepeso; essa vulnerabilidade requer um ambiente que favoreça a ação desses genes, permitindo-lhes manifestar o seu pleno potencial de acumulação de energia.

O sobrepeso e a obesidade são, pois, um problema extremamente complexo que resulta da interação de um amplo leque de fatores, tanto genéticos quanto ambientais e culturais. Não se deve subestimar a influência do ambiente social e cultural. Por exemplo, sabe-se que as pessoas têm um risco mais alto de se tornarem obesas se as pessoas próximas, principalmente amigos e membros da família, têm excesso de peso. O impacto da rede social é impressionante: uma amizade íntima com pessoas obesas aumenta em cerca de 200% o risco de também se tornar obeso! (figura 9). Assim, parece que a presença de pessoas obesas no nosso ambiente imediato torna o excesso de peso "contagioso": é possível que isso modifique a nossa percepção daquilo que seja um peso normal, e também achamos normal o peso dos obesos que nos cercam.

Entretanto, independentemente do papel importante do ambiente social, a obesidade é antes de tudo um problema alimentar. A intensidade do aumento de pessoas obesas no mundo significa que houve grandes mudanças na alimentação e essas mudanças têm consequências dramáticas no acúmulo de excesso de energia sob forma de gordura. E, entre esses fatores, o mais prejudicial é a presença de alimentos supercalóricos fabricados e distribuídos em grande escala pela indústria alimentar da má nutrição.

Refino sem refinamento

Levados pelo turbilhão incessante das inovações tecnológicas que fazem agora parte da nossa vida, esquecemos que o nosso conforto, assim como a maioria dos objetos que nos cercam eram inimagináveis há apenas três gerações. Mas os nossos telefones, computadores ou televisores não são as únicas consequências desses progressos: uma grande proporção da nossa alimentação se tornou, ao longo dos últimos anos, uma "invenção" moderna, graças à qual as refeições tradicionais, preparadas em casa, são cada vez mais substituídas por um conjunto impressionante de alimentos transformados.

Os alimentos transformados têm como característica comum conter quantidades exageradas de ao menos um dos quatro "pilares" da alimentação à moda industrial, isto é, o açúcar, a gordura, as farinhas refinadas e o sal. A utilização sistemática e intensiva desses ingredientes pela indústria alimentar provocou uma transformação radical dos alimentos do nosso cotidiano, favorecendo a produção de artigos prontos para o consumo rápido e nos quais o conteúdo de calorias predomina sobre o valor nutritivo. Balas, biscoitos, cereais, lanches, sobremesas ou refeições congeladas, todos esses alimentos que ocupam um lugar cada vez mais importante nas pratelei-

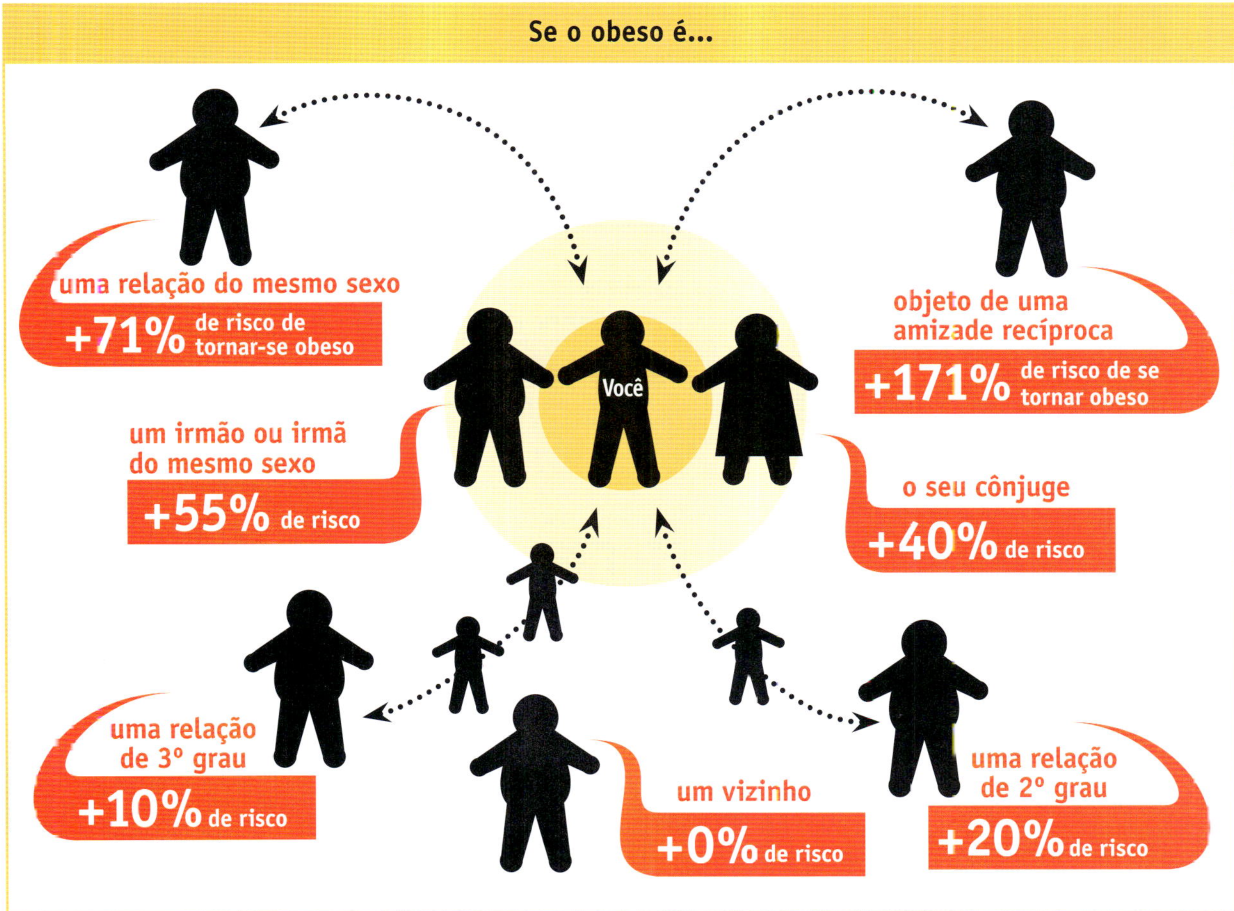

Figura 9

Fonte: *NEJM*, 357, 2007, p. 370-379.

ras dos supermercados, são uma consequência direta dessa nova "filosofia" da alimentação, que modificou completamente a composição da lista de compras da maioria das pessoas.

Objetivos divergentes

A cada ano, aproximadamente 10.000 novos produtos alimentares tentam conquistar um lugar em um mercado que já conta cerca de 300.000 produtos (fig. 10). Essa profusão ilustra o dinamismo e a grande capacidade de inovação da indústria alimentar moderna, que, como toda indústria, está constantemente a par das novas tendências e técnicas de produção que poderiam lhe permitir ocupar uma parte maior do mercado e assim gerar lucros adicionais. Se alguns desses produtos são de excelente qualidade e nos possibilitam o acesso a um amplo leque de alimentos provenientes dos quatro cantos do mundo, uma grande quantidade deles são, infelizmente, alimentos excessivamente transformados, compostos de uma impressionante lista de ingredientes, cujos nomes são muitas vezes incompreensíveis para alguém que não tenha uma formação avançada em química.

Os fatores que favoreceram o aparecimento desses alimentos exageradamente transformados são essencialmente econômicos. Na verdade, a indústria alimentar evolui em um setor financeiro relativamente fechado e cujo crescimento é, em grande parte, limitado pela quantidade de comida que os indivíduos podem consumir. Assim, nesse contexto, o aumento dos lucros se faz geralmente reduzindo os custos de produção, o que implica o uso de produtos baratos e de menor qualidade, assim como o desenvolvimento de processos de fabricação que aumentam a validade dos alimentos, de modo a diminuir as perdas. Infelizmente, essa estratégia se faz em geral em detrimento da saúde do consumidor. Por exemplo, enquanto estudos recentes indicam que é preciso estimular o consumo de gorduras ômega 3, que apresenta múltiplos efeitos benéficos sobre a saúde, uma das maneiras mais cômodas de prolongar a validade de um produto alimentar é destruir essas gorduras pelo processo de hidro-

(*continua na pág. 87*).

Não falta escolha...

- **300.000** produtos alimentares estão disponíveis nos Estados Unidos, com uma média de 35.000 produtos por loja.
- A cada ano, a indústria alimentar introduz 10.000 novos produtos, dos quais:

3.000 balas
3.000 biscoitos
2.000 refrigerantes e outras bebidas
1.000 produtos de padaria

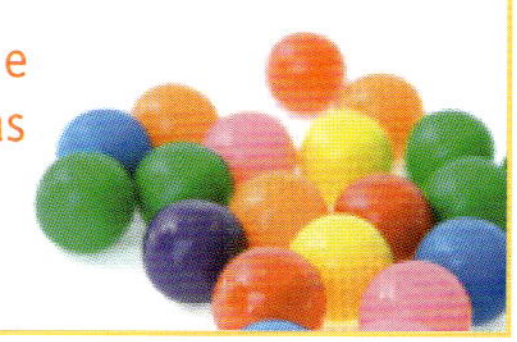

Figura 10

Açúcar

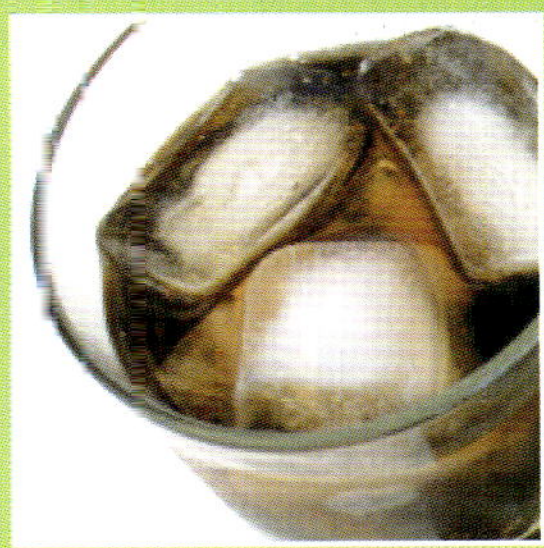

Enquanto o consumo de açúcares refinados era praticamente inexistente antes da era industrial – era limitado a fontes como o mel ou o xarope de bordo – o desenvolvimento dos processos de extração da cana-de-açúcar e depois da beterraba provocou um uso sempre mais difundido dessa substância na alimentação. Assim, ao passo que em 1315 um habitante dos países industrializados consumia em média 6kg de açúcar refinado por ano, esse aporte pode chegar agora a perto de 70kg em certos países como os Estados Unidos. Os refrigerantes representam uma das principais fontes de açúcar acrescentado. Uma única lata dessas bebidas pode conter 42g, ou seja, o equivalente a 9 colheres de chá de açúcar! Já que, em média, um canadense bebe cerca de 120 litros dessas bebidas gasosas por ano (isto é, quase o equivalente de uma lata de 355ml por dia), isso significa que ele consome 15kg de açúcar, apenas a partir dessas "balas líquidas", o que pode se traduzir por um ganho de peso de 7kg em apenas um ano, se não for compensado por um aumento da atividade física!

Gorduras

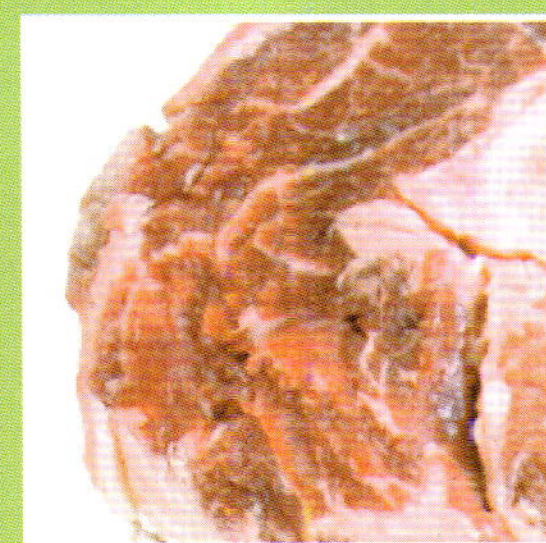

A industrialização dos alimentos também modificou completamente a natureza das gorduras da alimentação. Por exemplo, a carne, como a conhecemos hoje, só tem pouca coisa em comum com aquela que era consumida antes da era industrial. Enquanto, tradicionalmente, os bovinos se nutriam de ervas e só atingiam um tamanho suficiente para o abate em quatro ou cinco anos, a imensa maioria da carne atual provém de animais superalimentados com cereais (especialmente milho) e que são abatidos após somente 14 meses de criação. Mas essa melhora do rendimento tem consequências na composição da carne: os animais criados de modo "moderno" podem conter até 30% de gorduras, sendo a maioria delas saturadas, enquanto a criação tradicional produzia uma carne mais magra, contendo menos gordura saturada e mais gorduras poli-insaturadas (incluindo as gorduras ômega 3, benéficas para a saúde). O contraste entre a carne atual e a carne selvagem consumida por nossos antepassados pré-históricos é ainda maior, pois a caça contém três vezes mais gorduras insaturadas e cinco vezes menos gorduras saturadas.

Farinhas refinadas

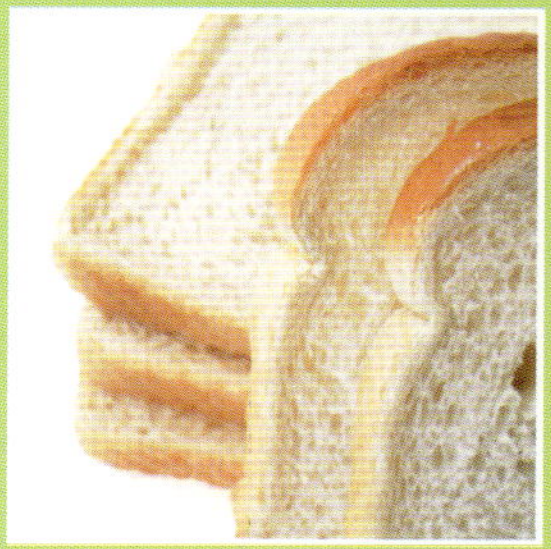

Antes da revolução industrial, a farinha obtida pelo esmagamento dos cereais com mós de pedra era "integral", isto é, além do amido, ela continha todos os componentes dos grãos iniciais (fibras, vitaminas, farelo). A composição dessas farinhas foi drasticamente modificada com a invenção dos moinhos de metal no fim do século XIX e a mecanização dos processos. Na verdade, moendo mais finamente os grãos, a farinha se torna mais facilmente rançosa e só eliminando os componentes associados à superfície dos grãos essas farinhas refinadas puderam ser conservadas durante longos períodos. Infelizmente, esse processo elimina todos os componentes benéficos dos cereais iniciais! As farinhas refinadas constituem, pois, um bom exemplo dos problemas decorrentes de uma transformação excessiva dos alimentos.

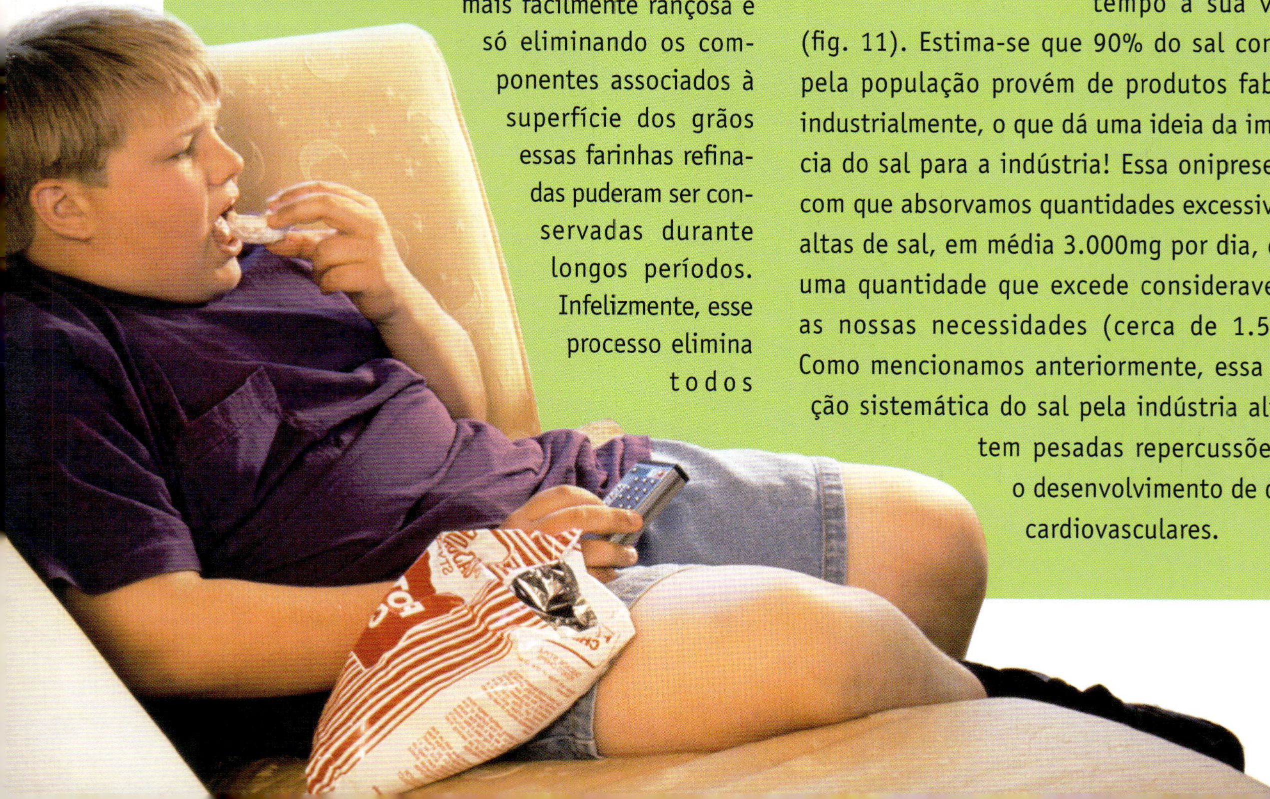

Sal

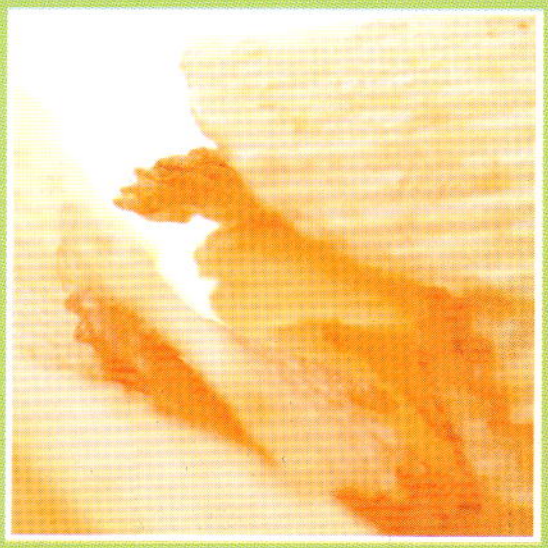

A indústria alimentar adora sal, pois esse condimento barato permite dar um pouco de sabor a alimentos que não o teriam de outra forma, aumentando ao mesmo tempo a sua validade (fig. 11). Estima-se que 90% do sal consumido pela população provém de produtos fabricados industrialmente, o que dá uma ideia da importância do sal para a indústria! Essa onipresença faz com que absorvamos quantidades excessivamente altas de sal, em média 3.000mg por dia, ou seja, uma quantidade que excede consideravelmente as nossas necessidades (cerca de 1.500mg). Como mencionamos anteriormente, essa utilização sistemática do sal pela indústria alimentar tem pesadas repercussões sobre o desenvolvimento de doenças cardiovasculares.

genação, pois elas têm a propriedade de ficar rapidamente rançosas e causar uma deterioração rápida dos produtos que as contêm. Mas não só essa reação de hidrogenação elimina essas gorduras benéficas, mas também provoca o aparecimento das gorduras "trans", substâncias que são agora reconhecidas por desempenhar um papel muito negativo no desenvolvimento das doenças cardiovasculares (cf. cap. 5).

Essa margem de manobra reduzida para realizar lucros também tem como efeito privilegiar a produção de alimentos que correspondem ao gosto do maior número de pessoas, de modo a ocupar a maior parte do mercado possível. A adição de importantes quantidades de açúcares e gorduras aos alimentos transformados constitui, sem dúvida alguma, a melhor maneira de atingir esses objetivos, primeiro porque essas substâncias provêm de plantas cujo cultivo é altamente subvencionado (milho, para o açúcar; soja para a gordura) e são disponíveis a preço módico, mas principalmente porque agradam a todos, o que estimula o consumo repetido dos alimentos que as contêm.

A importância comercial do sal nos alimentos industriais

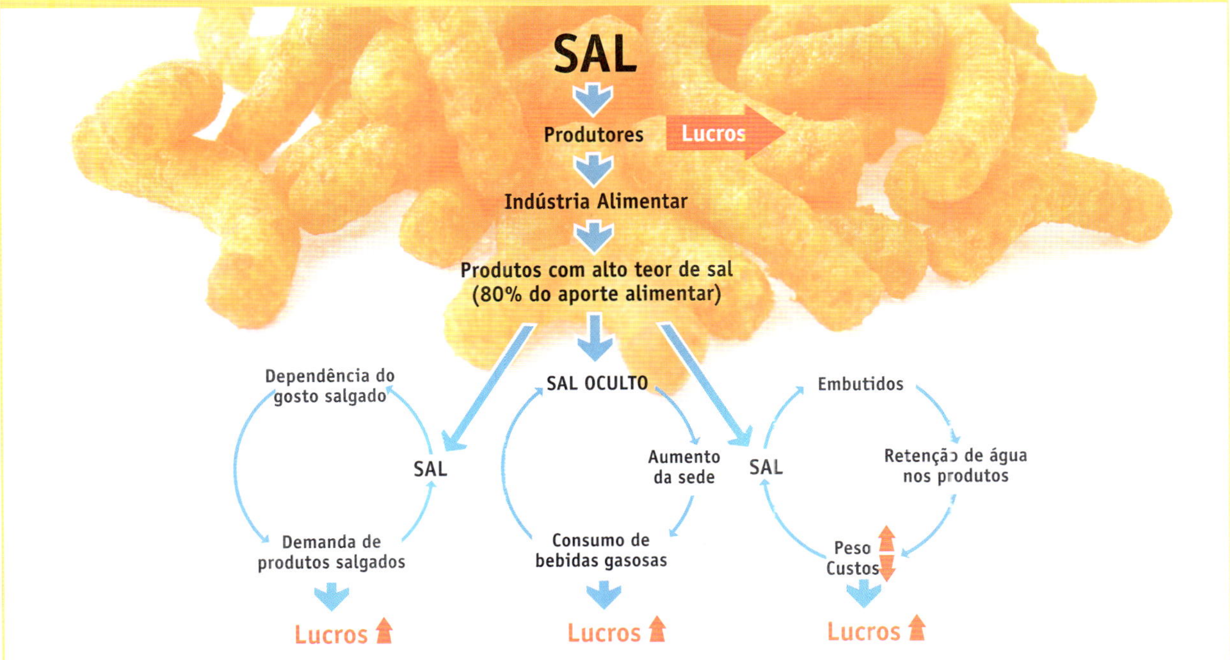

Figura 11

Fonte: *Int. J. Epidemiol.*, 31, 2002, p. 320-327

Consequentemente, mesmo que o objetivo da indústria da má alimentação não seja tornar as pessoas doentes, é preciso lembrar que os alimentos transformados ricos em açúcar e em groduras que nos são propostos obedecem antes de tudo a uma lógica econômica na qual o impacto sobre a saúde é completamente ignorado. E como veremos, se ele é lucrativo para a indústria, o crescimento contínuo dos lucros baseados na venda desses produtos altamente transformados não é compatível com a saúde dos consumidores.

Davi contra Golias

Uma das consequências mais evidentes da industrialização excessiva dos alimentos é o lugar crescente que esses produtos ocupam no nosso ambiente. Na verdade, além da visita semanal ao supermercado, agora é possível ter acesso a um amplo leque de produtos alimentares industriais mais ou menos em qualquer lugar, seja nas lojas de conveniência, nas paradas nas estradas, nas farmácias, nas lojas de departamentos, até mesmo nos hospitais. Em certos lugares, conseguir circular entre as prateleiras sobrecarregadas de biscoitos, tira-gostos, refrigerantes e outras guloseimas pode ser uma verdadeira façanha! Somos constantemente solicitados por esses produtos alimentares, muitas vezes vendidos a preço módico, e pode ser tentador sucumbir, principalmente se o orçamento reservado à alimentação é limitado.

A atração desses produtos é ainda maior, pois sua venda é mantida com intensa publicidade. Por exemplo, nos Estados Unidos, os restaurantes de *fast food* gastaram em 2004 mais de 2 bilhões de dólares em publicidades diversas, às quais se pode acrescentar os cerca de 500 milhões destinados à promoção das principais marcas de refrigerantes (fig. 12). Essa publicidade é geralmente destinada a um público muito jovem, com a esperança de criar nele o hábito de consumir esse tipo de comida o mais cedo possível e fidelizar assim a clientela. Inversamente, os esforços de valorização dos benefícios ligados ao consumo de frutas e legumes, que são um aspecto essencial da boa saúde, só receberam 5 milhões de dólares em publicidade, ou seja 500 vezes menos do que o dinheiro investido pela indústria. Na prática, essa diferença significa que se uma criança é exposta todos os dias a uma publicidade elogiando os "méritos" de um produto dessa má indústria, ela precisará esperar o equivalente a um ano e meio para ouvir a mensagem dos impactos positivos associados ao consumo regular de frutas e legumes. Verdadeiramente, trata-se de um combate entre Davi e Golias. A diferença é ainda mais acentuada, pois a mensagem veiculada pela publicidade é em geral muito atraente, mostrando jovens ativos e com boa saúde, capazes de proezas esportivas "radicais", no meio de um grupo de amigos simpáticos, "antenados" com a última moda.

Não se deve subestimar principalmente o grande impacto dessa publicidade nos hábitos alimentares, principalmente entre as crianças, que são vulneráveis às influências exteriores. Vários estudos mostraram que o marketing agressivo da indústria da má alimentação destinado às crianças faz com que estas sejam capazes de reconhecer as logomarcas das principais companhias já aos 2 anos de idade, o que evidentemente tem repercussões importantes na atração das crianças por esses produtos.

A enorme influência dessa indústria no comportamento alimentar das crianças é bem ilustrada pelas modificações extraordinárias na natureza dos alimentos consumidos pelos jovens (fig. 13). Em vinte e cinco anos, o consumo de guloseimas, petiscos e outros produtos industriais pelas crianças de 6 a 11 anos aumentou de modo inédito; modificações ainda mais preocupantes, pois são acompanhadas de uma queda importante do aporte de alimentos essenciais à manutenção de uma boa saúde, como as frutas e os legumes.

Um fenômeno similar se observa nos quatro cantos do mundo, até em sociedades que são consideradas como referência em matéria de qualidade de alimentação. Por exemplo, apesar da incrível riqueza da alimentação japonesa, a chegada maciça das principais cadeias de *fast food* está provocando grandes modificações nos hábitos alimentares desse país, de modo que atualmente os alimentos preferidos das crianças japonesas não são mais os pratos tradicionais, como os sushis e produtos à base de soja, mas os hambúrgeres e fritas.

Um combate desigual: gastos plublicitários de cadeias de *fast food* nos Estados Unidos (2004)

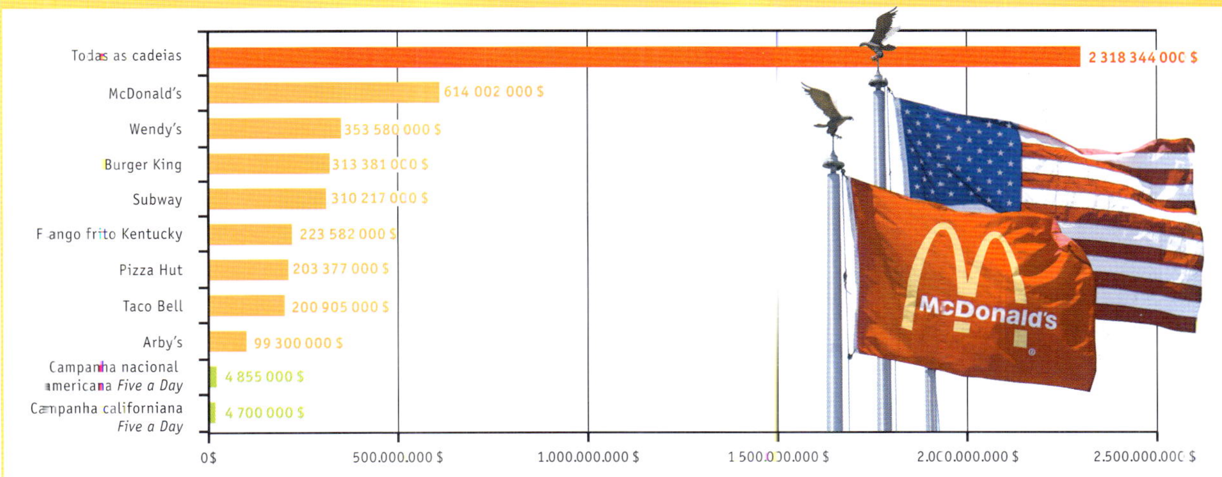

Figura 12

Fonte: www.consumerunion.org

Ambiente obesogênico

Reduzindo os alimentos a simples produtos de consumo, a indústria conseguiu criar um ambiente que banaliza o ato de comer (ou beber) alimentos muito pobres em nutrientes essenciais e cuja única qualidade é estarem sobrecarregados de energia. Comportamentos impensáveis há apenas algumas décadas, como ver uma criança que mal começa a andar alimentar-se de fritas e refrigerantes, são agora tão "normais" que passam despercebidos. Enquanto preparar e compartilhar o alimento sempre representaram o cimento essencial à coesão da família e da sociedade em geral, o consumo aumentado de refeições já prontas ou vindas dos restaurantes de *fast food* marginalizou completamente essas práticas e provocou comportamentos associais como comer no carro, diante da televisão ou até andando sozinho na rua. Longe de ser exceção, esse tipo de comportamento está cada vez mais difundido: estima-se que nos Estados Unidos 17% das refeições são consumidas no carro...

Por mais rendosas que sejam para a indústria alimentar, essas modificações fundamentais do estilo de vida acarretam custos enormes para a sociedade, favorecendo o superconsumo desses alimentos e a obesidade que lhe está inevitavelmente associada.

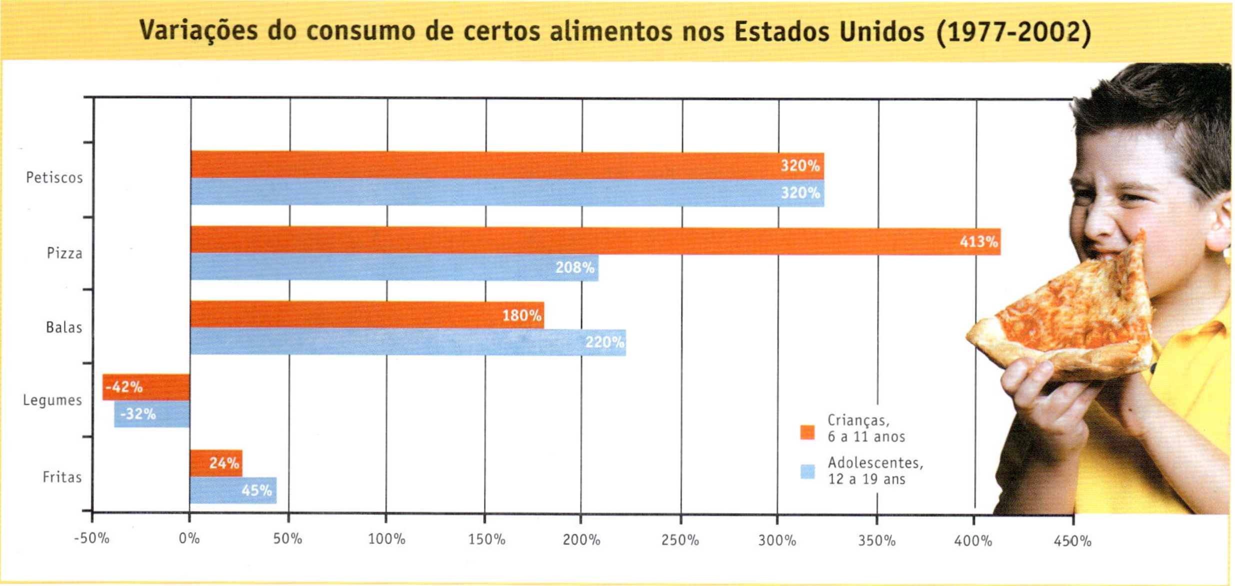

Figura 13

Fonte: www.consumerunion.org

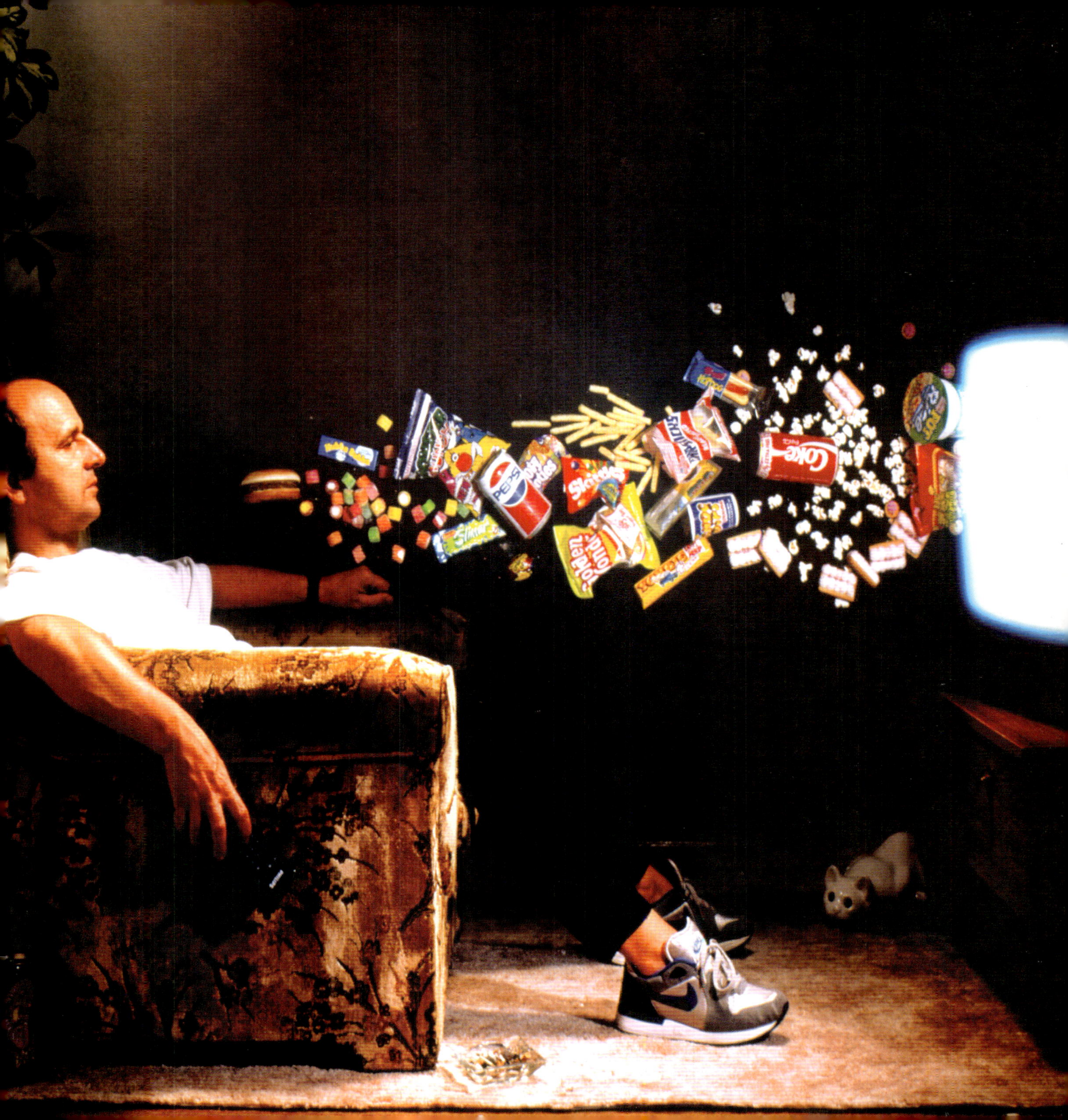
PEPSI
Coke

Efeito dominó

Muitas vezes, o sobrepeso e a obesidade ainda são considerados como problemas de ordem estética, cujas consequências são principalmente psicológicas, mais que físicas. Essa percepção é absolutamente falsa, pois a obesidade representa, pelo contrário, uma condição médica séria, que aumenta de modo dramático o risco de um grande número de doenças crônicas graves. Como veremos mais detalhadamente nos capítulos seguintes, o diabetes tipo 2, as doenças cardiovasculares, vários tipos de câncer e até certas doenças neurodegenerativas são muitas vezes consequências da obesidade, resultados visíveis dos profundos desequilíbrios provocados pelo excesso de peso. Mais do que o reflexo da acumulação de quilos, o fato de tornar-se obeso deve ser visto como o equivalente de um enxerto de um órgão suplementar, um reservatório de moléculas extremamente poderosas, que perturbam as funções normais de vários órgãos e criam condições inflamatórias favoráveis ao desenvolvimento das doenças. E se o acúmulo de excesso de gordura é um fenômeno relativamente lento, que requer em geral vários anos, as consequências desse excedente de gordura podem se encadear em um ritmo elevado e, por um efeito dominó, provocar o aparecimento de patologias muito graves.

Em suma, podemos ver que a industrialização da alimentação redefiniu completamente a relação entre os humanos e a comida, criando um ambiente de superconsumo exclusivamente baseado no aporte elevado de alimentos ricos em calorias, sem levar em conta o seu conteúdo em elementos essenciais à saúde. Otimizada durante milhões de anos para maximizar o acúmulo de energia em um contexto de escassez de alimento, nossa bagagem genética é hoje inadaptada a esse ambiente, o que só pode favorecer o desenvolvimento da obesidade em grande parte da população. Nossa grande vulnerabilidade deve levar-nos a questionar a nossa relação com esse ambiente, para escapar às armadilhas que nos conduzem, às vezes inconscientemente, a consumir sempre mais alimento. Esses hábitos alimentares podem ter consequências extremamente negativas para a saúde.

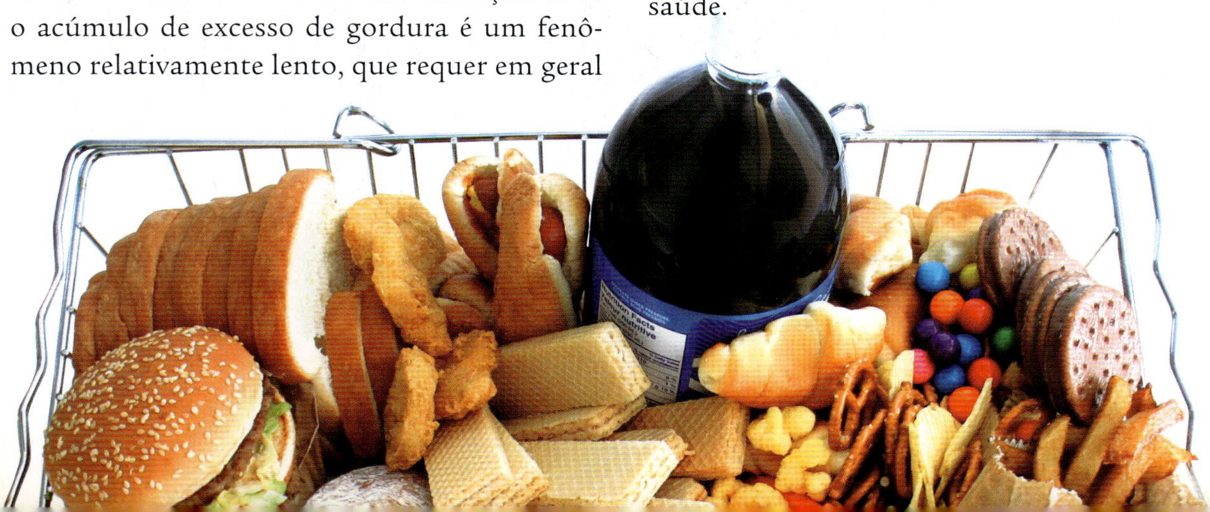

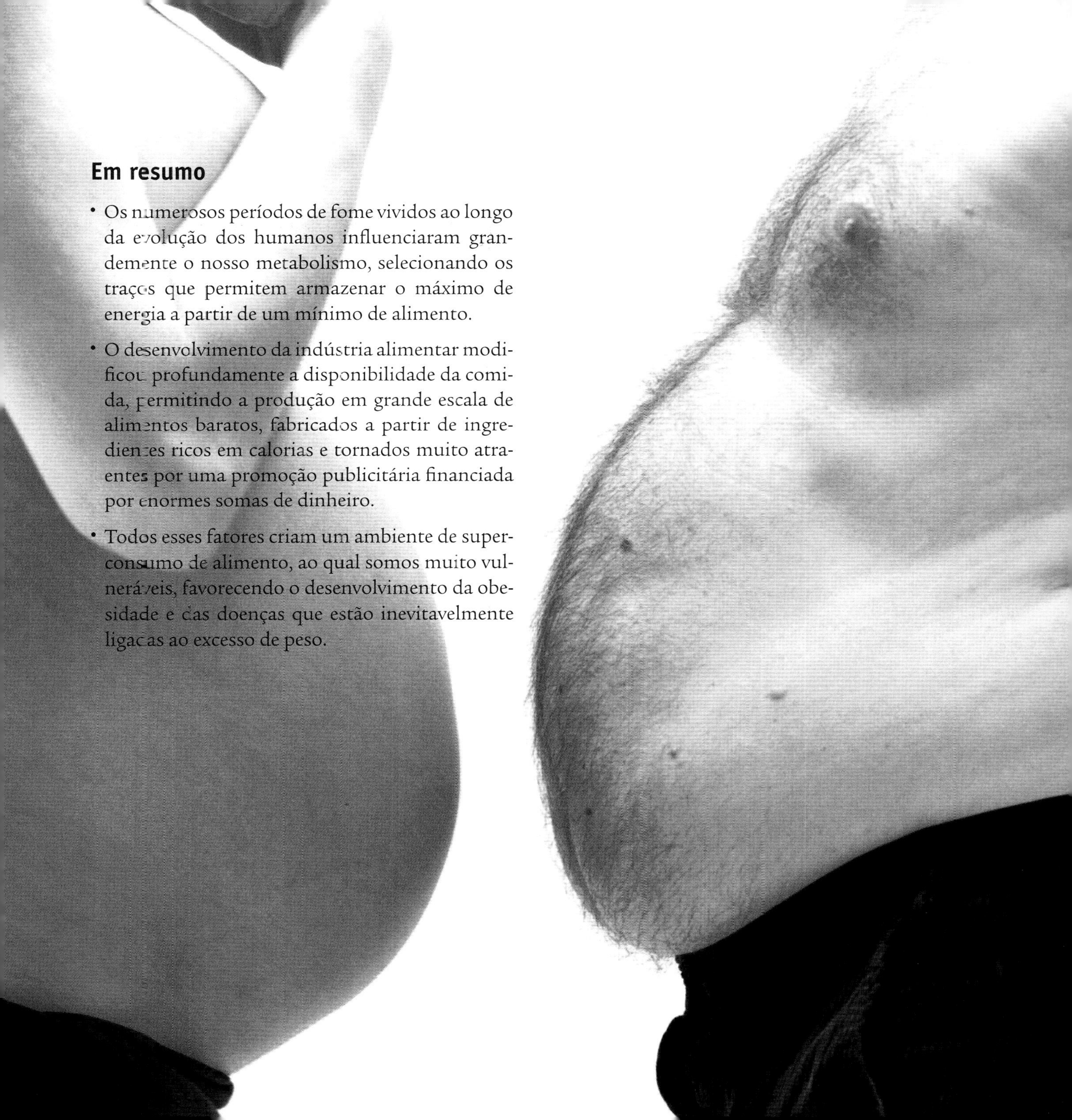

Em resumo

- Os numerosos períodos de fome vividos ao longo da evolução dos humanos influenciaram grandemente o nosso metabolismo, selecionando os traços que permitem armazenar o máximo de energia a partir de um mínimo de alimento.
- O desenvolvimento da indústria alimentar modificou profundamente a disponibilidade da comida, permitindo a produção em grande escala de alimentos baratos, fabricados a partir de ingredientes ricos em calorias e tornados muito atraentes por uma promoção publicitária financiada por enormes somas de dinheiro.
- Todos esses fatores criam um ambiente de superconsumo de alimento, ao qual somos muito vulneráveis, favorecendo o desenvolvimento da obesidade e das doenças que estão inevitavelmente ligadas ao excesso de peso.

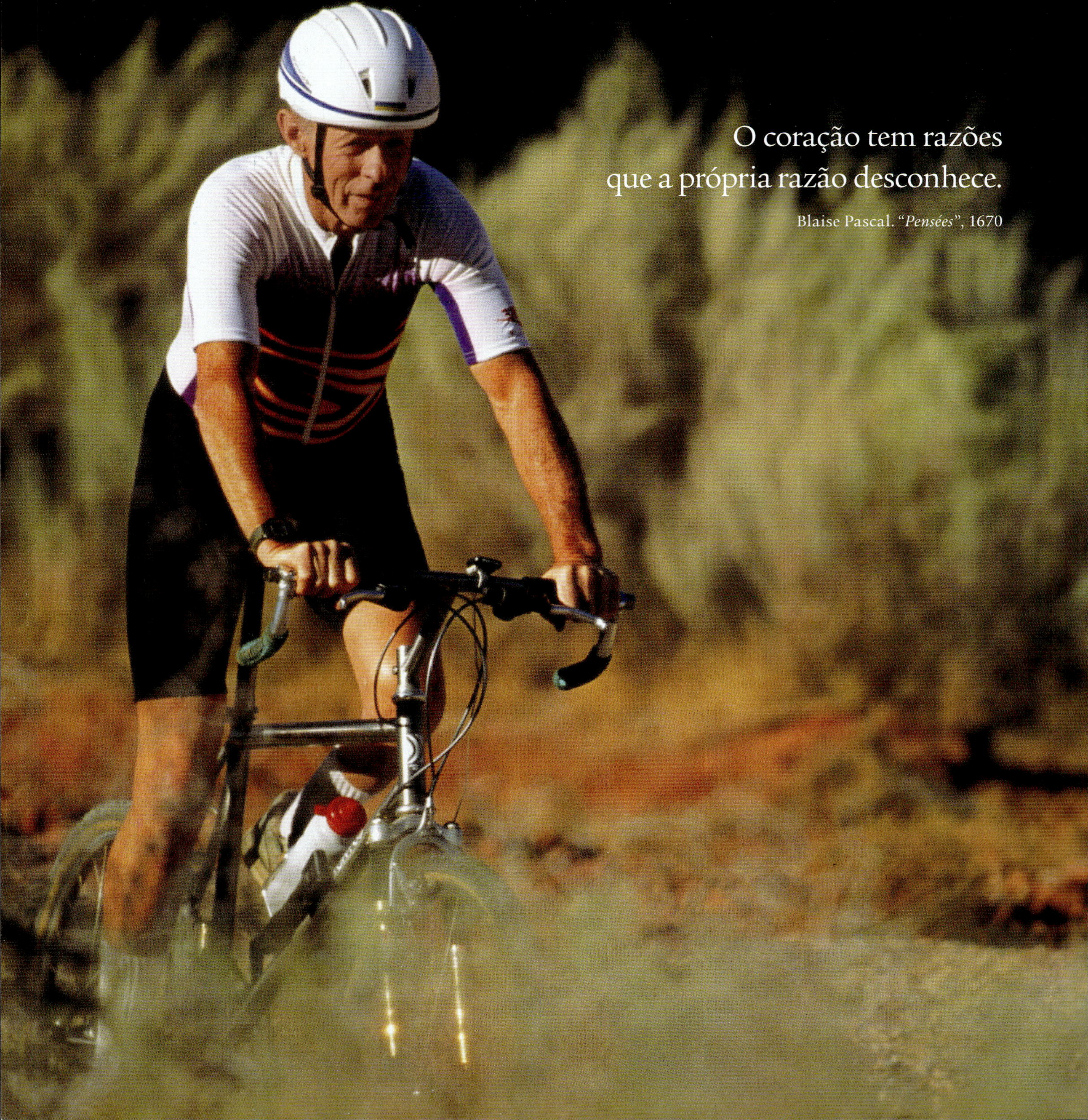

O coração tem razões
que a própria razão desconhece.

Blaise Pascal. *"Pensées"*, 1670

Capítulo 5

No coração do problema: as doenças cardiovasculares

Desde o passado mais remoto, o coração sempre foi percebido como um órgão único, dotado de propriedades excepcionais, que conferem um *status* particular à existência humana. Já considerado como o grande responsável pelas emoções e pelos sentimentos na Índia, há mais de 4.000 anos, e como sede da inteligência na China e na Grécia antigas, o coração é inquestionavelmente o símbolo da vida, tanto por sua função fisiológica capital quanto pelo laço estreito que lhe atribuímos com as nossas emoções. Para os egípcios, o coração representava a própria essência da consciência humana e, segundo *O livro dos mortos* do Egito Antigo, era o único órgão que deveria ser deixado no seu lugar pelos embalsamadores, para garantir a vida eterna após a mumificação. Esse simbolismo ligado ao coração ainda é onipresente em nossas vidas cotidianas, como mostra o grande número de expressões populares que contribuem para perpetuar a sua função essencial no amor ("eu fiz tudo pra você gostar de mim; você tem que me dar seu coração"), a coragem ("ter um coração de leão"), e até a inteligência e a memória ("aprender de cor" [cor = forma arcaica de "coração"]).

As batidas do coração

De um ponto de vista mais pragmático, a função do coração é bater em um ritmo regular, de maneira a permitir ao sangue circular em todo o organismo e encaminhar assim, para as células, o oxigênio e os nutrientes essenciais ao seu bom funcionamento. Maravilha de adaptação e de regularidade, o coração é capaz de se ajustar perfeitamente às necessidades do organismo; assim, ele pode bater em ritmo muito lento nos grandes mamíferos como a baleia azul ou, ao contrário, em ritmo elevado em certos pássaros como o beija-flor (fig. 1). No humano, o coração bate em média 70 vezes por minuto, ou seja, cerca de 100 mil batimentos por dia, uma atividade que permite bombear cotidianamente cerca de 7.500 litros de sangue. Na escala de uma vida de 70 anos, essa atividade incessante representa mais de 2,5 bilhões de batimentos e o bombeamento de 300 milhões de litros de sangue, ou seja, o equivalente a três superpetroleiros preenchidos em sua plena capacidade!

A partir dos trabalhos de William Harvey, em 1628, sabemos que os vasos sanguíneos têm também um papel capital na circulação do sangue, formando uma rede extraordinariamente complexa, que permite a sua distribuição às proximidades de todas as células do corpo: se todos os vasos sanguíneos do nosso corpo fossem dispostos em uma fileira, o seu comprimento representaria aproximadamente 100.000km, ou cerca de duas vezes e meia a circunferência da Terra! Entretanto, é difícil visualizar a amplitude dessa massa de vasos sanguíneos, pois mais de 80% deles são capilares, vasos tão minúsculos que 50 capilares são necessários para atingir o diâmetro de um fio de cabelo. A função desses capilares é essencial e sua presença em todas as regiões do corpo (mais ou menos 2.000 capilares sanguíneos estão presentes em uma circunferência equivalente à cabeça de um alfinete) permite encaminhar o sangue a todas as células.

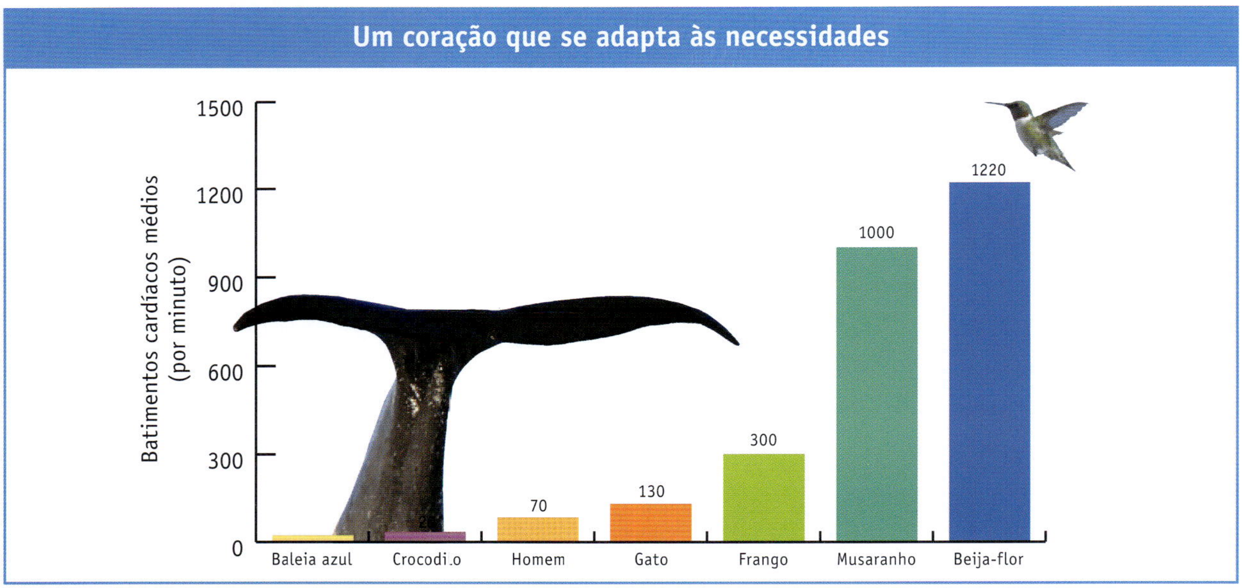

Figura 1

Fonte: *Cardiovasc. Pathol.*, 13, 2004, p. 282-292.

Males do coração

Considerando-se o papel essencial do coração e dos vasos sanguíneos no funcionamento do corpo humano, não é surpreendente que as doenças que afetam o coração e os vasos sejam extremamente graves e acarretem consequências desastrosas. Infelizmente, essas doenças são muito difundidas e provocam danos terríveis: estima-se que em 2005, somente, quase 20 milhões de pessoas morreram no mundo por motivo de uma doença cardiovascular (cf. box p. 98). Desde o início do século XX, as doenças do coração foram, a cada ano, a principal causa de óbito no mundo, com a exceção notável do ano de 1918, marcado pela epidemia de gripe espanhola. E mesmo que o tratamento das doenças cardiovasculares tenha progredido muito durante os últimos anos, tanto pelo desenvolvimento de técnicas cirúrgicas muito sofisticadas (dilatação das artérias, pontes coronarianas, endopróteses vasculares [*stents*]) quanto pelo descobrimento de um grande número de medicamentos, o impacto catastrófico dessas doenças continua sendo preocupante, porque provocam a morte de uma pessoa a cada trinta segundos em certos países ocidentais como os Estados Unidos. Mesmo quando os milagres realizados pela medicina moderna conseguem salvar vidas, as consequências associadas a algumas dessas doenças, principalmente os acidentes vasculares cerebrais, podem ser debilitantes e acarretar uma deterioração grave da qualidade de vida (fig. 2).

(*continua na pág. 102*).

Acidentes vasculares cerebrais com graves consequências

Porcentagem das pessoas afetadas	Diminuição da qualidade de vida
50%	Paralisia de ao menos um lado do corpo
35%	Estado de depressão
30%	Incapacidade de andar sem ajuda
26%	Incapacidade de efetuar tarefas diárias (trabalhos domésticos, comer sozinho, banho...)
26%	Internação em instituição
19%	Afasia (dificuldade de falar ou de compreender os outros)

Figura 2
Fonte: National Heart, Lung and Blood Institute's Framingham Heart Study.

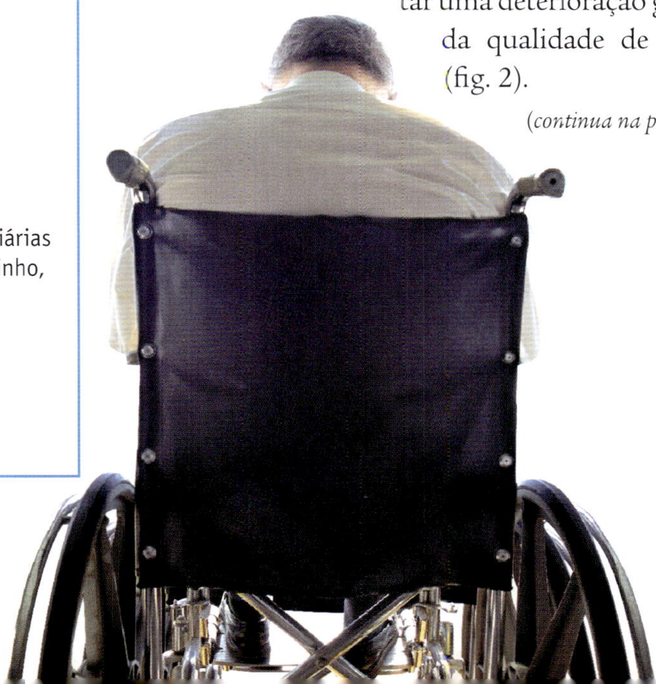

O que são as doenças cardiovasculares?

As doenças cardiovasculares podem ser definidas como o conjunto dos distúrbios que afetam o coração e os vasos sanguíneos, incluindo:

1) as doenças coronárias, que afetam os vasos sanguíneos que irrigam o coração;
2) os acidentes vasculares cerebrais (AVC), que afetam os vasos que irrigam o cérebro;
3) as cardiopatias reumáticas, que afetam o músculo cardíaco e são causadas por certas bactérias da família dos estreptococos;
4) as tromboses profundas das veias da perna e as embolias pulmonares que lhes são associadas (o coágulo sanguíneo formado nas veias pode migrar para os pulmões);
5) as doenças das artérias periféricas, que irrigam os braços e as pernas;
6) as malformações cardíacas congênitas.

No Ocidente, os principais problemas cardiovasculares são as doenças coronarianas (1) e vasculares cerebrais (2), responsáveis, só elas, por cerca de 75% da mortalidade associada às doenças do coração e dos vasos. O aspecto mais terrível dessas doenças é certamente o seu imenso potencial de destruição, mesmo na ausência de sintomas aparentes: estima-se que, em aproximadamente um terço dos pacientes, a primeira manifestação de uma doença cardiovascular é a morte súbita. Apesar do seu aspecto fulminante, o aparecimento de uma doença cardiovascular representa o resultado de um longo processo, durante o qual as funções do coração e dos vasos se deterioraram progressivamente, em consequência do acúmulo dos danos causados à estrutura dos seus tecidos.

Um dos principais fatores responsáveis por esses danos é a presença de placas de ateromas, acumulações de matérias graxas que recobrem o interior dos vasos sanguíneos. Inicialmente descritas como "tumores gordurosos" que contêm "um humor semelhante ao mingau que se dá às crianças pequenas" (AMBROISE PARÉ. *Oeuvres complètes*, 1575), essas placas nos vasos provocam gradualmente o seu endurecimento e sua obstrução, um fenômeno chamado aterosclerose, do grego *athêrê*, "mingau" e *sklêros*, "duro". Em certos casos, os vasos esclerosados são tão rígidos que o inglês Caleb Hillier Parry, um dos primeiros médicos a descrever esse fenômenos em 1799, acreditou que a artéria coronária que ele examinava continha um pedaço de gesso caído do teto da velha sala de autópsia!

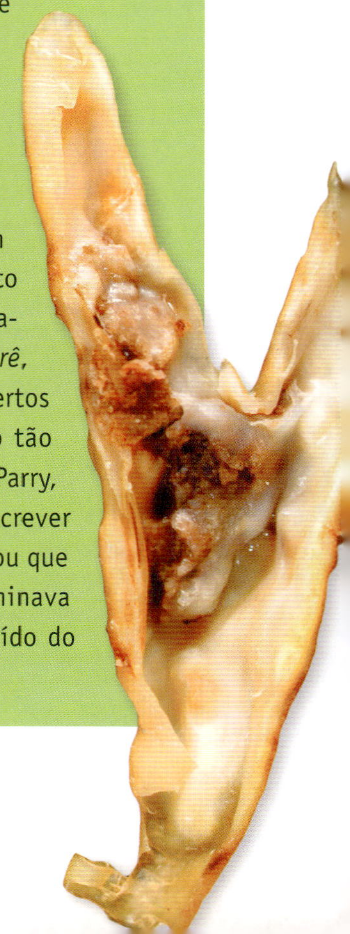

A aterosclerose – A aterosclerose é um processo muito complexo durante o qual as placas de ateromas que se formam na parede dos vasos acumulam pouco a pouco gorduras, açúcares, células sanguíneas (plaquetas), assim como certos minerais, formando depósitos cada vez mais grossos que provocam um estreitamento acentuado do diâmetro do vaso e reduzem a circulação do sangue (fig. 3). Em geral, é a ruptura dessas placas que é responsável pelos principais danos associados à aterosclerose: na verdade, ao fissurar-se, as células presentes na placa entram em contato com as proteínas do sangue, provocando a ativação da reação de coagulação e a formação de coágulos que podem bloquear completamente a circulação. Quando a ruptura dessas placas de ateroma se produz nos vasos que irrigam o coração (as artérias coronárias), ocorre a trombose e uma parada imediata do aporte sanguíneo na região irrigada por esses vasos, o que leva a um infarto. Do mesmo modo, quando essas tromboses se produzem no interior dos vasos que encaminham o sangue para o cérebro, ocorre um acidente vascular cerebral, o que pode acarretar danos consideráveis ao cérebro, privando os neurônios de oxigênio (fig. 4).

O colesterol – Sabemos, depois dos trabalhos do patologista russo Nikolai Nikolaievich Anitchkov (1885-1964), que o colesterol tem um papel importante no desenvolvimento da aterosclerose. Substância absolutamente essencial ao funcionamento das células, o colesterol é principalmente fabricado no fígado e transportado na circulação sanguínea por lipoproteínas, uma classe de proteínas que fazem a sua distribuição ao conjunto das células do organismo. Em condições normais, esse mecanismo é finamente regulado de modo que a quantidade de colesterol no sangue não exceda as necessidades fisiológicas graças à ação combinada de dois principais tipos de lipoproteínas, as LDL (lipoproteínas de baixa densidade), chamadas "mau colesterol", e as HDL (lipoproteínas de alta densidade), o "bom colesterol". O equilíbrio entre esses 2 tipos de proteínas é muito importante, pois um excesso de colesterol LDL é sequestrado pela parede dos vasos sanguíneos, sofrendo várias modificações químicas e enzimáticas que provocam a ativação do sistema imunitário. O aumento de certos compostos desse sistema, principalmente os macrófagos, causa a emissão de muitas mensagens que favorecem a criação de condições inflamatórias na parede do vaso, o que acelera a formação de placas de ateromas e, afinal, a sua ruptura e a oclusão (trombose) do vaso. A aterosclerose pode ser vista como uma doença inflamatória crônica, como mostram os níveis elevados de certos marcadores da inflamação, sobretudo a proteína C reativa no sangue dos indivíduos com distúrbios cardiovasculares.

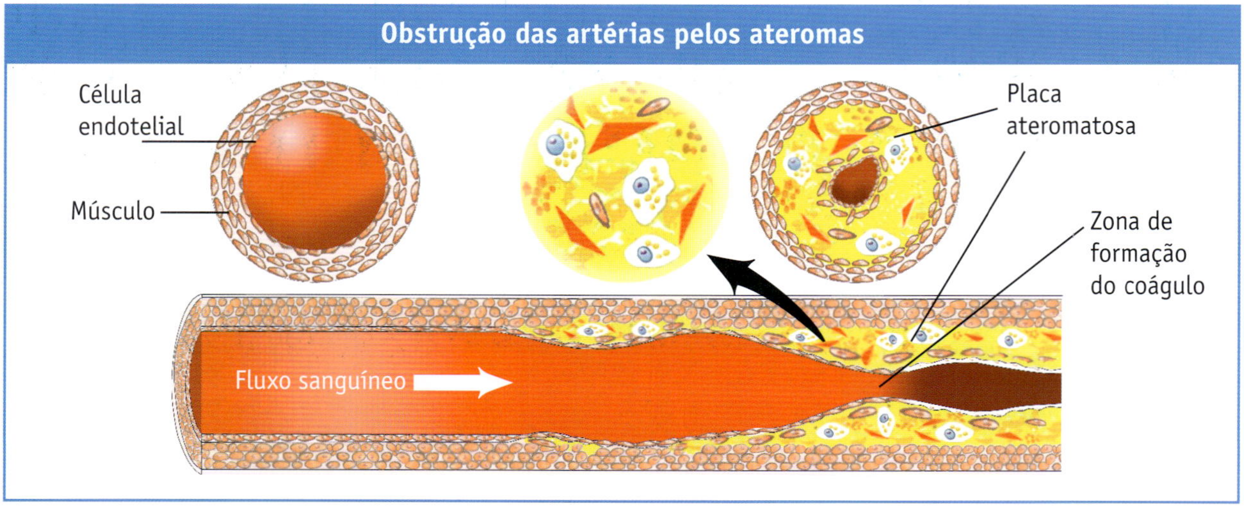

Figura 3

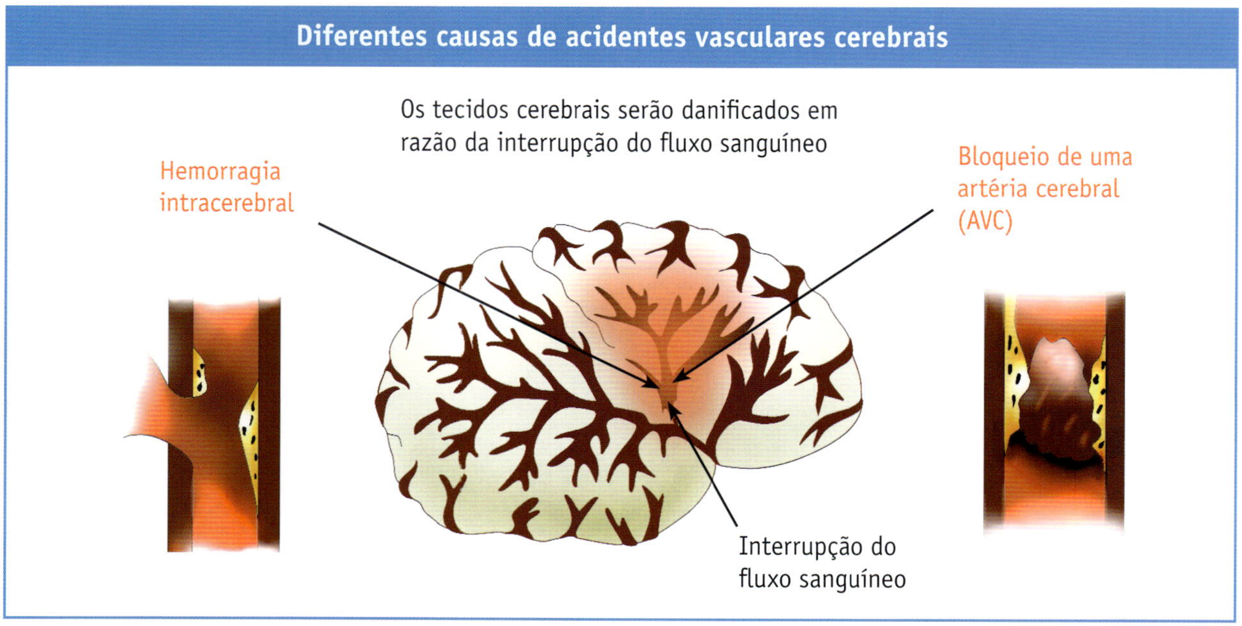

Figura 4

Fonte: OMS.

A pressão sanguínea – Além da obstrução dos vasos sanguíneos, o aumento da pressão exercido pelo sangue na parede desses vasos tem um papel extremamente importante no aparecimento das doenças cardiovasculares. Essa hipertensão é perigosa, pois submete os vasos a um *stress* que, quando se prolonga, fragiliza a parede e aumenta consideravelmente os riscos de ruptura das placas de ateromas e, por conseguinte, de tromboses. Essa relação entre hipertensão e trombose é muito bem documentada nos casos de acidentes vasculares cerebrais em que uma tensão arterial elevada se associa a um aumento de quatro a seis vezes o risco de o paciente ser devastado por essas ocorrências.

Várias pessoas se surpreenderão ao saber que é o rim, e não o coração, que é o principal órgão implicado na regulação da tensão arterial; na verdade, controlando finamente a excreção de água pela urina, o sistema renal permite ajustar o volume sanguíneo de modo que a pressão exercida sobre as paredes dos vasos permaneça em limites normais. Aliás, é por essa razão que uma alimentação rica em sódio favorece o desenvolvimento da hipertensão: na presença de fortes quantidades de sal, o rim deve diminuir a excreção de água a fim de conservar a concentração de sódio em proporções normais, provocando assim um aumento do volume sanguíneo e um aumento da pressão. Entretanto, a hipertensão é um estado complexo, no qual intervêm vários processos, dos quais alguns ainda são hoje pouco compreendidos.

Além dos sistema de controle localizados no rim, uma curiosidade associada à hipertensão é o papel importante desempenhado por um gás, o óxido nítrico (NO). Mesmo que essa molécula seja muito instável e sobreviva apenas alguns segundos, ela provoca o relaxamento dos vasos sanguíneos e permite assim melhorar a circulação do sangue, reduzindo ao mesmo tempo a pressão exercida sobre a parede dos vasos. A importância dessa ação do NO é bem ilustrada pela recente observação de que as populações que vivem em grandes altitudes, os tibetanos, por exemplo (altitude média do país: 4.200m), têm níveis até dez vezes mais elevados de NO no sangue, o que lhes permite aumentar o aporte de oxigênio para os tecidos e assim compensar a menor quantidade de oxigênio na atmosfera. Do ponto de vista terapêutico, o impacto do NO é bem ilustrado pelo efeito da nitroglicerina, cuja utilidade para dilatar os vasos por ocasião de crises de angina de peito depende da sua transformação em NO. A dilatação dos vasos sanguíneos induzida pelo NO adquiriu grande popularidade depois da comercialização do citrato de sildenafil, mais conhecido sob a marca de Viagra. Ao aumentar o efeito do NO liberado no corpo cavernoso do pênis, essa molécula permite aumentar o afluxo de sangue no tecido e consequentemente estimula a ereção.

Dores do coração

A forte incidência das diferentes doenças cardiovasculares é perturbadora, pois, exceto certas raras desordens cardíacas congênitas, muitas vezes responsáveis por óbito nos primeiros anos de vida, sabemos agora que a grande maioria dessas doenças não são uma consequência inevitável do envelhecimento, mas podem, sim, ser prevenidas. Um número impressionante de estudos realizados durante as últimas décadas, principalmente o de Framingham (cf. box p. 104), permitiram estabelecer que doenças tão graves como o infarto do miocárdio (o músculo cardíaco) ou ainda os acidentes vasculares cerebrais são muitas vezes o resultado de uma estreita interação entre a bagagem genética dos indivíduos e certas facetas do estilo de vida (fig. 5). Por exemplo, se certos genes podem nos predispor a ter uma taxa de colesterol elevada, uma tensão arterial superior ao normal ou ainda a desenvolver diabetes, o impacto negativo desses fatores hereditários no risco de doenças cardiovasculares pode ser muito agravado pela influência de certos fatores associados ao estilo de vida. Além do tabagismo, verdadeira arma de destruição maciça por seus efeitos catas-

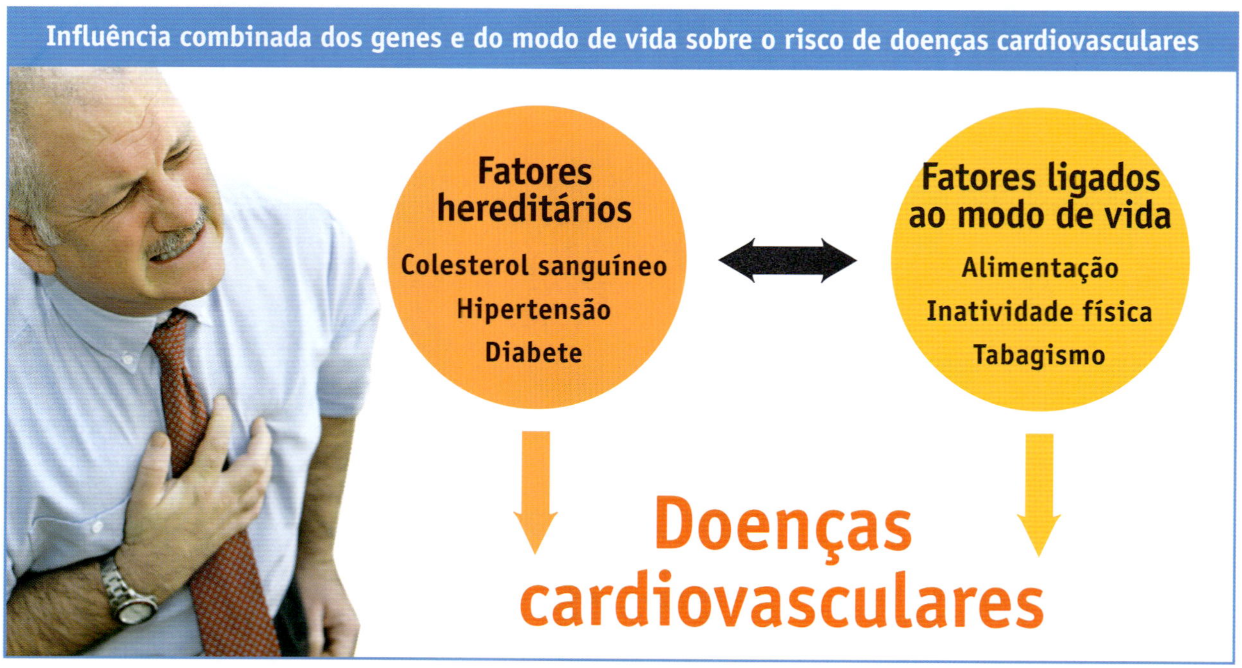

Figura 5

tróficos tanto no coração quanto no desenvolvimento do câncer, esses estudos demonstraram claramente que os principais fatores implicados no desenvolvimento de uma ou outra dessas doenças cardiovasculares são a alimentação e a inatividade física.

A natureza da alimentação tem um papel capital no desenvolvimento das doenças cardiovasculares, pois o que comemos exerce uma influência determinante sobre uma série de fatores que podem, em graus diversos, provocar um aumento considerável do risco de ser afetado por essas doenças (fig. 6). Sejam os níveis de lipídeos sanguíneos (triglicérides) e de colesterol, a hipertensão ou ainda a presença de condições de inflamação crônica, todos esses fatores são diretamente modulados pela composição da alimentação e podem interagir de maneira sinérgica para acelerar o desenvolvimento da aterosclerose ou a formação de coágulos sanguíneos, e assim favorecer o aparecimento de desordens cardiovasculares. Uma modificação dos comportamentos alimentares de modo a reduzir a influência de certos alimentos sobre os fatores que agravam o risco de doenças cardiovasculares, aumentando ao mesmo tempo o aporte de alimentos que se opõem ao impacto negativo desses fatores, pode ter repercussões extraordinárias na prevenção dessas doenças.

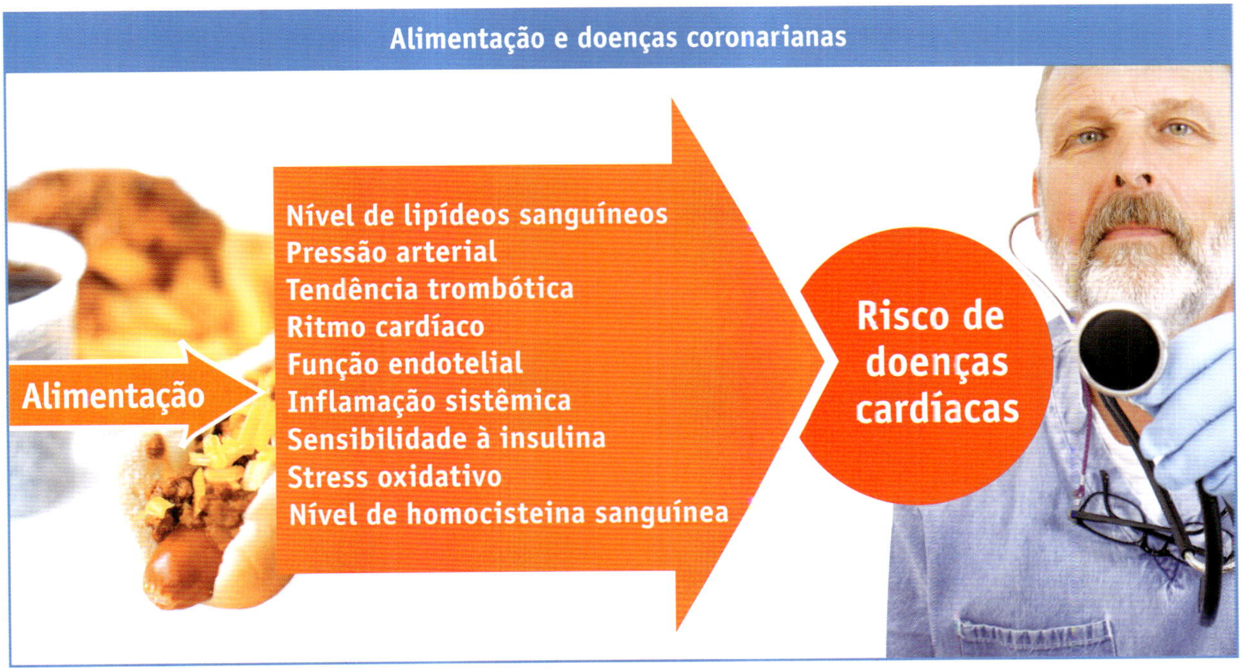

Figura 6

Fonte: Jama, 288, 2002, p. 2569-2578.

Uma comunidade que leva o coração a sério

É aos habitantes da pequena cidade de Framingham (Massachusetts), situada perto de Boston, que devemos a identificação dos principais fatores que aumentam o risco de doenças cardiovasculares. Prestando uma grande cooperação a um estudo referente à tuberculose no início do século, Framingham foi escolhida em 1948 pelo Instituto Nacional da Saúde americano para estudar as causas responsáveis pela alta incidência das doenças cardiovasculares observada durante a primeira metade do século XX. Assim, 5.209 voluntários, com idades entre 30 e 60 anos, foram recrutados no começo da pesquisa e, em 1971, acrescentou-se uma segunda geração de indivíduos. Fato único na história da epidemiologia, a pesquisa continua ainda hoje, graças ao recrutamento, em 2005, de uma terceira geração de participantes! Entre as descobertas realizadas graças à participação excepcional dessa comunidade, nota-se o aumento do risco de doenças cardiovasculares associadas ao tabagismo (1960), ao nível elevado de colesterol (1961) e à hipertensão (1970), assim como a redução desses riscos pela atividade física (1967) e também pelos níveis elevados de colesterol HDL (1988).

Os fatores agravantes

A natureza das matérias graxas da alimentação

Considerando-se o papel importante das gorduras, e mais particularmente do colesterol, na formação das placas de ateroma (cf. box, p. 99), é óbvio que os alimentos ricos em gorduras foram os primeiros apontados para explicar a forte incidência de doenças cardiovasculares que prevalece no Ocidente. Entretanto essa "culpa por associação" teve como efeito satanizar o conjunto das matérias graxas da alimentação, até de alimentos tão saudáveis e deliciosos como os ovos, as nozes ou ainda o abacate. Sabemos agora que não é a quantidade de matérias graxas da alimentação que influencia o risco de doenças cardiovasculares, mas a qualidade dessas gorduras. Nem todas as gorduras são iguais! (cf. box, p. 107). Por exemplo, comparações realizadas em escala internacional mostram que as pessoas que consumiam grandes quantidades de gorduras saturadas, como na Finlândia, eram muito atingidas pelas doenças cardiovasculares, enquanto os habitantes da Ilha de Creta, no sul da Grécia, grandes consumidores de gorduras monoinsaturadas sob forma de óleo de oliva, eram quase que poupados por essas doenças (fig. 7).

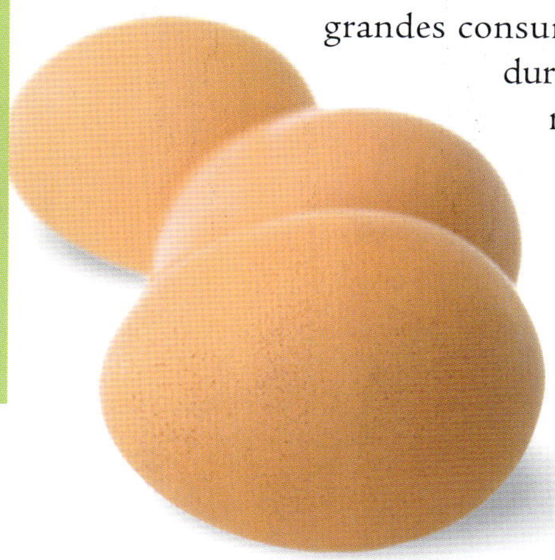

Esse paradoxo se explica em parte pelos efeitos muito diferentes que os diversos tipos de gordura podem ter nos níveis de mau (LDL) e bom (HDL) colesterol (fig. 8). Como se mencionou anteriormente, sabe-se agora que o colesterol LDL representa um importante fator de risco de doenças cardiovasculares, uma observação que levou à descoberta das estatinas, sem dúvida uma das classes de medicamentos que tem mais impacto na saúde pública durante as últimas décadas (cf. box, p. 111). Quando estão presentes em quantidades excessivamente elevadas, os LDL tendem a se acumular na parede dos vasos sanguíneos, podendo favorecer assim a formação de placas de ateromas que aumentam o risco de doenças cardiovasculares; ao contrário, níveis elevados de HDL reduzem esses riscos, sequestrando os excessos de colesterol presentes nesses vasos. Consequentemente, as matérias graxas que aumentam os LDL ou ainda aquelas que diminuem os HDL são mais suscetíveis de estimular o desenvolvimento da aterosclerose e as doenças cardiovasculares decorrentes.

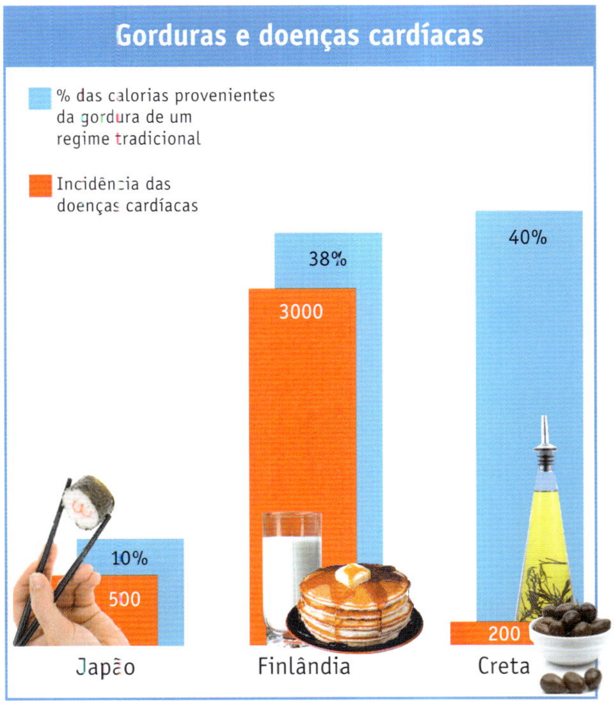

Figura 7 *Fonte: Sc. Am.*, 288, 2003, p. 64-71.

Como se pode ver na figura 8, as gorduras trans são, sem dúvida alguma, as piores matérias graxas da alimentação, não só porque aumentam o mau colesterol LDL, mas também porque diminuem paralelamente o bom colesterol HDL. O impacto dessas modificações é catastrófico: estima-se que, sozinhas, as gorduras trans são diretamente responsáveis por cerca de 100.000 óbitos a cada ano, apenas nos Estados Unidos. Assim também, as gorduras saturadas contidas em grande quantidade nos produtos lácteos e também nas carnes têm um impacto nefasto nos níveis de LDL, uma alta parcialmente contrabalançada por um aumento dos HDL. Entretanto, como vários estudos mostraram que as pessoas que consomem grande quantidade de gorduras saturadas têm uma taxa de colesterol mais elevada e um risco aumentado de doenças cardiovasculares, é provável que essa alta dos HDL não consiga neutralizar completamente os efeitos negativos ligados ao aumento dos LDL. Inversamente, a substituição das gordu-

(*continua na pág. 108*).

Gorduras com efeitos muito diferentes!

Tipo de gordura	Fontes principais	Mau colesterol	Bom colesterol	Balanço
Gorduras trans:	Alimentos industriais óleos parcialmente hidrogenados	LDL ↑	HDL ↓	☹ ☹
Gorduras saturadas:	Manteiga, creme de leite, carne, gordura de coco, óleo de palma (dendê) e gordura de porco	LDL ↑	HDL ↑	☹
Poli-insaturadas: (ômega 3)	Óleos vegetais (canola), linhaça, peixes gordos	LDL ↓	HDL ↑	☺
Monoinsaturados:	Azeite de oliva, nozes	LDL ↓	HDL ↑	☺

Figura 8

As boas e as más gorduras

Colesterol, gorduras hidrogenadas, "trans", saturadas, monoinsaturadas, poli-insaturadas, ômega 6, ômega 3... Decididamente, não é fácil orientar-se no mundo das matérias graxas! Entretanto, trata-se de um assunto que merece atenção especial, pois essas diferentes gorduras têm uma influência muito grande, positiva ou negativa, no funcionamento do nosso organismo. Aprender a distinguir as boas das más gorduras pode ter repercussões extraordinárias na nossa saúde.

As boas...

As monoinsaturadas – Os ácidos graxos monoinsaturados, encontrados principalmente no óleo de oliva, nas nozes e em certas frutas como o abacate, são gorduras com efeitos extremamente positivos na saúde, pois diminuem o mau colesterol, o que reduz os riscos de doenças cardiovasculares. Esses efeitos positivos são bem ilustrados pela observação segundo a qual os habitantes das ilhas de Creta e de Sardenha, que usam o óleo de oliva como corpo graxo essencial, são muito pouco afetados por essas doenças e têm uma esperança de vida superior à média mundial.

As poli-insaturadas – As gorduras poli-insaturadas podem ser divididas em duas grandes classes, chamadas ômega 3 e ômega 6. Esses dois tipos de gorduras são chamadas ácidos graxos essenciais, isto é, são indispensáveis para o bom funcionamento do nosso corpo, mas, como somos incapazes de fabricá-las por nós mesmos, elas devem ser necessariamente obtidas pela alimentação. É uma coisa fácil quanto aos ácidos graxos ômega 6, que se encontram em vários alimentos (carnes, ovos, etc.) e principalmente em certos óleos vegetais (milho e girassol, por exemplo). Mas os ácidos graxos ômega 3 são muito mais raros, e provêm principalmente de certas fontes vegetais como as sementes de linhaça, assim como de certos peixes gordos, como o salmão e a sardinha. É preciso levar em conta essas diversas distribuições, pois o nosso corpo está adaptado para funcionar com uma alimentação equilibrada em ácidos graxos poli-insaturados, logo com igual quantidade de ômega 3 e de ômega 6. Infelizmente, com as mudanças importantes introduzidas pela industrialização da comida, notadamente a utilização excessiva de óleos vegetais ricos em ômega 6, esse equilíbrio não existe mais hoje e a maioria de nós consumimos cerca de 25 vezes mais ômega 6 do que ômega 3. As consequências desse desequilíbrio são dramáticas para a saúde, pois, quando estão em excesso, os ômega 6 favorecem a inflamação e impedem a fabricação de certos derivados de ômega 3 essenciais a vários processos fisiológicos. Assim, se os ômega 6 devem ser considerados inicialmente como boas gorduras, eles podem se tornar más gorduras se a sua quantidade exceder muito a dos ômega 3.

As más...

As gorduras saturadas, presentes principalmente na carne vermelha, assim como em certos produtos lácteos, aumentam o colesterol sanguíneo e multiplicam os riscos de doenças cardiovasculares e certos tipos de câncer, especialmente o de próstata. O consumo dessas gorduras deve ser, pois, estritamente vigiado, a fim de diminuir o risco de desenvolver essas doenças graves. Foi assim que, durante vários anos, a margarina foi proposta como uma alternativa válida à manteiga, pois é fabricada a partir de gorduras poli-insaturadas ômega 6. Entretanto, quando de sua fabricação, essas gorduras são modificadas para lhes dar a consistência sólida, o que provoca a formação de gorduras trans, muito nefastas, que favorecem o desenvolvimento de doenças coronárias. Além da margarina, as gorduras trans também estão presentes em diversos alimentos (doces, bolos, biscoitos, petiscos, lanches) e, é claro, é preciso usar com extrema moderação esses produtos industriais. A eliminação completa dessas gorduras nocivas, iniciada recentemente, só poderá ser positiva, evidentemente com a condição de não substituí-las por gorduras que também têm um impacto negativo na saúde!

Em resumo, um aumento do aporte de gorduras monoinsaturadas e poli-insaturadas ômega 3, combinado com uma redução de gorduras saturadas e de gorduras trans, é uma maneira muito simples de melhorar a qualidade das matérias graxas levadas ao organismo, contribuindo assim para a prevenção das doenças cardiovasculares.

ras saturadas pelos óleos vegetais tem um impacto muito interessante nos níveis dos dois tipos de colesterol: diminui os LDL, aumentando os HDL. Como podemos ver, a contribuição das matérias graxas para o aumento do risco de doenças cardiovasculares é muito complexo: se algumas gorduras, como as gorduras trans ou as gorduras saturadas, são verdadeiramente nefastas para a saúde, outros tipos de gordura, principalmente as monoinsaturadas e as poli-insaturadas, podem ser uma ajuda preciosa na prevenção dessas doenças.

A obesidade e o coração

Apesar da sua implicação no desenvolvimento das doenças cardiovasculares e dos sucessos espetaculares dos medicamentos que baixam o colesterol para reduzir a mortalidade ligada a essas doenças, é preciso evitar ver o colesterol como o único responsável pelo aparecimento dos distúrbios cardiovasculares. O excesso de peso, e principalmente a obesidade, constituem também um fator de risco muito importante para essas doenças.

Como ilustra a figura 9, a alta do índice de massa corporal induz um aumento paralelo da incidência de hipertensão, assim como distúrbios cardiovasculares, sendo esse efeito especialmente pronunciado nas pessoas obesas (IMC além de 30). O impacto do IMC na hipertensão é especialmente preocupante, devido ao seu papel importante na gênese das desordens cardíacas e vasculares cerebrais: assim, no estudo de Framingham, cerca de 80% dos casos de hipertensão eram associados à obesidade. Deve-se notar também que um IMC elevado durante a infância está fortemente associado a um aumento do risco de doenças cardiovasculares na idade adulta, principalmente nos meninos. Considerando-se a forte proporção de crianças e adolescentes que apresentam hoje um excesso de peso, estima-se que o número de pessoas atingidas por doenças cardiovasculares poderia aumentar cerca de 15% até 2035, o que, infelizmente, deteria a diminuição da incidência dessas doenças observada há algumas décadas.

A distribuição corporal do excedente de gordura também tem um papel importante nesse aumento do risco (fig. 10). Vários estudos mostraram que a presença aumentada de gordura no abdome (a forma "maçã", androide) constitui um fator de risco mais importante de doenças cardiovasculares do que quando esse excesso se localiza mais baixo, por exemplo no nível dos quadris (forma "pera", ginoide).

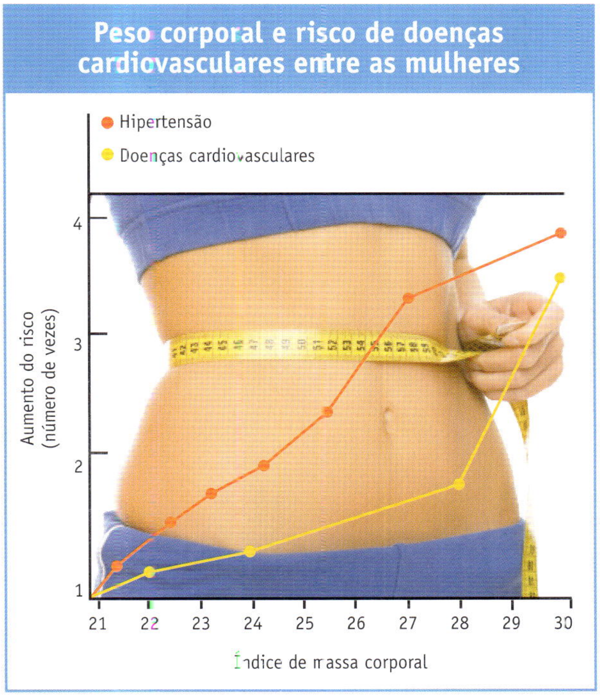

Figura 9

Fonte: *Nature*, 404, 2000, p. 635-643.

Assim, mulheres com uma medida de cintura de mais de 96cm têm o seu risco de doenças cardiovasculares aumentado em 300%! Essa diferença se deveria ao fato de que as células adiposas localizadas no nível do abdome têm funções metabólicas muito diferentes, provocando um aumento da taxa de colesterol, favorecendo a resistência à insulina (um precursor do diabetes) e a secreção de mensageiros químicos que contribuem para o desenvolvimento de condições inflamatórias.

Você é maçã ou pera?

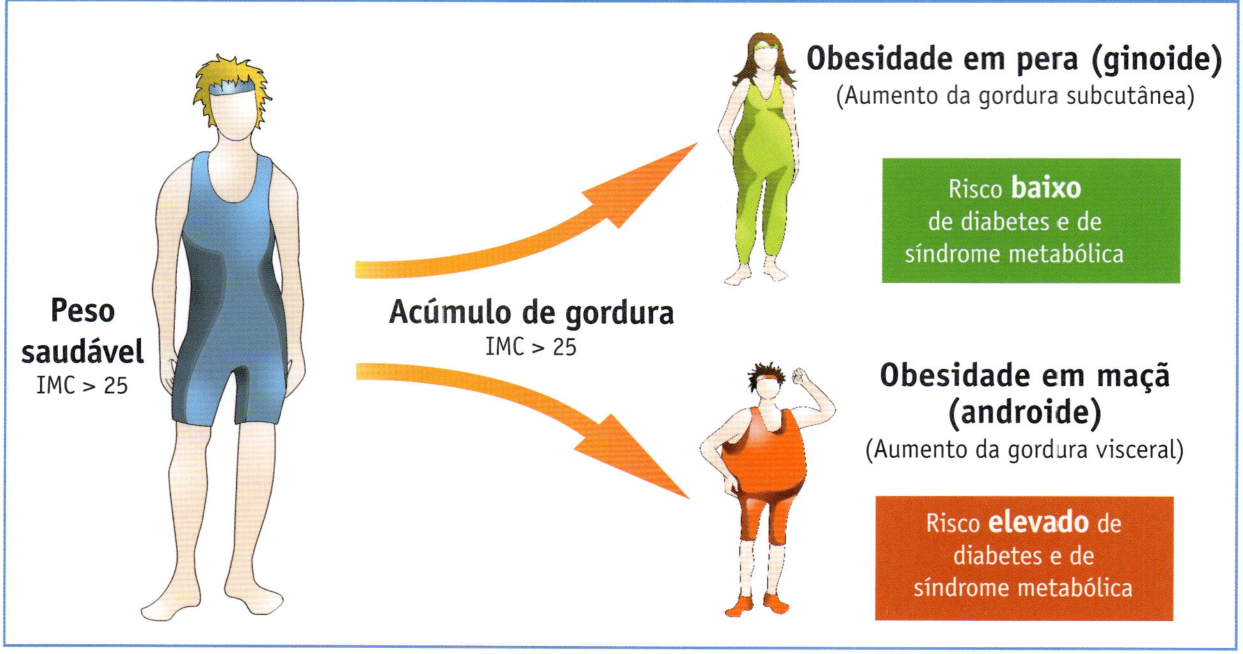

Figura 10

Fonte: *Cell*, 131, 2007, p. 242-256.

O nível de açúcar sanguíneo (diabetes)

Como veremos mais detalhadamente no capítulo seguinte, o aumento do nível de açúcar sanguíneo associado ao diabetes provoca múltiplos efeitos nefastos no organismo. Do ponto de vista cardiovascular, esses níveis de açúcar elevados são extremamente danosos, pois aumentam a produção de derivados de oxigênio muito nocivos (os radicais livres) que podem atacar a parede dos vasos sanguíneos, provocar a inflamação e assim favorecer o desenvolvimento da aterosclerose. As pessoas diabéticas têm também um aumento notável de gorduras no sangue, uma alta do mau colesterol (LDL) e uma diminuição do bom colesterol (LDL). A influência combinada desses fatores faz com que as pessoas diabéticas tenham um risco mais elevado de ser acometidas de doenças cardiovasculares. À luz dessas observações, pode-se compreender melhor a que ponto os excessos alimentares típicos das sociedades industrializadas, principalmente o consumo abundante de gorduras saturadas, gorduras trans e açúcar, têm um papel importante na forte incidência de doenças cardiovasculares que atingem essas populações. O impacto negativo desse modo de alimentação é ainda mais marcado, pois dois terços da população apresentam atualmente excesso de peso, outro fator que contribui para aumentar o risco de doenças cardiovasculares.

O *stress*

Muitas vezes, tendemos a interpretar as doenças como o resultado da influência de fatores externos que estão fora do nosso controle, como o ambiente, a poluição ou ainda fatores psicológicos ou emocionais. Essas crenças são o reflexo de uma falha psicológica que vem de uma incompreensão das causas responsáveis por uma doença grave que nos atinge e de uma tentativa de explicação racional dessas catástrofes.

De todos esses fatores psicológicos, o *stress* é, sem dúvida, o que é mais citado como uma causa direta das doenças cardiovasculares. Essa crença vem da ligação estreita que existe entre o ritmo cardíaco e as emoções: na verdade, assim como o esforço físico, o *stress* intenso provoca a liberação de adrenalina e de outros hormônios "de combate" que acarretam uma aceleração dos batimentos do coração e uma alta da pressão sanguínea. Para uma pessoa em boa saúde, esses efeitos do *stress* em geral não são suficientes para provocar um infarto ou um acidente vascular

As estatinas prestam socorro

A hipercolesterolemia familiar constitui um exemplo dos mais trágicos dos efeitos nefastos do colesterol LDL no risco de doenças cardiovasculares. Frequente nas comunidades formadas de um pequeno número de indivíduos, principalmente os naturais de Quebec, essa doença hereditária é caracterizada pela presença de quantidades astronômicas de colesterol LDL no sangue, que provocam o aparecimento de uma doença cardíaca antes dos 40 anos e até, em certos casos, ainda mais graves, durante os dez primeiros anos de vida. Sabemos hoje que esses níveis elevados de colesterol LDL são causados por uma mutação genética que impede a eliminação dessa forma de colesterol e acarreta o seu acúmulo no sangue. A elucidação do metabolismo do colesterol levou ao desenvolvimento das estatinas, uma classe de medicamentos que interferem na fabricação do colesterol no fígado e provocam uma baixa acentuada dos LDL. O impacto das estatinas é notável: uma baixa de 25% dos níveis de colesterol LDL tem como resultado uma baixa de 30 a 40% da mortalidade associada às doenças cardiovasculares. Para a grande maioria das pessoas, entretanto, a adoção de uma alimentação na qual as gorduras saturadas são substituídas por gorduras monoinsaturadas e poli-insaturadas permite reduzir consideravelmente os níveis de colesterol sanguíneo e assim evitar a medicação.

cerebral; entretanto, em uma pessoa cujas artérias contêm placas de aterosclerose, o aumento do esforço cardíaco causado pelo *stress* pode agir como um catalisador que desencadeia a ruptura dessas placas e a trombose das artérias, levando ao infarto ou ao acidente cerebral. O *stress* pode ser responsável por doenças cardiovasculares, principalmente nas pessoas predispostas a essas doenças pelo seu estilo de vida.

Dito isso, é bom lembrar que o *stress* pode prejudicar consideravelmente a qualidade de vida, sem contar que ele leva muitas vezes à adoção de comportamentos que aumentam muito o risco de doenças, especialmente o tabagismo e a má alimentação. Nesse sentido, aprender a administrar o *stress* da vida cotidiana deve ser considerado como um fator importante de uma vida com boa saúde física e mental.

As maneiras de administrar adequadamente as tensões provocadas pelo estilo de vida moderno podem variar consideravelmente segundo os gostos, as aptidões e a condição física de uma pessoa. Abordar a vida de um ângulo positivo, focalizando mais os prazeres do que os desgostos, demonstrando respeito e cortesia aos que nos cercam ou ainda praticando regularmente atividades que nos agradam, no nível físico ou no nível intelectual, são maneiras que proporcionam uma dimensão tranquilizante ao nosso cotidiano. Nesse sentido, a atividade física regular constitui certamente um dos meios mais certos de administrar o *stress*, sem falar do seu impacto muito positivo na saúde em geral.

As soluções: a prevenção das doenças cardiovasculares

Para certas pessoas refratárias às mudanças, as modificações dos hábitos alimentares para prevenir o desenvolvimento das doenças cardiovasculares (e as doenças crônicas em geral) são muitas vezes percebidas como uma restrição, uma espécie de punição incompatível com a qualidade de vida, pois, segundo elas, "para viver até os 100 anos, seria necessário abandonar todas as coisas que dão vontade de viver até lá" (Woody Allen). Mas nada está mais longe da realidade! Na prática, a prevenção das doenças cardiovasculares recorre, pelo contrário, a uma grande variedade de alimentos deliciosos, que permitem diversificar as nossas experiências culinárias, oferecendo-nos, ao mesmo tempo, um prazer gastronômico fora do comum.

Frutas e legumes - Os produtos vegetais são, incontestavelmente, os alimentos que possuem o mais forte potencial de prevenção das doenças cardiovasculares. Não só o consumo abundante dos alimentos de origem vegetal ajuda a reduzir o consumo de alimentos ricos em açúcar, gorduras saturadas e gorduras trans, mas também aproveita as múltiplas propriedades preventivas associadas aos numerosos constituintes desses alimentos excepcionais.

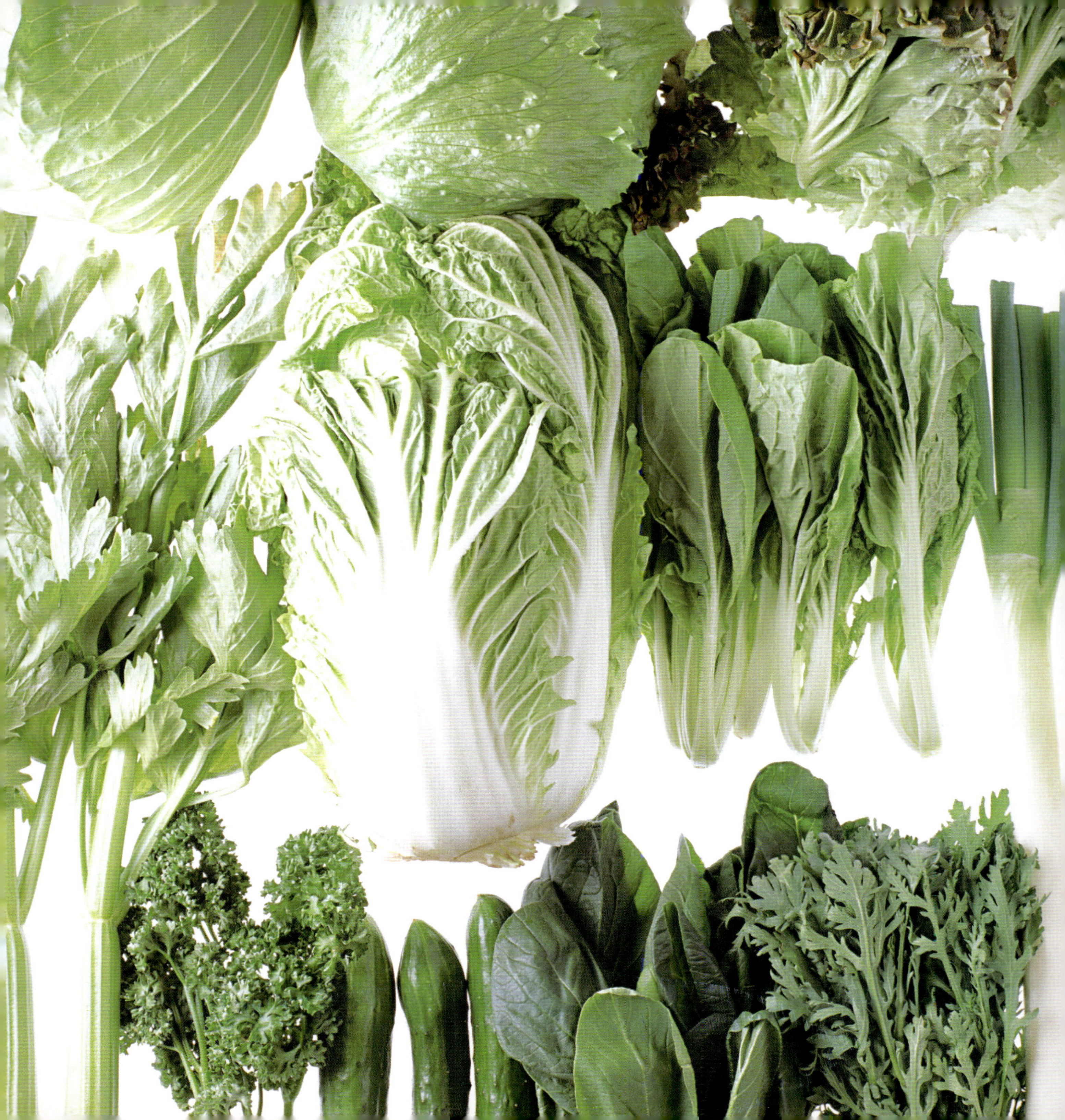

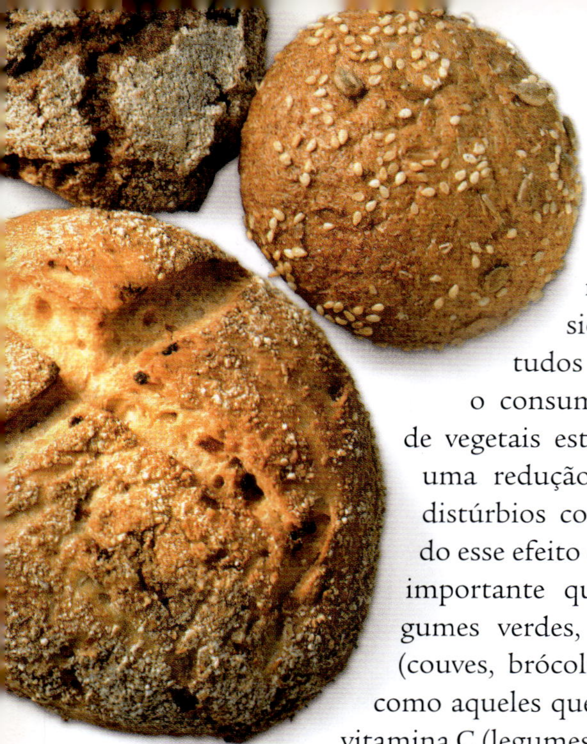

Um número impressionante de estudos mostrou que o consumo abundante de vegetais está associado a uma redução do risco de distúrbios coronários, sendo esse efeito especialmente importante quanto aos legumes verdes, as crucíferas (couves, brócolis, etc.) assim como aqueles que são ricos em vitamina C (legumes verdes em geral). Concretamente, cada porção diária de frutas e legumes reduz cerca de 4% o risco dessas doenças, o que, na verdade, constitui uma excelente razão para consumir esses alimentos sempre que possível!

Os mecanismos implicados no efeito protetor das frutas e dos legumes ainda estão parcialmente incompreendidos, mas provavelmente recorrem a várias moléculas contidas nesses alimentos. Efetivamente, os vegetais apresentam níveis excepcionais de compostos fitoquímicos, notadamente certos polifenóis chamados flavonoides, que têm uma grande atividade antioxidante. Essas propriedades são importantes, pois permitiriam combater os efeitos nefastos associados a certos processos de oxidação, principalmente do LDL, um fator-chave na formação das placas de ateromas. Embora todos os vegetais exerçam um impacto positivo no risco de doenças cardiovasculares, alguns parecem distinguir-se: por exemplo, estudos recentes sugerem que o consumo de brócolis está associado a uma boa redução do risco de doenças cardíacas, um resultado que concorda com as observações de um estudo-piloto que mostra que o consumo de brotos novos de brócolis (100g por dia, durante uma semana) provoca uma redução do colesterol LDL (o mau colesterol) e uma alta do colesterol HDL (o bom colesterol). Mais recentemente, outro estudo demonstrou que esse papel protetor dos brócolis também estaria ligado à sua capacidade de melhorar a função muscular do coração e protegê-lo contra os danos causados pelos radicais livres. Sem contar que uma alimentação rica em legumes verdes como as crucíferas também fornece um aporte elevado de ácido fólico, uma vitamina (B9) extremamente importante na prevenção das doenças cardiovasculares. O consumo regular de alimentos ricos em vitamina B9 permite baixar a concentração de homocisteína, um ácido aminado cujos níveis elevados estão muitas vezes ligados a um risco aumentado de doenças coronárias causadas por danos na parede das artérias.

A compreensão dos mecanismos pelos quais as frutas e os legumes diminuem o risco de doenças cardiovasculares está só no início, mas, independentemente do mecanismo implicado, não há dúvida de que esses alimentos constituem um mecanismo de defesa de primeira ordem contra o desenvolvimento das doenças cardiovasculares e devem imperativamente fazer parte de toda estratégia preventiva visando reduzir o impacto dessas doenças.

Grãos integrais – Quem poderia acreditar que uma modificação do estilo de vida tão banal como substituir o pão branco de todos os dias por pão com grãos integrais pode reduzir o risco de doenças coronárias e os acidentes vasculares cerebrais em 40%? Entretanto, isso é verdade. Os grãos integrais são verdadeiramente um dos alimentos cujo impacto extraordinário na prevenção das doenças crônicas é o mais subestimado. Estamos tão habituados à onipresença das farinhas refinadas na quase totalidade dos nossos produtos que esquecemos até que ponto esse refino elimina a maioria dos constituintes benéficos dos grãos brutos. Os grãos integrais contêm uma abundância de antioxidantes, minerais, vitaminas, compostos fitoquímicos assim como fibras presentes tanto no farelo (invólucro externo) quanto no germe (invólucro interno), e está cada vez mais claro que todos esses constituintes agem de modo sinérgico para impedir o desenvolvimento das doenças cardiovasculares. Sem mencionar que, como veremos no capítulo seguinte, o consumo de grãos integrais permite evitar grandes variações nos níveis de açúcar sanguíneo e reduz assim os riscos de diabetes.

Nozes – É preciso redescobrir as nozes, muitas vezes consideradas com desconfiança, em razão do seu conteúdo elevado de gorduras. Realmente, elas são fontes excepcionais de gorduras monoinsaturadas benéficas para a saúde do sistema cardiovascular. Certos estudos mostraram que o consumo diário de uma única porção de nozes provoca uma redução de cerca de 30% do risco de doenças coronárias! Esse efeito será ainda mais acentuado se essas nozes substituírem os lanches "industriais" ricos em açúcar, gorduras saturadas e gorduras trans.

Ômega 3 – O primeiro sinal dos benefícios associados aos ácidos graxos ômega 3 vem de estudos realizados com os inuítes da Groenlândia que, apesar de uma alimentação baseada quase que exclusivamente no consumo de carnes de animais marinhos, eram surpreendentemente poupados de doenças cardiovasculares. Esses animais, assim como a maioria dos peixes gordos como o salmão, a sardinha ou a

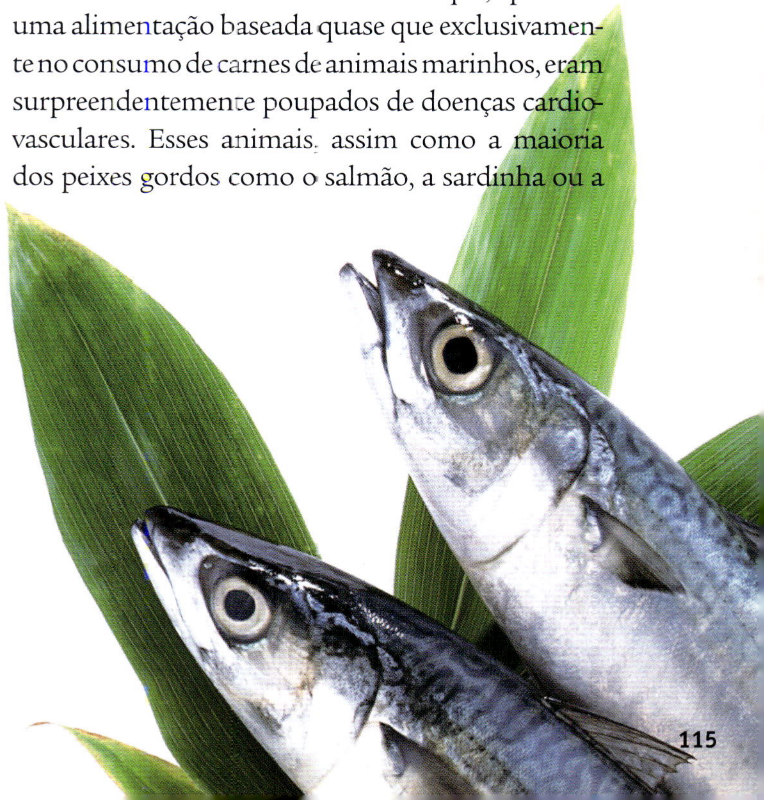

Peixes sem veneno

Apesar dos efeitos positivos bem conhecidos do consumo de peixe na saúde, tenta-se muitas vezes desacreditar essa fonte alimentar, a pretexto de que as espécies aquáticas contêm uma quantidade excessiva de produtos tóxicos, principalmente o mercúrio e bifenilos policlorados (BPC). O mercúrio é um metal pesado que pode ser proveniente de fontes naturais (como os vulcões), assim como da atividade humana (por exemplo, as centrais elétricas movidas a carvão). Quando se encontra na água, o mercúrio se transforma em metilmercúrio, uma forma que lhe permite acumular-se nas espécies aquáticas. Entretanto, a concentração de metilmercúrio nos peixes é muito variável, pois depende não apenas da contaminação ambiental, mas também da duração da vida do peixe e da sua posição na cadeia alimentar. Na verdade, os grandes peixes predadores que vivem por muito tempo, como o tubarão e o peixe-espada, comem durante a sua vida muitas espécies aquáticas que podem conter metilmercúrio, o que pode acarretar um acúmulo do tóxico ao longo dos anos. Inversamente, peixes que têm uma duração de vida mais curta, como o salmão ou a sardinha, não têm tempo de acumular o tóxico em quantidade significativa e o contêm muito pouco. O principal efeito danoso do mercúrio é sobre o feto e recomenda-se às mulheres grávidas evitar comer peixe-espada ou tubarão, duas espécies que, de qualquer forma, são pouco apreciadas na América do Norte, e substituí-los por peixes pouco contaminados, como o salmão. De qualquer forma, os fetos poderão aproveitar os efeitos positivos dos ômega 3 no desenvolvimento do cérebro, principalmente durante o último trimestre da gravidez, sem ter de sofrer os potenciais efeitos nefastos do mercúrio.

Ainda que o uso dos BCP esteja proibido desde 1977[1], estes têm uma longa duração de vida e ainda estão presentes no nosso ambiente. É importante saber que as taxas de BPC presentes nos diferentes peixes são comparáveis àquelas que se encontram em vários outros alimentos que comemos todos os dias. Por exemplo, o salmão de criação contém cerca de 30 nanogramas de BPC por grama (30ng/g), uma quantidade similar à que está presente no frango (32ng/g), no boi (22ng/g), na manteiga (70ng/g) ou ainda nos ovos (19ng/g). Essas quantidades estão muito aquém do limite imposto pelos organismos de controle governamentais, ou seja, um aporte máximo total de 2.000ng/g por dia.

Com uma redução tão acentuada da mortalidade causada pelas doenças coronárias, os benefícios ligados ao consumo regular de peixe são, de longe, superiores aos efeitos negativos possíveis dos seus contaminantes. É pois muito mais perigoso não comer peixe do que consumi-lo regularmente!

[1] O leitor deve se lembrar de que os autores se referem ao Canadá [N.T.].

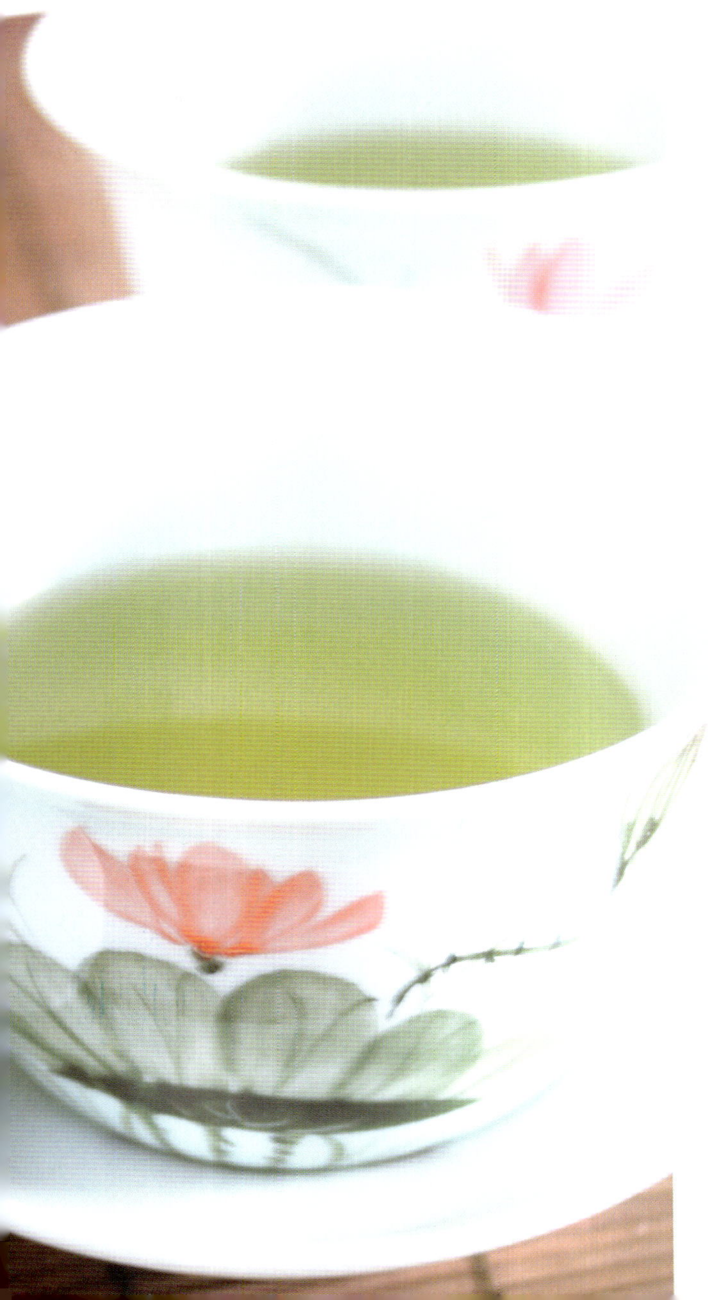

cavala, contêm grandes quantidades de ácido eicosapentaenoico (EPA) e de ácido docosahexaenoico (DHA), dois ácidos graxos ômega 3 de cadeia longa, que têm um papel muito importante na prevenção de certas doenças cardiovasculares: por exemplo, os grandes consumidores de peixes como os japoneses, que absorvem em média cerca de 1g de EPA e de DHA por dia, têm uma mortalidade causada pelas doenças coronárias cerca de 90% mais baixa do que a dos habitantes das regiões em que se come pouco peixe, como na América do Norte. O efeito protetor dessas gorduras pode até ser observado em quantidades menos importantes: assim, um consumo modesto, de cerca de 250 a 500mg de EPA e de DHA por dia, o que equivale apenas a uma meia porção (100g) de salmão, reduz em cerca de 40% o risco de mortalidade causada pelas doenças coronárias. E esse efeito positivo não se faz esperar: certos estudos mostraram que o consumo regular de peixes gordos provoca em algumas semanas efeitos positivos sobre o coração, diminuindo os episódios de arritmia, uma patologia que muitas vezes é responsável pela morte súbita.

Chá-verde – Pesquisas recentes indicam que as pessoas que bebem ao menos duas xícaras de chá-verde por dia (500ml) têm uma taxa de mortalidade 16% mais baixa em relação àquelas que bebem menos. Esse efeito é especialmente acentuado nas mulheres: enquanto a mortalidade dos grandes bebedores masculinos de chá diminuiu em 12%, a das mulheres é

23% mais baixa, ou seja, um efeito protetor duas vezes maior! Esse efeito protetor parece dever-se principalmente a uma diminuição importante da mortalidade ligada às doenças coronárias (25%) e principalmente aos acidentes vasculares cerebrais (60%).

Chocolate – Numerosos estudos mostraram que a massa de cacau contém quantidades muito elevadas de proantocianidinas, uma classe de polifenóis que possuem várias propriedades benéficas para a saúde. Por exemplo, os índios kuna, que vivem em ilhas ao largo do Panamá, consomem grandes quantidades de cacau e têm uma tensão arterial completamente normal, apesar de um regime alimentar muito rico em sal. Isso se deveria ao impacto positivo dos polifenóis do cacau sobre a dilatação das artérias, e também na baixa da agregação das plaquetas sanguíneas, dois parâmetros que desempenham um papel importante no desenvolvimento da hipertensão e das doenças cardiovasculares. Aliás, um estudo recente indica que as pessoas que consomem chocolate amargo com 70% de cacau (cerca de 20g por dia) mostram uma melhora notável na circulação sanguínea, enquanto nenhuma melhora se observa nas que absorvem chocolate "industrial", que contém pouca massa de cacau. Parece que esse efeito positivo do chocolate amargo está ligado à propriedade dos seus polifenóis de provocar a liberação de uma mensagem química, o óxido nítrico (cf. p. 101), que aumenta a dilatação das artérias, melhorando assim a circulação sanguínea e reduzindo a agregação das plaquetas. Entretanto, é importante observar que estudos precedentes mostraram que o leite impede a absorção dos polifenóis do chocolate amargo, neutralizando assim os seus efeitos benéficos, pois o leite contém quantidades importantes de caseínas, proteínas que também têm a propriedade de interagir com os polifenóis e impedi-los de ser absorvidos eficientemente pelo intestino. Assim, é sempre preferível consumir o chocolate amargo sem beber leite. Aliás, um fenômeno similar se observa quanto ao chá: enquanto o consumo de chá acarreta uma melhora notável da capacidade das artérias para se dilatarem, o que confirma que os polifenóis contidos no chá têm um impacto positivo no sistema cardiovascular, o acréscimo de leite derruba completamente esse impacto e neutraliza os efeitos positivos dessa bebida sobre o sistema cardiovascular.

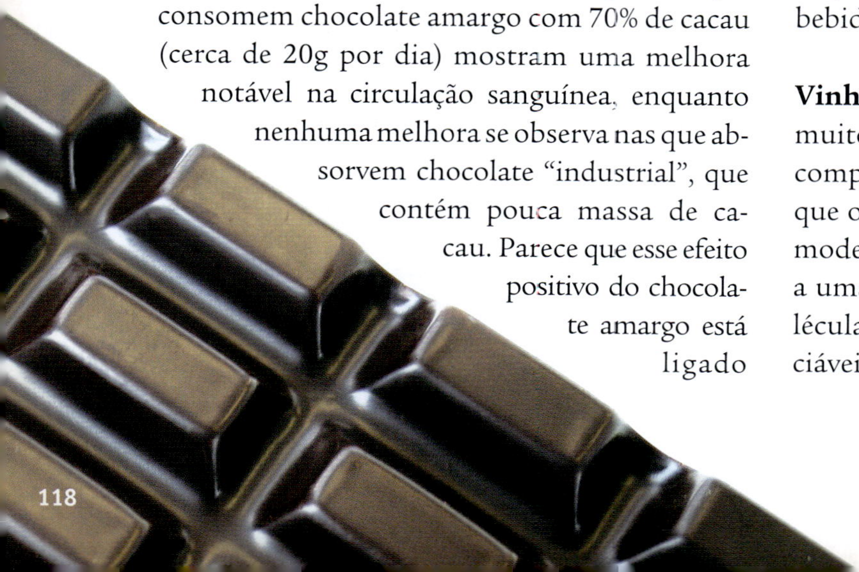

Vinho tinto – O vinho tinto é um produto muito complexo que contém vários milhares de compostos químicos, mas geralmente admite-se que os efeitos positivos associados ao consumo moderado de vinho são principalmente devidos a uma molécula chamada resveratrol. Essa molécula, que só se encontra em quantidades apreciáveis no vinho tinto, tem múltiplas ações positivas no sistema cardiovascular, entre os quais a redução da formação de coágulos que podem bloquear os vasos sanguíneos e assim provocar problemas graves. Esse efeito protetor do vinho tinto contra as doenças cardiovasculares é bem ilustrado por aquilo que se chama agora o "paradoxo francês": as pessoas que bebem regularmente vinho tinto têm uma taxa de mortalidade ligada às doenças cardíacas bastante baixa, e isso apesar da presença de vários fatores de risco dessas doenças como o tabagismo, a hipertensão e uma taxa elevada de colesterol sanguíneo.

Exercício físico – Os progressos tecnológicos do último século modificaram completamente o lugar ocupado pela atividade física nas nossas vidas: os carros permitem deslocamentos sem esforço, as máquinas reduziram muito o trabalho dos operários, a alimentação é facilmente acessível e a televisão, assim como o computador, são agora os lazeres preferidos das crianças e não os esportes físicos. Mesmo que essas inovações tenham permitido melhorar consideravelmente a nossa qualidade de vida, é preciso admitir que a maioria de nós nos tornamos muito menos ativos fisicamente do que os nossos avós. Essa baixa de atividade provoca muitos efeitos negativos na saúde.

Nunca seria demais insistir na importância da atividade física regular, tanto na prevenção das doenças cardiovasculares quanto na manutenção da boa saúde em geral. Um número impressionante de estudos mostrou que o simples fato de caminhar em bom ritmo duas horas e meia por semana (30 minutos por dia) – o que está longe de representar um esforço desmesu-

Múltiplos efeitos benéficos do exercício

Efeitos do exercício	Consequências
↑ da captura da glicose pelos tecidos	Manutenção de uma glicemia normal
↑ da atividade da lipoproteína lipase	Melhora do perfil do colesterol sanguíneo (relação HDL/LDL)
↑ das contrações do músculo cardíaco	Melhora das funções do coração
↓ do ritmo cardíaco em repouso	Baixa da pressão sanguínea
↓ da agregação das plaquetas	Diminuição da formação de coágulos sanguíneos

Figura 11

rado – reduz de 30 a 50% o risco de doenças cardiovasculares! Esse efeito benéfico se deve aos múltiplos impactos positivos do exercício, tanto na função cardíaca quanto no metabolismo em geral (fig. 11). Na prática, a atividade física regular representa um dos principais fatores do estilo de vida associado ao aumento da qualidade e da esperança de vida. Por exemplo, sabemos há muito tempo que as pessoas sedentárias são mais suscetíveis de ser prematuramente atingidas por uma ou outra das doenças crônicas, especialmente as doenças cardiovasculares, uma consequência que se agrava se essa inatividade se combina com um excesso de peso (fig. 12). Ao contrário, as pessoas que adotam um estilo de vida que inclui a atividade física regular podem retardar significativamente o aparecimento dessas doenças crônicas, e esse efeito pode ser ainda mais pronunciado quanto mais intensa for essa atividade física. O exercício não é apenas

O exercício aumenta a esperança de vida com saúde

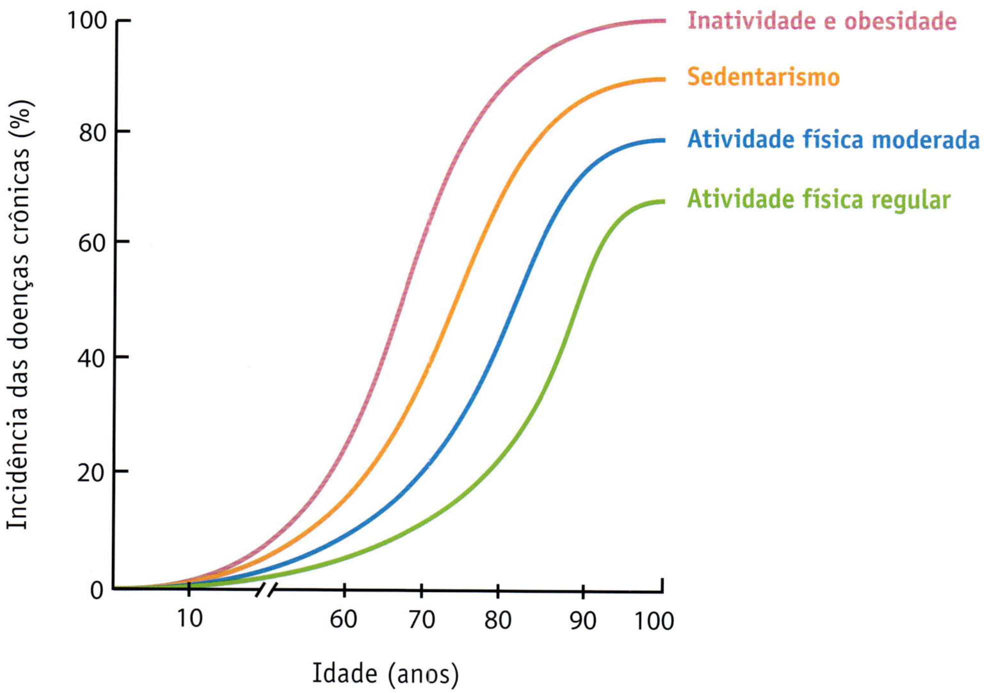

Figura 12

Fonte: Adaptado de *Nature*, 454, 2008, p. 463-469.

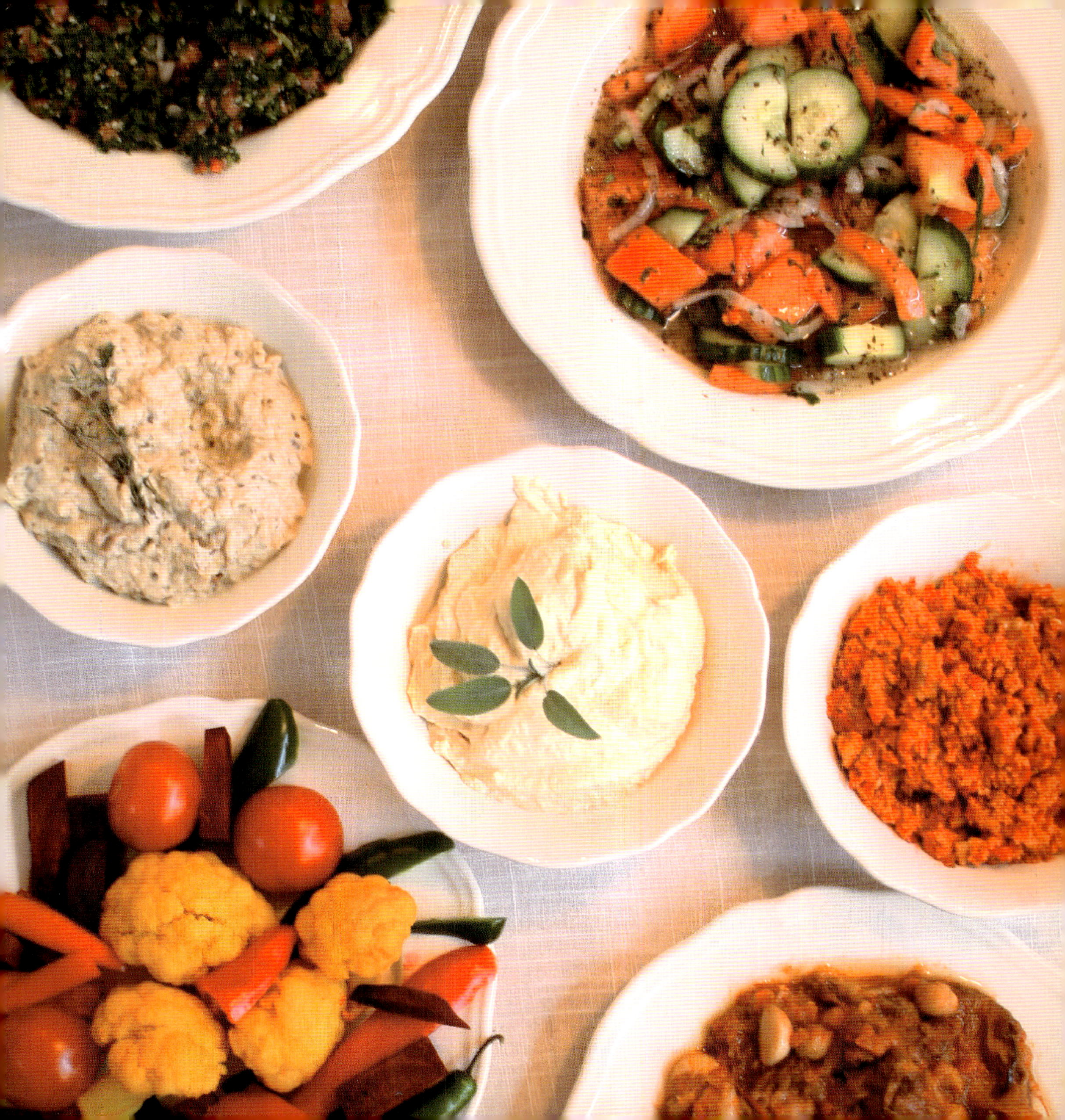

uma excelente maneira de manter as funções musculares. Mais importante do que isso, é um verdadeiro "medicamento" preventivo, capaz de retardar o aparecimento das doenças cardiovasculares e as doenças crônicas em geral.

A união faz a força

Vamos lembrar que é a combinação dos alimentos citados acima que pode verdadeiramente reduzir o desenvolvimento das doenças cardiovasculares. A complexidade dessas doenças, assim como a série de fatores que participam do seu aparecimento, fazem com que só modificando profundamente os nossos hábitos alimentares, de modo a integrar neles o máximo de elementos benéficos, reduzindo o aporte de maus alimentos, é possível prevenir eficazmente essas doenças.

O exemplo mais impressionante do impacto extraordinário que uma combinação dessas modificações alimentares pode provocar provém de um estudo francês realizado na região de Lyon no fim dos anos 1980, sobre os benefícios ligados a uma alimentação típica da Bacia Mediterrânea. Embora existam tantas versões da alimentação mediterrânea quantos são os países situados nessa magnífica região, os regimes alimentares desses países têm em comum um certo número de critérios, principalmente uma abundância de vegetais como frutas, legumes e cereais, a utilização sistemática do óleo de oliva como fonte de matéria graxa, conjugados com baixo aporte de carnes vermelhas e de produtos lácteos ricos em gorduras saturadas, como a manteiga e o creme de leite. Trata-se de uma alimentação exemplar, rica em compostos fitoquímicos, vitaminas e minerais, em gorduras monoinsaturadas e poli-insaturadas ômega 3. Nela, os açúcares complexos das fibras e dos cereais são as fontes principais de glicídios, e as proteínas vêm principalmente dos peixes e das leguminosas e não das carnes vermelhas. E, mais ainda, a cozinha mediterrânea é uma das melhores do mundo!

O estudo em questão visa determinar o impacto desse tipo de alimentação no risco de recidiva em pessoas sobreviventes a um infarto, comparativamente a uma alimentação pobre em gorduras, que era prescrita, nessa época, em tais situações. Os resultados do estudo são notáveis: o simples fato de aumentar o aporte de vegetais (frutas, legumes e leguminosas) e de gorduras monoinsaturadas e poli-insaturadas ômega 3 provocou uma baixa rápida e significativa da recidiva de infarto e da mortalidade dos participantes do estudo (fig. 13). Na prática, os benefícios associados à alimentação de tipo mediterrâneo foram tão extraordinários que o estudo teve de ser terminado antes da data prevista para a sua conclusão, a fim de não penalizar durante mais tempo os pacientes submetidos ao regime pobre em gorduras!

Longe de constituir um caso isolado, os efeitos benéficos da alimentação mediterrânea foram recentemente confirmados por uma pesquisa de grande envergadura realizada nos Estados Unidos, com 214.284 homens e 166.012 mulheres. As pessoas que aderiam mais ao regime mediterrâneo tinham o risco de mortalidade ligado às doenças cardiovasculares diminuído em 20%, em relação às pessoas que não adotaram esse modo de alimentação.

Esses resultados ilustram como é possível combater eficientemente o enorme fardo imposto pelas doenças cardiovasculares, modificando os nossos hábitos alimentares, de modo a aumentar o aporte de produtos vegetais, como frutas, legumes e grãos integrais, assim como de certos alimentos como o chá, o vinho tinto e o chocolate amargo, reduzindo ao mesmo tempo o consumo da má alimentação rica em gorduras trans, gorduras saturadas e açúcar. Combinar a diversidade e as qualidades gastronômicas desse tipo de alimentação com a prevenção das doenças crônicas constitui certamente a melhor ilustração das imensas possibilidades oferecidas por uma abordagem preventiva baseada na busca do prazer de comer bem.

Redução das doenças cardiovasculares por uma alimentação mediterrânea

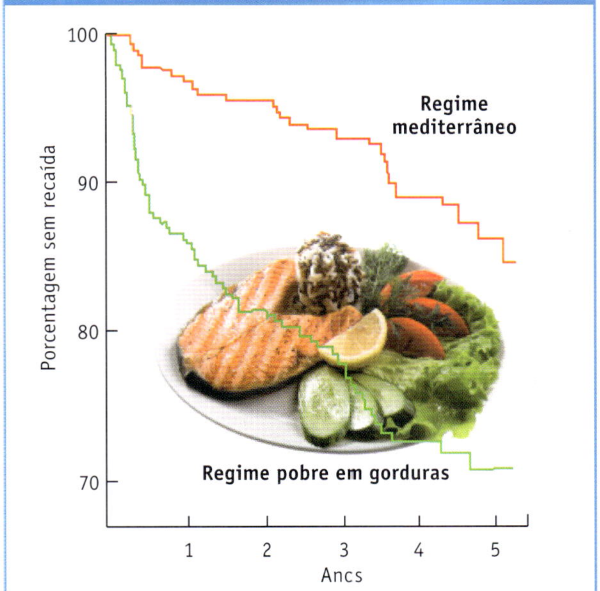

Figura 13

Fonte: Adaptado de Willett, 2001.

Em resumo

- Uma alimentação rica em produtos vegetais como frutas, legumes e grãos integrais, combinada com uma redução das gorduras saturadas, privilegiando as matérias graxas insaturadas e poli-insaturadas, permite reduzir consideravelmente os riscos de doenças cardiovasculares.
- Esse efeito protetor será ainda mais acentuado se for acompanhado da manutenção de um peso corporal normal, de uma atividade física regular e da ausência de tabagismo, três fatores importantes na prevenção dessas doenças.
- Considerando-se o número elevado de óbitos causados pelas doenças cardiovasculares, a adoção desses hábitos poderia ter repercussões extraordinárias tanto na qualidade quanto na esperança de vida da população.

Cola demais não cola;
açúcar demais não adoça.

Provérbio chinês

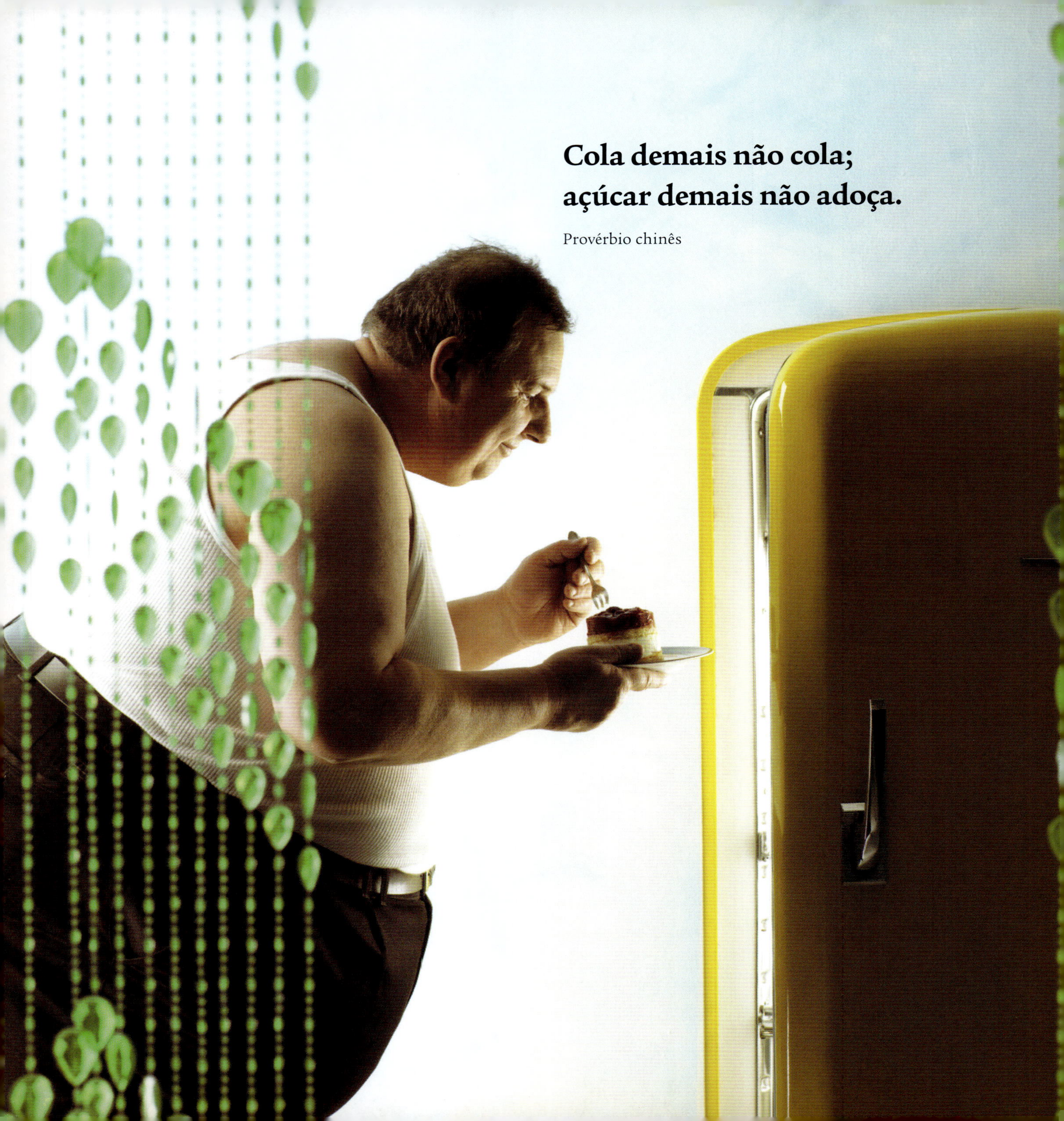

Capítulo 6

Um excesso de açúcar que deixa um gosto amargo: o diabetes tipo 2

De todas as doenças crônicas estudadas no âmbito desta obra, o diabetes tipo 2 é, sem dúvida, aquela cujas consequências negativas na saúde são as mais subestimadas pela população. Enquanto temos pavor de um infarto ou de um acidente vascular cerebral, de morrer lentamente de um câncer ou de impor um fardo insustentável aos nossos próximos em razão de neurodegenerescências como a Doença de Alzheimer, a maioria de nós consideramos o diabetes como uma doença "menor", que não afeta demais a qualidade de vida. Essa percepção é completamente errônea, pois trata-se, pelo contrário, de uma doença extremamente grave, de consequências catastróficas para a saúde: estima-se que as pessoas atingidas pelo diabetes têm uma esperança de vida reduzida, em média, de 12 anos, ou seja, tanto quanto o tabagismo! Sem dizer que as despesas com a saúde causadas por essa doença são vertiginosas; assim, nos Estados Unidos, estima-se que o custo dos gastos anuais ligados ao diabetes é de 175 bilhões de dólares. Prevenir o diabetes representa, pois, um objetivo obrigatório para melhorar a qualidade e a duração da existência, assim como para reduzir as enormes pressões que essa doença exerce sobre os nossos sistemas de saúde.

Da Antiguidade à descoberta da insulina

A descrição dos sintomas e das consequências dramáticas associados ao diabetes figura entre as mais antigas observações da história da medicina. O *Codex Ebers* – um tratado egípcio de medicina que data de três mil e quinhentos anos – já o menciona como uma doença que provoca "urina muito abundante". Mas é ao médico grego Areteu da Capadócia que se deve o primeiro estudo detalhado dessa "doença muito rara e extremamente surpreendente. Os doentes sentem uma sede intolerável, a bebida abundante que eles tomam não corresponde à quantidade da urina, pois deixam passar uma quantidade prodigiosa [...] e tudo sai como que por um sifão. Quando a doença chega a esse grau, os doentes ainda podem viver, mas é por pouco tempo" (*Tratado dos sinais, das causas e do tratamento das doenças agudas e crônicas*, cerca do século I). Essas observações, assim como aquelas efetuadas por outros médicos da Antiguidade, como Galiano e Celso, estão, aliás, na origem da palavra "diabetes", do grego *diabaino*, que significa literalmente "sifão" ou "passar através".

Uma das características particulares da urina das pessoas diabéticas, além da sua abundância, é o conteúdo elevado de açúcar. Alguns séculos antes, o médico indiano Charaka, observando que as formigas eram atraídas pela urina dos pacientes diabéticos, como se contivesse açúcar ou mel, já mencionara essa peculiaridade. Para descrever a doença, propôs o termo *madhumeha* (de *madhu*, que significa "açucarado", e *meha,* "urina abundante"). Cerca de dois mil anos depois, o inglês Thomas Willis confirmou (corajosamente) a presença do açúcar, provando diretamente a urina dos pacientes, e descobriu que ela era "maravilhosamente açucarada, como se estivesse impregnada de mel ou de açúcar" (*Pharmaceutice rationalis*, 1674). Propôs a apelação de diabetes *mellitus* (do latim *mel*), para descrever a doença – termo ainda usado hoje.

Entretanto, apesar dos conhecimentos acumulados ao longo dos séculos sobre os sintomas associados ao diabetes, foi só no início do século XX que a compreensão dos mecanismos subjacentes a essa doença permitiu estabelecer um tratamento para salvar os doentes. Essa façanha se deve aos pesquisadores canadenses Frederick Banting e Charles Best, que em 1921 observaram que a administração de um extrato de pâncreas a cães diabéticos provocava uma queda acentuada da glicose sanguínea, um efeito associado à presença, nesse extrato, de um hormônio chamado insulina (cf. box p. 127). A injeção de uma preparação

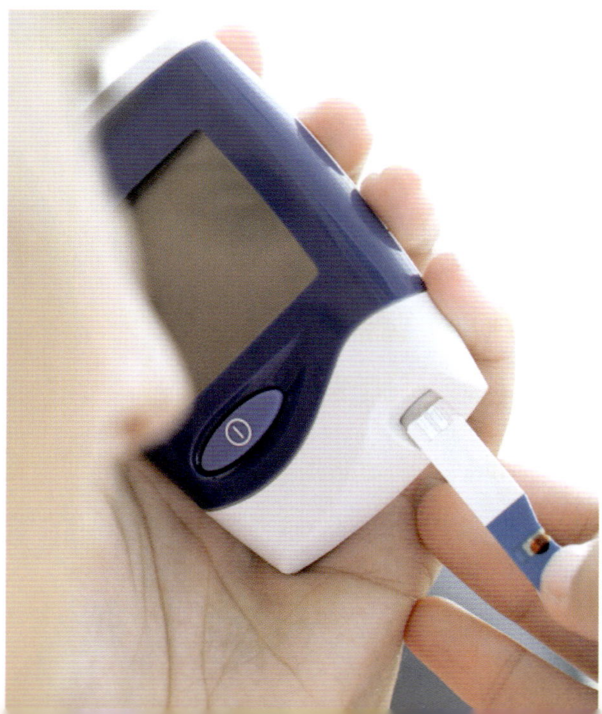

A insulina, maestro da glicemia

Hormônio secretado por um grupo de células do pâncreas agrupadas em formas semelhantes a ilhotas, a insulina (do latim *insula*, "ilha") tem um papel absolutamente indispensável no controle da taxa de glicose sanguínea e do metabolismo em geral. A função da insulina é capital, pois a glicose permite levar às células a energia necessária às suas funções e sua concentração deve ser mantida em um nível estável, cerca de 1g por litro. Durante uma refeição, a absorção dos glicídios da alimentação (açúcares ou amidos), provoca um aumento da glicemia, o que desencadeia a liberação da insulina pelo pâncreas. Esse aumento da produção de insulina tem três principais efeitos, todos destinados a tirar o máximo proveito da energia associada ao açúcar:

- favorecer o transporte da glicose para as células, particularmente para os músculos;
- armazenar a glicose no fígado e nos músculos, sob forma de glicogênio, para utilização futura;
- ajudar a conversão da glicose excedente em gordura.

Os sintomas ligados ao diabetes e o aspecto incurável que essa doença tinha antes da descoberta da insulina estão intimamente ligados a uma perturbação dessas funções. Efetivamente, na ausência da insulina, as pessoas diabéticas são incapazes de absorver eficazmente o açúcar, o que provoca o aparecimento de uma quantidade anormalmente alta de glicose no sangue (hiperglicemia). Os rins, incapazes de reter a totalidade desse açúcar, eliminam uma grande parte na urina, um fenômeno que se acompanha inevitavelmente (por osmose) de uma excreção maciça de água. É por isso que a presença de urina abundante e açucarada é um sinal precursor de uma hiperglicemia causada pelo diabetes. Essa impossibilidade de utilizar a glicose como combustível tem efeitos a longo prazo ainda mais graves: privadas de glicose, as células são obrigadas a se voltar para outros tipos de substâncias energéticas (as gorduras e as proteínas), para suprir as suas necessidades, o que acarreta o esgotamento das reservas do corpo e um acentuado emagrecimento. Essa utilização excessiva das fontes energéticas provoca também a produção aumentada de corpos cetônicos, compostos que modificam o pH sanguíneo e acarretam uma acidose metabólica de consequências desastrosas. A função essencial da insulina é, pois, um exemplo brilhante, não só da imensa complexidade do metabolismo humano, mas principalmente dos perigos associados a toda perturbação do equilíbrio desse sistema.

de insulina a Leonard Thompson, um jovem paciente diabético de 14 anos, agonizante, provocou uma melhora espetacular do seu estado de saúde e, repetida diariamente, lhe permitiu viver muitos anos suplementares (morreu 13 anos depois, em um acidente de carro). Recompensada já no ano seguinte pelo Prêmio Nobel de medicina, a descoberta da insulina representa sem dúvida uma das maiores realizações da história da medicina, uma proeza que salvou muitas vidas humanas. Aliás, calcula-se que cerca de 15 milhões de pessoas hoje vivas teriam morrido em idade precoce sem a administração diária de insulina.

O diabetes tipo 2: um assassino silencioso

O aumento da taxa de açúcar sanguíneo associado ao diabetes pode ser causado por duas formas muito diferentes da doença, que são designadas pelas apelações de diabetes tipo 1 (insulino-dependente) e tipo 2 (não insulino-dependente). Essa classificação reflete as grandes diferenças que existem nos mecanismos implicados na hiperglicemia assim como na natureza dos fatores que favorecem o aparecimento dessas duas doenças (cf. box, p. 132).

O diabetes tipo 2, responsável sozinho por mais de 80% dos casos de diabetes, tornou-se, durante os últimos anos, uma das principais doenças crônicas que afetam o conjunto da população mundial. O peso do fardo associado a essa doença é impressionante: em 25 anos apenas, ou seja, de 1985 até nossos dias, o número de pessoas atingidas pelo diabetes no mundo passou de cerca de 30 milhões a pouco mais de 200 milhões, quase sete vezes mais! (fig. 1).

Essa tendência é muito preocupante, pois o diabetes aumenta consideravelmente o risco de complicações provocadas pela hiperglicemia sobre a função dos vasos sanguíneos (fig. 2). Efetivamente, a hiperglicemia crônica causada pelo diabetes tipo 2 é um estado que agrava o risco

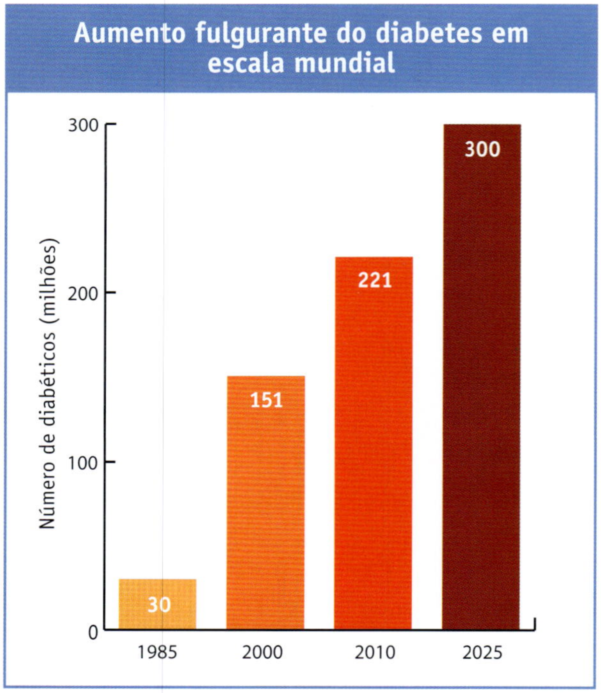

Figura 1 *Fonte: Ann. Rev. Nutr., 23, 2003, p. 345-377.*

Doenças associadas ao diabetes

Patologias vasculares associadas ao diabetes	Fatos mais importantes
Doenças cardiovasculares	Aumentam de 3 a 4 vezes o risco de infarto e acidentes vasculares cerebrais
Insuficiência renal	As nefropatias diabéticas são a principal causa de diálise no Ocidente
Retinopatias	Afetam um terço das pessoas diabéticas e representam uma das principais causas de cegueira
Angiopatias (arterites)	Causam a necrose e a amputação dos membros inferiores
Disfunção erétil	Afeta de 35 a 45% dos homens diabéticos
Demência (ex. Alzheimer)	Os diabéticos têm um risco 50% maior de declínio cognitivo

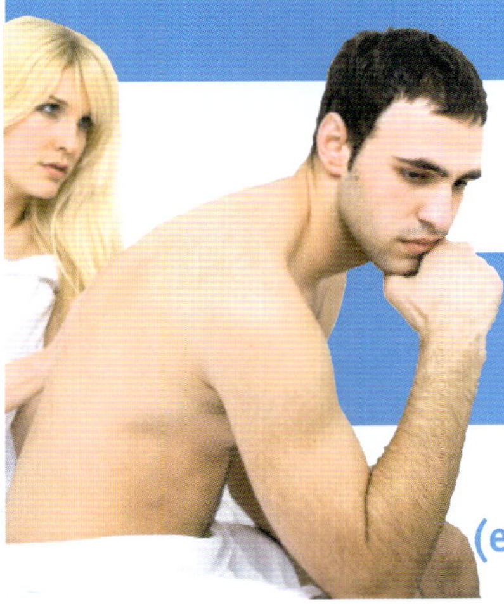

Figura 2

de doenças cardiovasculares como o infarto e os acidentes vasculares cerebrais (três a quatro vezes mais), assim como diversas patologias como a insuficiência renal (perda progressiva das funções do rim), as retinopatias (importantes doenças dos olhos, causando cegueira) ou ainda os problemas de circulação nos membros inferiores (arterites). Neste último caso, os distúrbios podem levar ao aparecimento daquilo que se chama "pé diabético" (cf. foto), isto é, o desenvolvimento de uma necrose que exige a amputação do membro, único meio de salvar a vida da pessoa atingida. Estima-se que a cada 30 segundos uma pessoa no mundo tem um membro amputado por motivo das complicações vasculares causadas pelo diabetes.

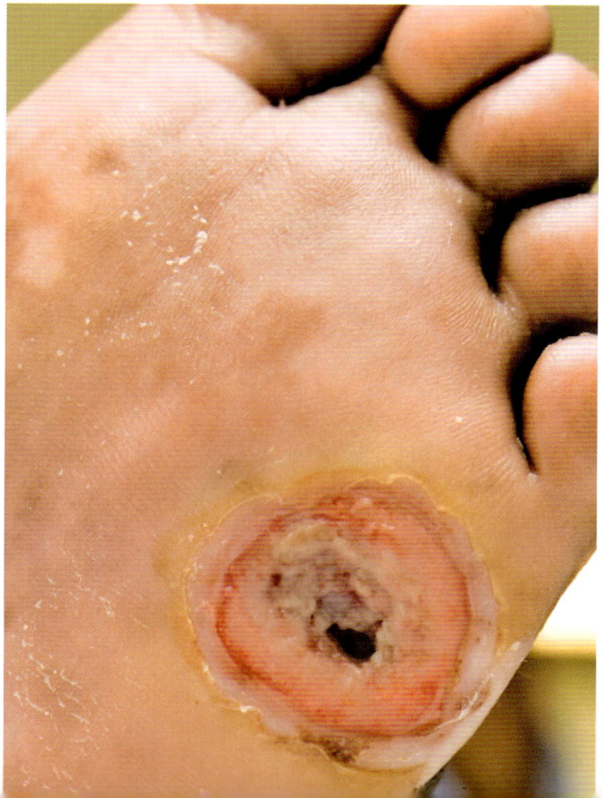

O açúcar: uma substância a ser manipulada com precaução!

Apesar de todo o gosto e de toda a paixão que possamos ter pelo sabor açucarado, os danos associados ao excesso de glicose no sangue vêm nos lembrar de que essa substância está longe de ser tão inofensiva quanto se pode acreditar. Entretanto, esses efeitos não têm nada de surpreendente: o açúcar, como todas as formas de energia, deve ser manipulado com muita precaução para evitar o aparecimento de efeitos secundários graves. Por exemplo, mesmo que a gasolina seja indispensável ao funcionamento de um carro, ela pode tornar-se verdadeiramente perigosa se a sua combustão não for cuidadosamente controlada pelo motor do veículo. Ocorre o mesmo com o açúcar: mesmo que o nosso corpo (e especialmente o nosso cérebro) tenha constantemente necessidade de glicose para funcionar, ele desenvolveu paralelamente um sistema de controle muito sofisticado para manter a concentração dessa molécula em níveis exatamente suficientes para suprir as necessidades do organismo. E esses níveis são muito mais baixos do que se pensa: em média, o sangue de um indivíduo em boa saúde contém no máximo 4 a 5g de açúcar, ou seja, apenas o equivalente a uma colher de chá! O açúcar constitui uma fonte de energia preciosa, mas que é usada com uma infinita prudência pelo nosso organismo.

Do ponto de vista alimentar, aquilo que se chama açúcar é na verdade sucrose, uma substância formada pela combinação da glicose e da frutose.

Em termos de energia, a glicose é o combustível preferido pelas nossas células, sua concentração no sangue sendo cerca de mil vezes mais alta do que a da frutose.

A importância que o nosso corpo atribui à manutenção de um nível ótimo de glicose no sangue é bem ilustrada pela complexidade dos mecanismos que são responsáveis pelo controle da glicemia. Mesmo que comamos apenas três vezes por dia, o nível de açúcar fica constante graças à ação conjunta de diversos órgãos, que observam permanentemente as menores variações da glicemia (fig. 3). A principal fonte de açúcar é, evidentemente, o alimento, mas entre as refeições os níveis de glicose permanecem constantes graças ao fígado, verdadeiro "entreposto" de açúcar, cuja função é liberar as quantidades necessárias de glicose para manter a glicemia em nível normal, em resposta às ordens ditadas pelo cérebro. Durante uma refeição, o açúcar contido nos ali-

Principais órgãos implicados no controle da glicemia

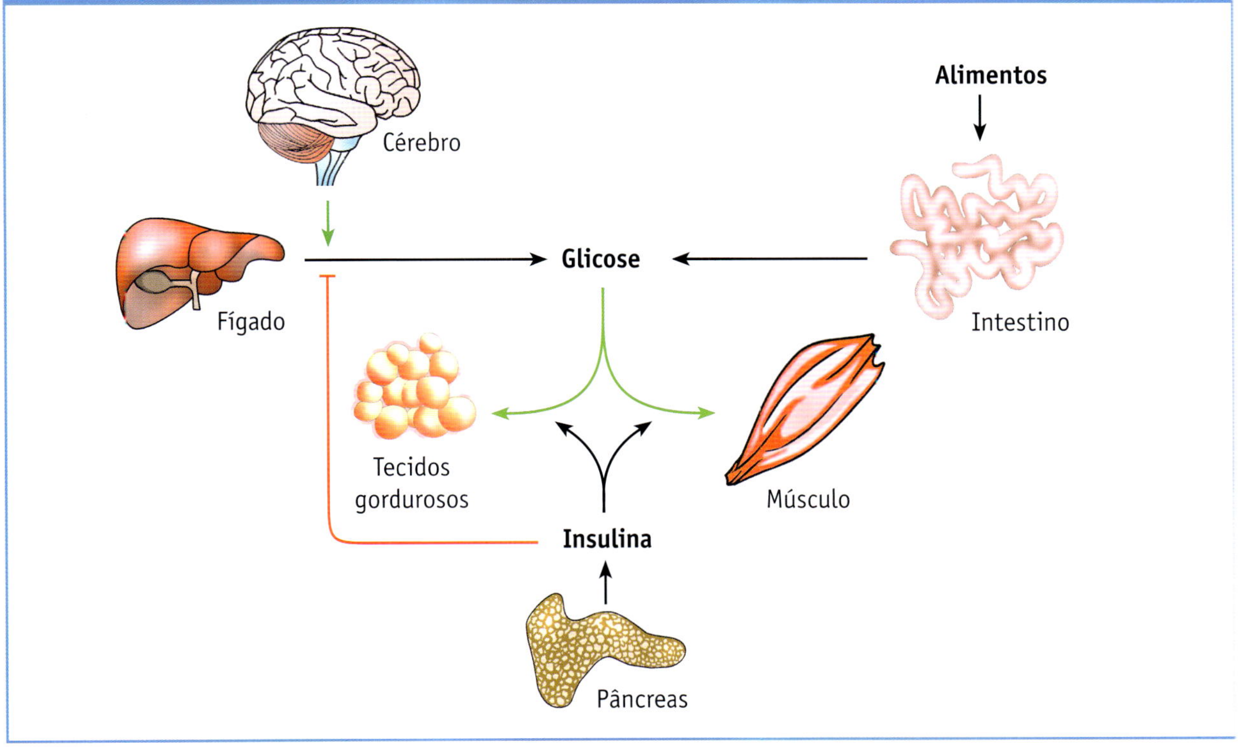

Figura 3

Fonte: *Nature*, 444, 2006, p. 847-853.

O que é o diabetes?

Define-se o diabetes como um estado de hiperglicemia crônica, devido a uma perda da produção de insulina ou ainda a uma incapacidade dos órgãos de captar o açúcar em resposta à insulina. Segundo os mecanismos implicados, dois grandes tipos de diabetes podem ser distinguidos.

Diabetes tipo 1 – A hiperglicemia associada a essa doença se deve à destruição das células do pâncreas responsáveis pela produção de insulina. Sabemos, desde muito tempo, que esse tipo de diabetes se declara, em geral, durante a infância. Entretanto, os fatores extremamente complexos responsáveis pela doença (fator genético e estilo de vida) são até hoje pouco compreendidos.

Diabetes tipo 2 – Responsável por mais de 80% dos casos de diabetes, o diabetes tipo 2 se tornou, durante os últimos anos, uma das principais doenças crônicas que afetam a população mundial. Esse tipo de diabetes é caracterizado pelo fenômeno de "resistência à insulina", isto é, uma condição na qual os órgãos do corpo (fígado, músculos, tecidos adiposos) perdem progressivamente a capacidade de captar o açúcar em resposta ao sinal da insulina. Interferindo na captação do açúcar, essa resistência acarreta um "superaquecimento" metabólico do pâncreas, que aumenta a produção de insulina, com a esperança de fazer o açúcar entrar nas células a qualquer preço. E, quando ela se faz durante períodos prolongados, essa resistência à insulina pode provocar um esgotamento do pâncreas, resultando numa incapacidade de secretar com eficiência esse hormônio.

A resistência à insulina está muitas vezes associada a uma série de outras desordens fisiológicas como a hipertrigliceridemia (aumento das gorduras sanguíneas), a hipertensão, uma baixa do bom colesterol HDL, assim como a obesidade, principalmente na região do abdome. O conjunto desses sintomas, chamado síndrome metabólica, representa um fator de risco importante de doenças cardiovasculares e de diabetes tipo 2.

Como veremos ao longo deste capítulo, a contribuição do modo de vida ocidental para o desenvolvimento do diabetes tipo 2 não deixa dúvida. O melhor exemplo é certamente o aumento alarmante do diabetes tipo 2 no seio de certas populações autóctones, geneticamente predispostas a essa doença. Por exemplo, as tribos de índios Pima, que vivem no deserto do Arizona, têm uma das frequências mais elevadas no mundo de obesidade e de diabetes tipo 2, uma situação diretamente ligada à adoção de uma alimentação de tipo ocidental, rica em produtos transformados. Ao contrário, os mesmos índios que vivem no México e conservaram uma alimentação tradicional são amplamente poupados por essas doenças e gozam de excelente saúde.

mentos é rapidamente absorvido pelo intestino e encaminhado para o sangue, provocando uma alta acentuada da glicemia. Para responder a esse aumento súbito, o pâncreas secreta insulina, que permite aos músculos e às células adiposas captarem o excedente de açúcar e estocá-lo para uso futuro, indicando ao mesmo tempo ao fígado que é preciso parar de produzir glicose, já que a quantidade de açúcar no sangue é suficiente. Assim, o equilíbrio desses processos faz com que a glicemia seja mantida em nível constante, perfeitamente adaptado para as necessidades das células do organismo.

Como veremos depois, certos fatores do estilo de vida perturbam o bom funcionamento desses mecanismos reguladores e impedem os músculos e as células adiposas de responderem adequadamente à mensagem da insulina. Em tais condições, os níveis de açúcar sanguíneo ficam muito mais elevados do que as concentrações para as quais o nosso organismo está adaptado, e essa hiperglicemia é responsável por múltiplas complicações associadas ao diabetes tipo 2.

Uma questão de "AGE"

A presença de quantidades elevadas de açúcar no sangue é nefasta, pois essa molécula tem a capacidade de reagir com vários componentes presentes tanto no interior quanto no exterior das células. Graças aos trabalhos do químico francês Louis-Camille Maillard (1878-1936), sabemos que o açúcar tem a propriedade de ligar-se quimicamente às proteínas, uma reação que, aliás, está na base do processo de caramelização (degradação de Strecker), tão essencial na cozinha: submetida a temperaturas elevadas, a glicose interage com as proteínas para formar um complexo colorido, responsável, entre outros fatores, pela cor dourada tão característica da crosta das tortas ou ainda das carnes. À temperatura do corpo humano, a reação de Maillard é mais lenta, evidentemente, mas quando os níveis de açúcar sanguíneo ficam elevados durante longos períodos, como acontece frequentemente nas etapas que precedem o aparecimento do diabetes tipo 2, ela pode se realizar e provocar vários efeitos danosos para a saúde.

Durante essa reação química, chamada glicação, as moléculas de glicose se fixam na estrutura de certas proteínas, formando progressivamente produtos terminais de glicação, mais conhecidos pela apelação de AGE (*advanced glycation end products*). O exemplo mais claro é a modificação da hemoglobina (proteína que transporta o oxigênio no sangue), e a forma "açucarada" dessa proteína (HbA1c) serve até de marcador para medir a hiperglicemia e a evolução do diabetes.

Entretanto, além da hemoglobina modificada, outros produtos AGE são muito perigosos para a função dos vasos sanguíneos, pois modificam as funções normais de certas proteínas presentes nas paredes vasculares (fig. 4). Por exemplo, a interação do açúcar com as fibras de colágeno presentes na parede das artérias provoca o espessamento dos vasos, o que aumenta o risco de trombose (formação de coágulos). Paralelamente, a glicação modifica a estrutura do colesterol LDL e favorece a sua retenção na parede do vaso; esse fator aumenta consideravelmente o risco de aterosclerose (cf. cap. 5). Esse risco é ainda maior, pois a modificação de várias proteínas pela glicose acarreta o desenvolvimento de condições inflamatórias e uma perda de elasticidade dos vasos. É por todas essas razões que a hiperglicemia favorece o desenvolvimento das doenças cardiovasculares: alterando quimicamente os componentes dos vasos sanguíneos, o excesso prolongado de glicose no sangue envelhece esses vasos prematuramente, provocando uma "caramelização" patológica de consequências dramáticas.

Os produtos AGE nas doenças vasculares

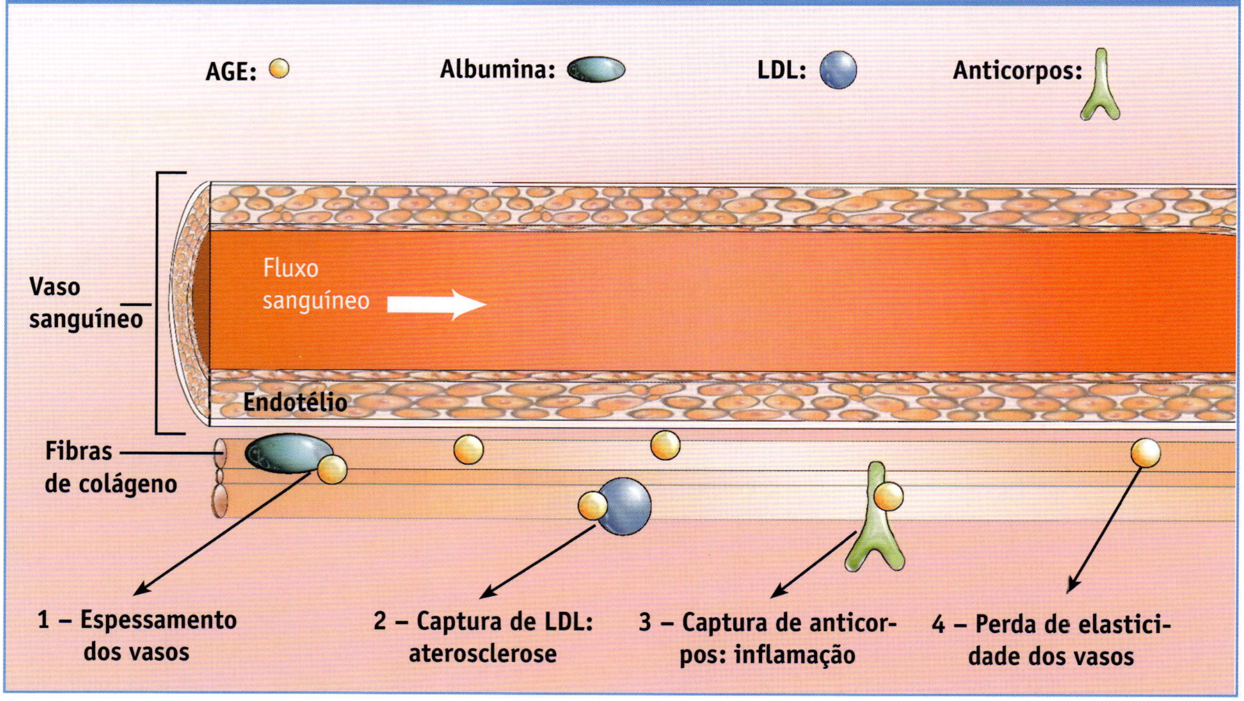

Figura 4

Fonte: http://209.209.34.25/webdocs/glycation

A obesidade, principal causa do diabetes

Sem nenhuma dúvida, os profundos desequilíbrios do metabolismo causados pela obesidade têm um papel predominante no aumento recente do número de diabetes tipo 2. Cerca de 80% das pessoas diabéticas são obesas. Essa situação se explica pelo grande aumento do risco de diabetes tipo 2, associado a uma alta do índice de massa corporal (fig. 5). Até para os IMC considerados normais, isto é, abaixo de 25, o risco de diabetes já é aproximadamente três vezes mais elevado do que para as pessoas esbeltas (IMC inferior a 23, o que corresponde, em geral, para uma pessoa de 1,65m, a um peso de 60kg) e se torna cerca de oito vezes mais elevado para as pessoas que sofrem de sobrepeso (IMC = 25 a 30). É óbvio que para as pessoas obesas (IMC = 30) e obesas mórbidas (IMC = 40), esse aumento do risco atinge proporções “gigantescas”, da ordem de vinte a quarenta vezes. Essa relação indica que o diabetes tipo 2 representa um dos principais danos colaterais associados à epidemia de obesidade observada

Índice de massa corporal e diabetes de tipo 2

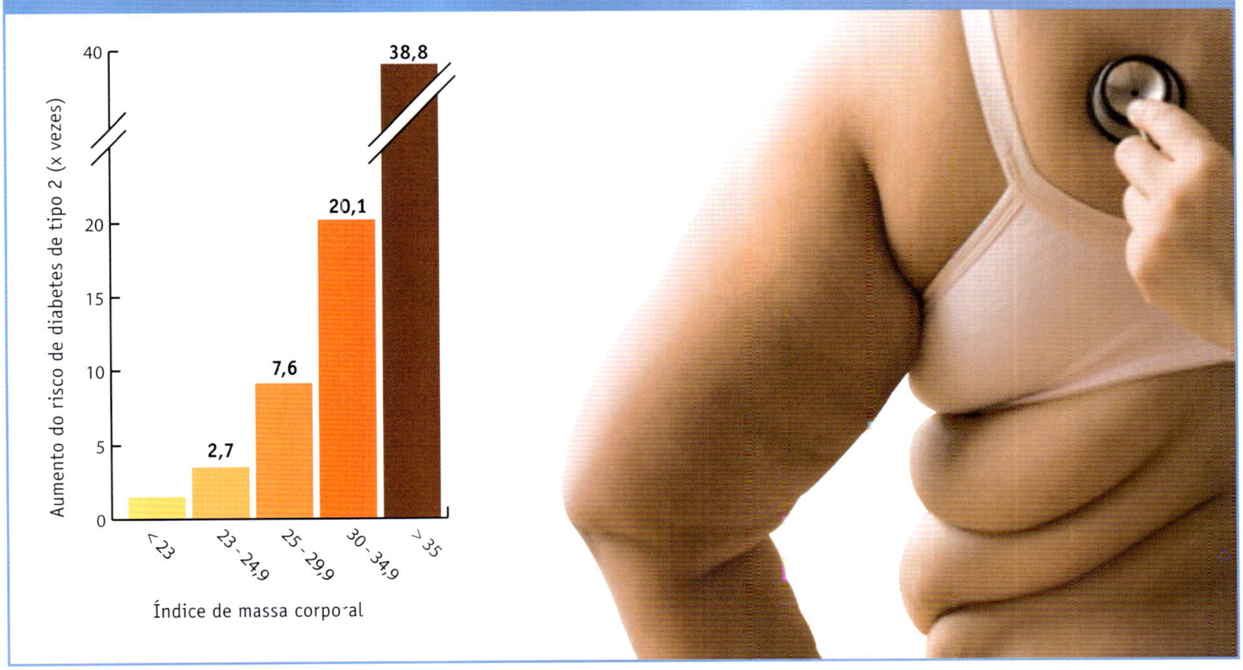

Figura 5

Fonte: New Engl. J. Med., 345, 2001, p. 790-797.

atualmente em escala mundial. Na prática, essa ligação entre obesidade e diabetes é tão estreita que muitas vezes se usa o termo "diabesidade" para ilustrar essa relação.

Os mecanismos pelos quais a obesidade favorece o aparecimento do diabetes tipo 2 são extremamente complexos e constituem sem dúvida a melhor ilustração dos efeitos negativos associados aos enormes distúrbios metabólicos que são causados pelo excesso de peso. Vamos repetir: a obesidade não é um simples acúmulo de um excesso de gordura; ela representa um estado patológico causado por uma hipertrofia dos adipócitos, células que compõem o tecido gorduroso, que modifica profundamente a função primordial desempenhada por essas células no equilíbrio do metabolismo. Esse excedente de gordura é tóxico para o organismo, pois participa ativamente do estímulo a uma resistência à insulina, um estado muito grave que leva em último caso ao desenvolvimento do diabetes.

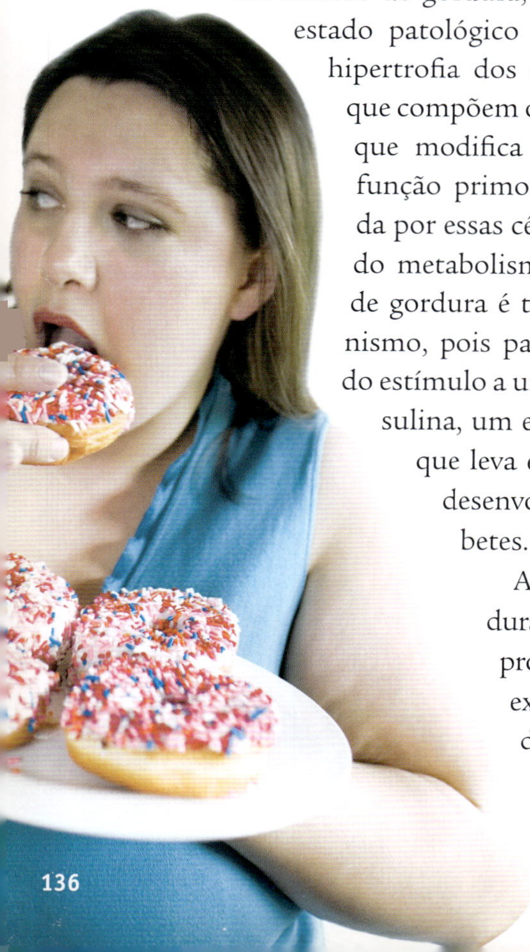

A sobrecarga de gordura nos adipócitos provoca uma fuga excessiva dessas gorduras para o sangue, levando as células a preferir essa fonte de energia à glicose. O resultado é uma parada da importação da glicose a partir do sangue e, consequentemente, uma alta da glicemia.

O aumento da taxa de ácidos graxos sanguíneos modifica completamente o código de acesso que permite, em princípio, à insulina favorecer a entrada de glicose nos tecidos-alvo como os músculos ou os adipócitos. Esses tecidos são incapazes de responder adequadamente à mensagem transmitida pela insulina e não podem assimilar eficazmente o açúcar sanguíneo.

O excesso de gordura nos adipócitos é percebido como um atentado à integridade do organismo, uma ameaça que provoca a ativação do sistema imunitário responsável pela inflamação. A liberação de moléculas que possuem uma grande atividade inflamatória interfere, por sua vez, com a capacidade de resposta à insulina e contribui assim para a aquisição da resistência a esse hormônio.

É claro que o excesso de peso aumenta gravemente o risco de diabetes: tornando os órgãos do corpo menos sensíveis à mensagem da insulina, a obesidade acarreta uma superprodução desse hormônio, de modo a compensar essa resistência, o que leva pouco a pouco a um esgotamento do pâncreas e a uma diminuição progressiva da secreção da insulina. Ao chegar a esse estágio, o desenvolvimento do diabetes se acelera consideravelmente, pois a queda da taxa de insulina tem – além de um impacto direto na capacidade dos órgãos como os músculos e o fígado de captar a glicose sanguínea – múltiplas consequências que acentuam o desequilíbrio do metabolismo (fig. 6). Por um lado, a redução de insulina provoca uma liberação aumentada de gordura a partir dos tecidos adiposos, o que amplifica a resistência a esse hormônio e acelera a destruição das células do pâncreas implicadas na sua produção. Por outro lado, já que a insulina tem um papel importante no controle do apetite, sua diminuição está associada a um aumento do aporte alimentar, que favorece o armazenamento desse excesso de energia sob forma de gordura. Trata-se, pois, de um círculo vicioso, cujo resultado não deixa dúvida: o aparecimento do diabetes.

As soluções: como prevenir o diabetes tipo 2

Considerando-se a gravidade dos efeitos associados à resistência à insulina e ao diabetes tipo 2, a prevenção dessa doença constitui certamente a melhor arma à nossa disposição para reduzir os danos causados pelo excesso de açúcar sanguíneo. Felizmente, para nós, esse potencial de pre-

Impacto de uma diminuição das taxas de insulina nos diferentes órgãos

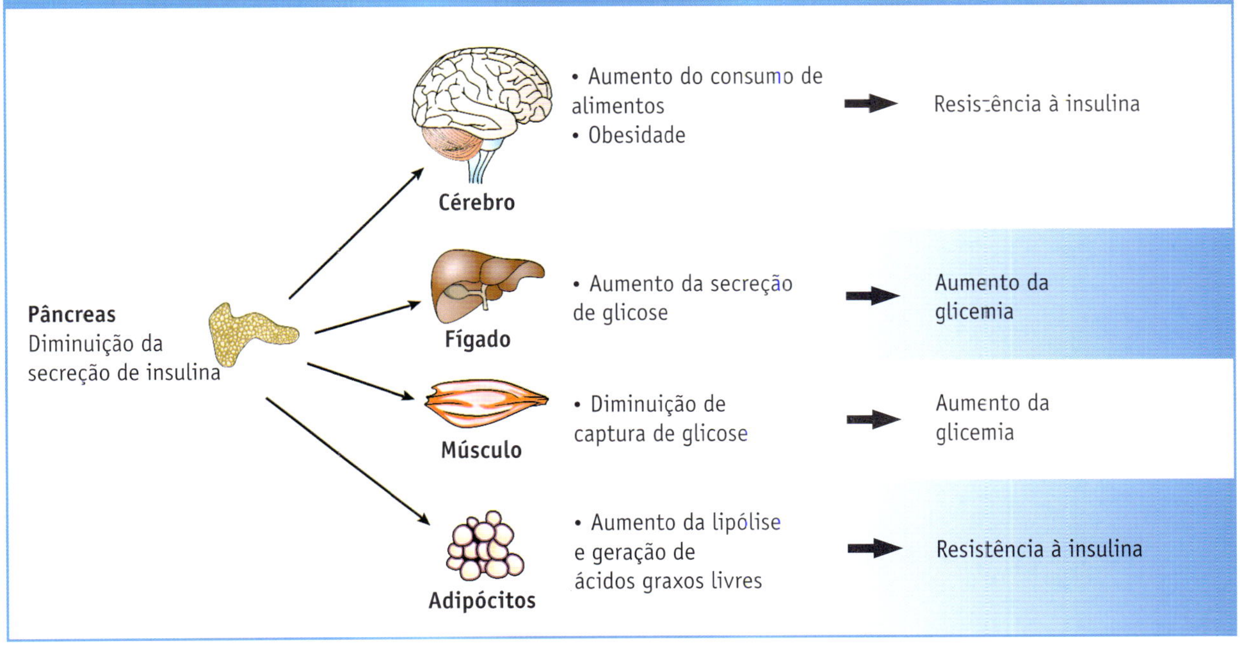

Figura 6

Fonte: *Nature*, 444, 2006, p. 840-846.

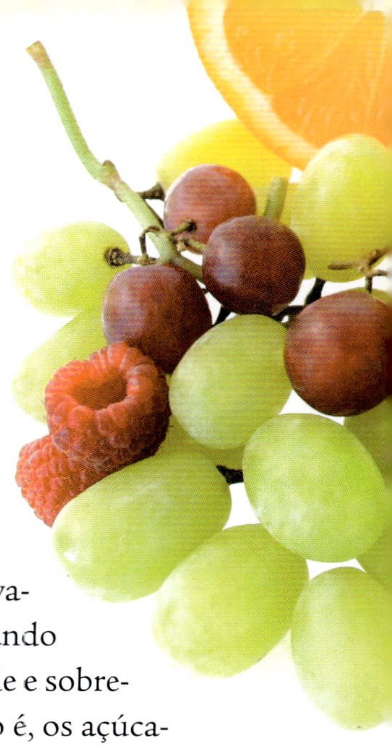

venção é extraordinário: estima-se que a adoção de um estilo de vida saudável poderia prevenir até 90% dos casos de diabetes tipo 2! Para reduzir o risco de diabetes, vamos passar em revista alguns aspectos do estilo de vida.

O controle do peso corporal – Levando em conta o papel central do sobrepeso e da obesidade no desenvolvimento do diabetes tipo 2, é óbvio que a manutenção de um peso corporal normal constitui uma faceta primordial de toda abordagem preventiva dessa doença. A ilustração mais impressionante da influência da perda de peso no risco de diabetes é sem dúvida o efeito da cirurgia bariátrica (redução do volume do estômago) em pessoas sofrendo de obesidade mórbida: ao reduzir drasticamente o volume do estômago, essa intervenção provoca uma queda rápida da obesidade, que se acompanha de um desaparecimento quase completo do diabetes tipo 2!

Entretanto, não é necessário (nem desejável!) sofrer esse tipo de intervenção para aproveitar os benefícios associados à perda de peso: uma redução de apenas 5kg, mesmo escalonada por vários anos, pode provocar uma diminuição de 50% do risco de diabetes! Em uma época em que o sobrepeso se tornou a norma mais do que a exceção, o diabetes tipo 2 é certamente a melhor ilustração dos perigos associados a esse excesso de peso e da necessidade de permanecer tão esbelto quanto possível para prevenir adequadamente o desenvolvimento dessa doença. E como veremos na conclusão deste livro, a manutenção de um peso saudável passa necessariamente por uma modificação em profundidade dos nossos hábitos alimentares.

O controle da glicemia – Também é possível reduzir significativamente o risco de diabetes prestando uma atenção especial à quantidade e sobretudo à natureza dos glicídios, isto é, os açúcares presentes na alimentação. Devemos reconhecer três grandes tipos de glicídios.

Os açúcares simples, como os das frutas, dos laticínios, do mel, e os açúcares acrescentados a diferentes produtos vendidos no mercado. O açúcar acrescentado está longe de ser desprezível: em 2001, ele representava mais de 10% das calorias consumidas pelos canadenses, ou seja, o equivalente a 60g (12 colheres de chá) de açúcar por dia! Esse excesso é algumas vezes difícil de identificar, pois a indústria usa várias fontes de açúcar na confecção dos seus produtos alimentares. Mas não devemos nos enganar: se o rótulo de um produto indica termos como sucrose, dextrose, xarope de milho enriquecido com frutose, glicose-frutose, xarope de malte, etc., isso significa apenas uma coisa: açúcar foi acrescentado ao produto! E se esses termos aparecem em primeiro lugar na lista de ingredientes, maior quantidade deles o produto contém...

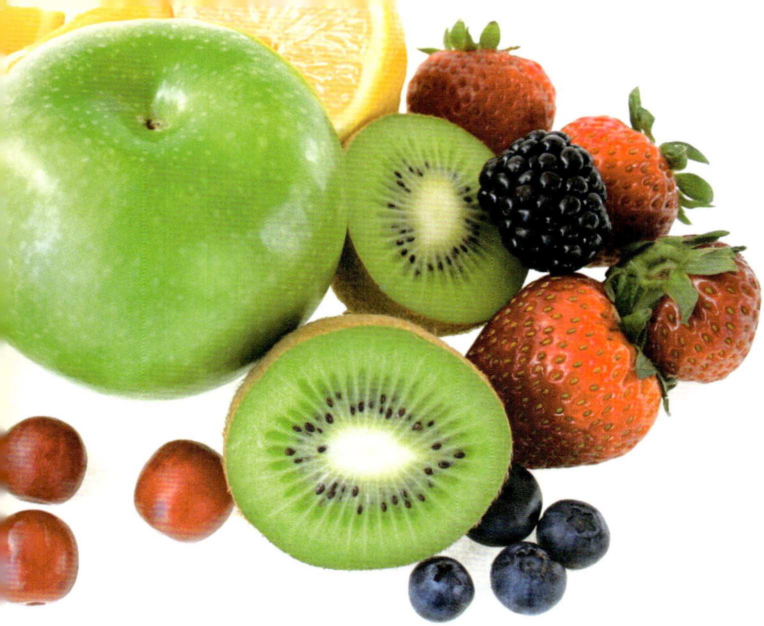

Os amidos,
formados pela reunião de várias moléculas de açúcar. O amido se encontra nos cereais, nas batatas e em certos legumes e leguminosas. Geralmente, o açúcar presente em um alimento sob forma de amido é digerido mais lentamente do que os açúcares simples. Em contrapartida, nem todos os amidos são digeridos na mesma velocidade: por exemplo, o amido das batatas tem uma estrutura que torna a sua degradação em açúcar muito rápida, enquanto o amido das leguminosas, por exemplo, é muito mais resistente.

As fibras alimentares, que se encontram unicamente nos produtos vegetais como os legumes, as frutas e os grãos integrais. Essas fibras são tão complexas que o nosso estômago é incapaz de digeri-las e só graças às bactérias presentes no intestino conseguimos extrair uma pequena quantidade do seu conteúdo de açúcar.

A principal diferença entre os diversos tipos de glicídios reside na rapidez com a qual eles são absorvidos pelo intestino e encaminhados para a circulação sanguínea. No caso dos açúcares simples, sua assimilação rápida força o pâncreas a secretar em reação uma grande quantidade de insulina. Mas, no caso das fibras alimentares ou dos amidos complexos, o intestino degrada esses açúcares muito mais lentamente, o que provoca o aparecimento gradual de açúcar no sangue e a produção mais baixa de insulina. Para diferenciar os efeitos dos glicídios na glicose sanguínea, utilizam-se os conceitos de índice e de carga glicêmica (cf. box p. 141).

A ingestão de um alimento contendo uma carga glicêmica elevada, flocos de milho por exemplo, provoca um aumento rápido da taxa de glicose no sangue, sendo essa alta acompanhada de uma secreção maciça de insulina, destinada a absorver todo esse açúcar (fig. 8). Entretanto, ocorre que a quantidade de insulina produzida pelo pâncreas em resposta a um tal nível de açúcar seja grande demais, o que pode acarretar uma absorção excessiva de glicose e, paradoxalmente, um estado de hipoglicemia algumas horas depois da refeição. Essa situação é indesejável, pois a falta de glicose no sangue exerce um forte estímulo sobre os centros implicados no controle do apetite, provocando um "pequeno acesso de fome", destinado a elevar novamente a glicose. Repetidas demais, essas flutuações podem não só provocar o esgotamento do pâncreas, mas também esti-

Índice e carga glicêmicos

O índice glicêmico (IG) é calculado comparando-se a alta do açúcar sanguíneo produzida pela absorção de um dado alimento com a alta produzida pela glicose pura. Por exemplo, um alimento que tem um índice glicêmico de 50 produz uma glicemia 50% menos alta do que a glicose (que, esta, tem um índice glicêmico de 100). Como regra geral, considera-se que valores inferiores a 50 correspondem a um IG baixo, enquanto os valores superiores a 70 são elevados. Apesar da sua utilidade teórica, esse índice é cada vez menos usado, pois não leva em conta a quantidade de glicídios presentes nos alimentos, o que pode gerar uma má avaliação do seu impacto real na glicemia.

O conceito de carga glicêmica, no qual o IG é multiplicado pela quantidade de glicídios, permite corrigir esse problema (fig. 7). Por exemplo, mesmo que a cenoura e os cereais do café da manhã possuam IG elevados (85), o baixo conteúdo de glicídios da cenoura (6g por 100g) equivale a uma carga glicêmica de 5, enquanto os 85g de glicídios presentes nesse tipo de cereais significam uma carga de 72, ou seja, quatorze vezes mais! Assim, a cenoura não constitui, em nenhum caso, uma "ameaça" para o controle da glicose sanguínea... Do mesmo modo, os IG da melancia (IG = 72) e de um bolo de chocolate (IG = 38) poderiam sugerir que o melão provoca uma glicemia mais elevada; na realidade, as 58g de açúcar do bolo fazem com que a sua carga glicêmica seja muito mais elevada do que a da melancia (ou seja, respectivamente 22 e 4). Pois bem, a melancia é um alimento mais saudável do que o bolo de chocolate...

mular a obesidade. De fato, a insulina favorece a conversão dos açúcares em gorduras, assim como o seu armazenamento nos tecidos adiposos.

Ao contrário, o consumo de alimentos contendo glicídios complexos (e logo com baixa carga glicêmica, como os produtos com grãos integrais e as leguminosas) provoca o aparecimento de uma quantidade muito mais baixa de glicose e de insulina no sangue. Nessas condições, a glicemia fica estabilizada durante um período maior, sem episódios de hipoglicemia. Evitando as flutuações da glicose sanguínea, esse tipo de glicídios permite, pois, economizar a produção de insulina e evita a sobrecarga do trabalho do pâncreas. Além do seu papel essencial para as pessoas diabéticas ou pré-diabéticas, para as quais a manutenção de uma glicemia estável é essencial, o consumo dos glicídios complexos de carga glicêmica baixa constitui certamente uma das modificações alimentares que pode ter mais impacto na prevenção do diabetes na população em geral (cf. box p. 144).

Carga glicêmica de alguns alimentos

	Alimentos	Conteúdo em glicídios (g/porções)	Índice glicêmico	Carga glicêmica
Carga elevada	Corn flakes	85	85	72
	Pão branco	58	85	59
	Cereais açucarados	80	70	56
	Petiscos	49	80	39
	Guloseimas com chocolate	60	70	42
Carga média	Pão integral	47	50	24
	Banana	20	65	13
	Arroz basmati	23	50	12
	Maçã	20	38	6
	Batata cozida	14	65	9
Carga baixa	Lentilha	17	22	4
	Cenoura	6	85	5
	Nozes	5	15	1
	Vagens	3	30	1
	Legumes verdes, cogumelos, tomates, etc.	5	10	1

Figura 7

Fonte: Am. J. Clin. Nutr. 2002; 76: 5-56

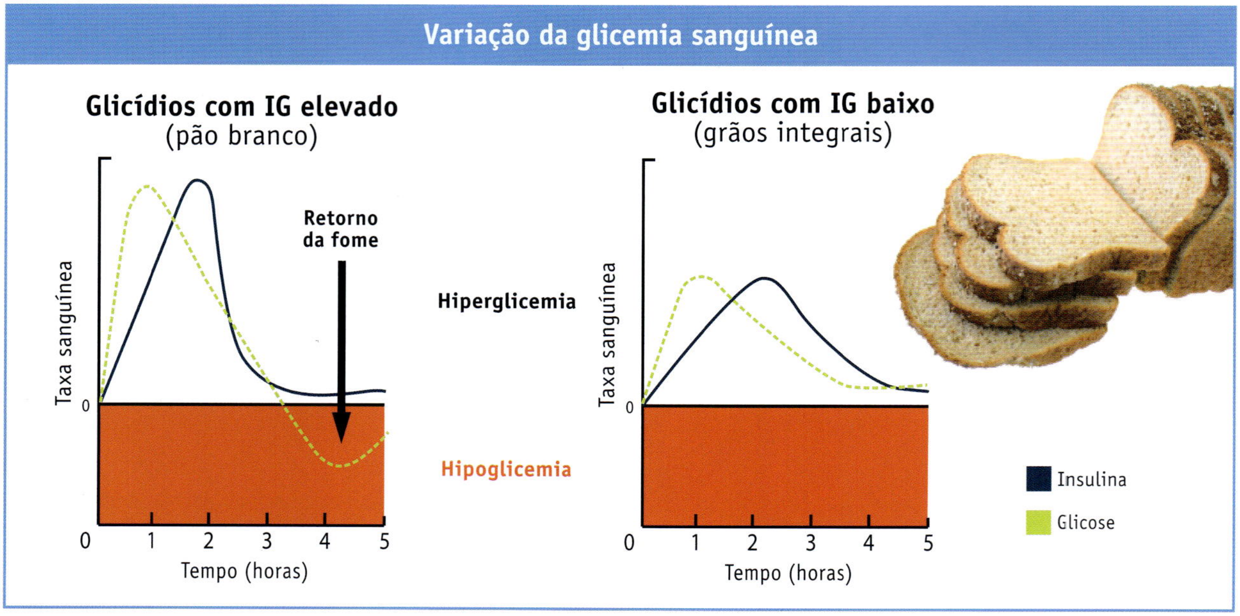

Figura 8

Fonte: Adaptado de Willett, 2001.

A escolha das gorduras da alimentação - A natureza das gorduras da alimentação também pode exercer uma grande influência no desenvolvimento do diabetes tipo 2. Certas gorduras saturadas, por exemplo, favorecem a inflamação e podem, indiretamente, acarretar uma resistência à insulina. Ao contrário, o ácido oleico, principal corpo graxo do óleo de oliva, exerce uma ação anti-inflamatória e reduz assim os riscos de desenvolver essa resistência. Além disso, é interessante observar que as gorduras ômega 3 podem melhorar a resposta dos órgãos à insulina. Como acontece na prevenção das doenças cardiovasculares, o uso do óleo de oliva como corpo graxo principal, conjugado a um aporte constante de ômega 3, representa um elemento-chave na prevenção do diabetes.

O exercício físico - Além do seu papel capital na prevenção das doenças cardiovasculares, o exercício físico regular é indispensável à prevenção do diabetes tipo 2. Na verdade, como os músculos são os principais órgãos implicados na absorção da glicose em resposta à insulina, uma atividade física regular, mantendo uma função muscular ótima, melhora a sensibilidade à insulina e assim garante um nível estável da taxa de glicose sanguínea. Por exemplo, um estudo realizado com pessoas pré-diabéticas, apresentando, entre outros sintomas, uma hiperglicemia em jejum (superior a 1,1g de glicose por litro) e uma tensão arterial excessivamente alta, mostrou que a atividade física regular (150 minutos por semana) durante um período de três anos reduziu consideravelmente a glicemia e isso, de modo ainda mais acentuado, se essas pessoas recorreram a uma molécula muito usada para reduzir a taxa de glicose sanguínea (a metformina) (fig. 9). Dito isso, essa atividade não reduz apenas a glicemia; o exercício regular também melhora notavelmente a tensão arterial, um efeito muito positivo na prevenção das doenças cardiovasculares que não se observa quando se faz um tratamento associando os medicamentos hipoglicemiantes. Em outras palavras, mesmo que as moléculas como a metformina sejam aliados preciosos para combater as desordens responsáveis por doenças como o diabetes tipo 2, não se deve, de modo algum, subestimar o efeito extraordinário de certas modificações do estilo de vida, como a atividade física, em vários processos induzidos por essas doenças.

Um pouco de "malícia" na alimentação! – Por mais incrível que pareça, certos temperos podem ter um papel importante na prevenção do diabetes tipo 2. O mais característico é a canela, uma substância aromática que melhora a tolerância à glicose e possui também a capacidade de interferir na formação de produtos de glicação que danificam a parede dos vasos sanguíneos. Essa propriedade parece estar amplamente difundida no reino vegetal, pois especiarias e plantas aromáticas como a pimenta-da-jamaica, a pimenta-do-reino, o tomilho, assim como várias outras ervas, também possuem a capacidade de bloquear a reação de glicação. O cúrcuma (= açafrão da terra) também parece reduzir os níveis de glicose sanguínea, e essa propriedade é utilizada, aliás, na medicina tradicional indiana (Ayurveda). Sem dizer que a poderosa atividade anti-inflamatória do cúrcuma é uma arma preventiva muito interessante para atenuar os danos causados pelo excesso de açúcar no sistema cardiovascular. Os temperos não param de nos surpreender!

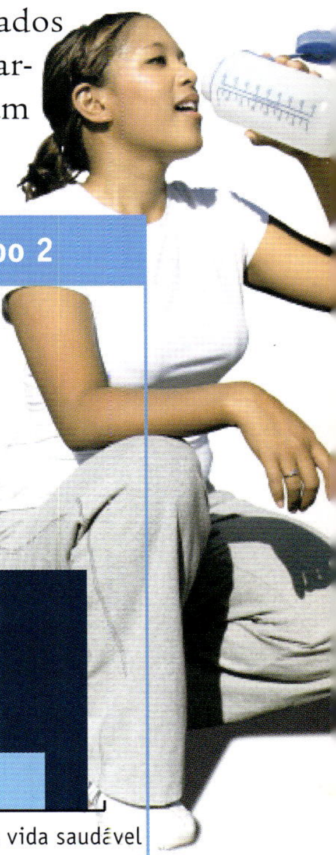

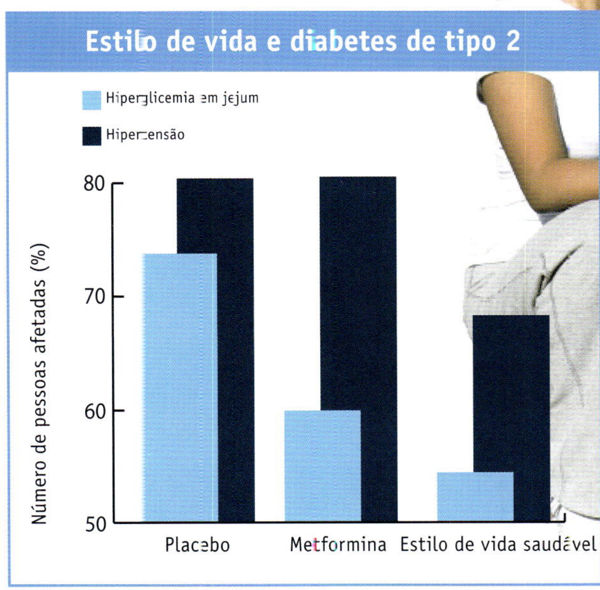

Figura 9

Fonte: *Ann. Int. Med.*, 142, 2005, p. 611-619.

Glicídios: modo de usar

É fácil evitar as sobrecargas de açúcar sanguíneo modificando simplesmente alguns (maus) hábitos alimentares.

Beber água de preferência a bebidas açucaradas e principalmente evitar tanto quanto possível os refrigerantes que contêm quantidades consideráveis de açúcar. Vários estudos recentes indicam que o consumo destes tem uma função capital na epidemia de obesidade que ataca atualmente a população. É preciso ter a maior desconfiança quanto às muitas bebidas "energizantes" que inundam o mercado. A indústria visa os adolescentes e adultos jovens, que ignoram as consequências nefastas desses produtos. Trata-se apenas de bebidas açucaradas, contendo uma quantidade astronômica de cafeína (cerca de 100mg por lata), equivalente a um expresso duplo bem forte. Essas bebidas, que nada têm de energizante, são, antes, excitantes!

Prestar muita atenção aos cereais do café da manhã. A maioria dos cereais contém um excesso de açúcares simples e uma insuficiência de açúcares complexos sob a forma de fibras. O ideal é que eles contenham no mínimo 2g de fibras por porção.

Evitar o consumo muito frequente dos produtos feitos a partir de cereais refinados, como os que são usados na fabricação do pão branco ou de outros produtos da indústria da má alimentação: esses amidos aumentam rapidamente a taxa de açúcar no sangue e induzem uma produção importante de insulina. Um número crescente de produtos de qualidade, fabricados a partir de grãos integrais estão disponíveis no mercado. As leguminosas, ainda muito desconhecidas, constituem uma solução de substituição ideal, tanto por seu conteúdo em glicídios complexos quanto por sua riqueza em nutrientes essenciais.

Evitar os produtos "dietéticos"! O consumo regular de alimentos "dietéticos" adoçados artificialmente com substâncias como aspartame ou sucralose não muda nada nos nossos hábitos. Muito pelo contrário, estudos mostram que a absorção regular de tais produtos estimula o apetite e até pode provocar um aumento de peso! Aliás, pesquisas recentes indicam que o consumo de bebidas gasosas dietéticas aumentaria o risco de síndrome metabólica, do mesmo modo que a versão com açúcar desses produtos. Sem dizer que a nossa tendência para o gosto doce nos leva a rejeitar alimentos mais amargos (por exemplo, os legumes verdes e o chá-verde), que, eles sim, proporcionam importantes benefícios para a saúde.

Em resumo

- A hiperglicemia que leva ao desenvolvimento do diabetes tipo 2 é causada por uma incapacidade dos tecidos de responder adequadamente à insulina, o que reduz assim a assimilação do açúcar presente no sangue.
- O sobrepeso e a obesidade representam os principais fatores de risco de diabetes tipo 2, efeito ligado à toxidez das gorduras presentes em excesso, assim como à produção de moléculas inflamatórias que interferem no bom funcionamento do pâncreas.
- O controle do peso, combinado com uma atividade física regular e uma alimentação rica em vegetais, como os grãos integrais, poderia prevenir cerca de 90% dos casos de diabetes tipo 2.

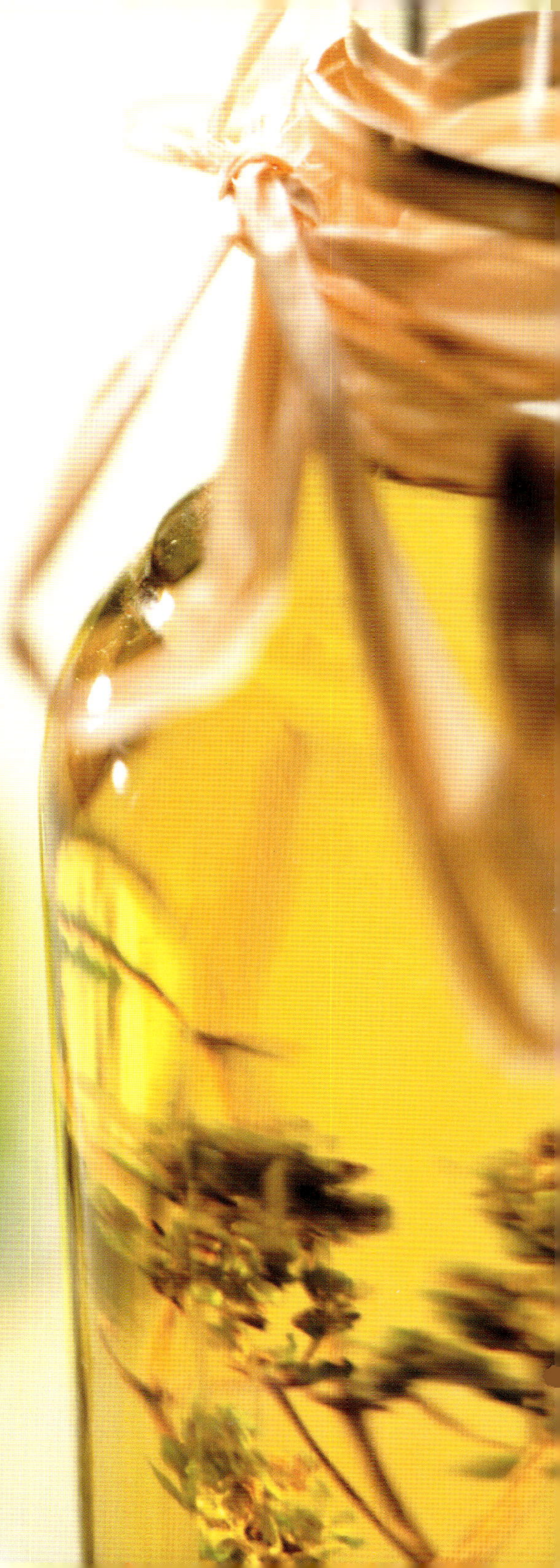

Quem sabe resolver as dificuldades,
resolve-as antes que elas surjam.
Quem sabe vencer seus inimigos,
triunfa antes que as suas ameaças
se concretizem.

Sun Tzu. *A arte da guerra.*

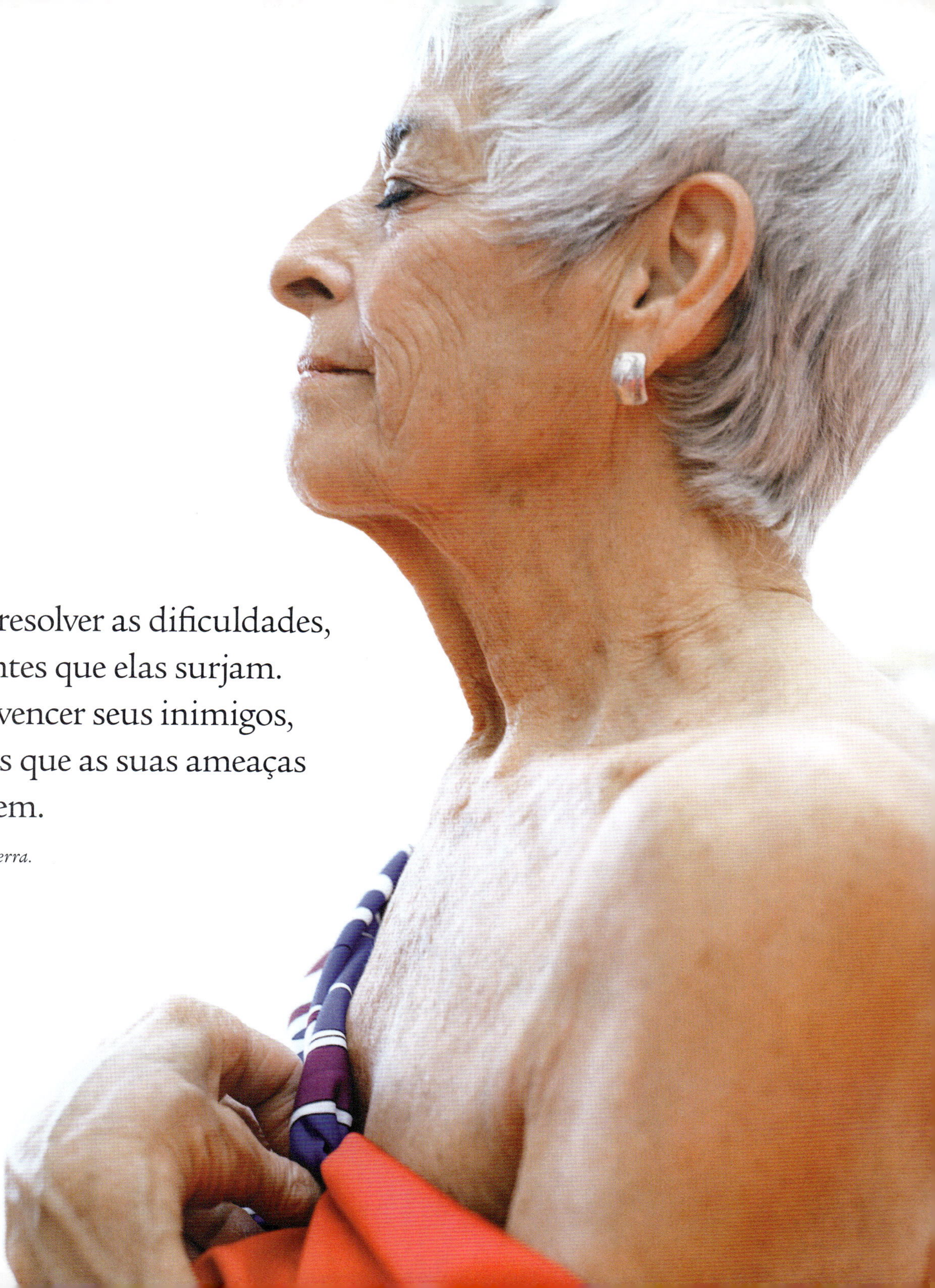

Capítulo 7

O câncer: neutralizar esse inimigo que dorme em nós

Segundo a Organização Mundial da Saúde, 25 milhões de pessoas no mundo vivem atualmente com câncer, às quais se acrescentam os 11 milhões de novos casos diagnosticados a cada ano. Essa situação é ainda mais alarmante, pois, com 7 milhões de óbitos a cada ano, só o câncer é responsável por 12,5% de todas as mortes registradas no mundo, ou seja, uma mortalidade maior do que aquela ligada à Aids, à tuberculose e à malária juntas. Verdadeiro flagelo dos tempos modernos, o câncer se tornou uma das doenças que desperta mais preocupação na população, tanto por suas consequências dramáticas na esperança de vida quanto pela lenta e inexorável degradação da qualidade de vida que lhe é associada, cheia de sofrimentos, tanto físicos quanto psíquicos.

Mas, além do incrível potencial destruidor dessa doença, uma grande parte do nosso medo do câncer provém da nossa incompreensão dos fatores responsáveis pelo seu desenvolvimento. Enquanto a maioria das pessoas admitem que as doenças cardiovasculares ou ainda o diabetes tipo 2 são consequências diretas de maus hábitos de vida, o câncer ainda é muitas vezes percebido sob o ângulo da fatalidade, uma calamidade que ataca indistintamente e contra a qual nada podemos fazer, a não ser esperar que ela nos poupe. Esse sentimento de impotência é extremamente desanimador, pois apenas cultiva o medo e o desespero, sem trazer nada de bom ao nosso combate contra essa doença.

É absolutamente necessário questionar essa falsa percepção: por mais temível que ele seja, o câncer é uma doença crônica como as outras, isto é, um inimigo que exige condições bem específicas para expressar o seu potencial destruidor e que muitas vezes é possível manter em estado latente e inofensivo, adotando bons hábitos de vida. E, como para as outras doenças, o melhor meio de prevenir o câncer é compreender os mecanismos implicados no seu desenvolvimento.

Erros potencialmente perigosos

Todos os tipos de câncer são causados por erros que acontecem com os nossos genes, essas pequenas regiões do nosso material genético (DNA), que servem para a fabricação das proteínas indispensáveis ao bom funcionamento das células (fig. 1). Quando alguns desses genes contêm esses erros, que se chamam mutações, há então uma alteração da função normal das células e o desencadeamento de uma cascata de ocorrências muito complexas, que podem levar ao crescimento descontrolado dessas células anormais e, finalmente, à formação de uma massa cancerosa (cf. box p. 149).

A principal fonte dessas mutações genéticas provém da renovação das nossas células, um fenômeno chamado divisão celular. Durante esse processo, os cerca de 3 bilhões de constituintes do nosso DNA devem ser copiados integralmente e cada uma dessas cópias deve ser transmitida à nova geração de células-filhas, de modo que elas possam cumprir exatamente as mesmas funções que a célula-mãe, da qual elas são provenientes.

Na escala da vida humana, essas divisões se produzem em um ritmo desenfreado e atingem proporções absolutamente gigantescas (fig. 2). Assim, estima-se que as nossas células se dividem cerca de um trilhão de vezes (isto é, 1.000 bilhões de bilhões) durante a nossa existência, um número que corresponde, mais ou menos, à quantidade de grãos de areia contidos em todas as praias do mundo inteiro! Mesmo que esse processo seja extremamente seguro e regido por um controle de qualidade sem igual, o tamanho dessa tarefa

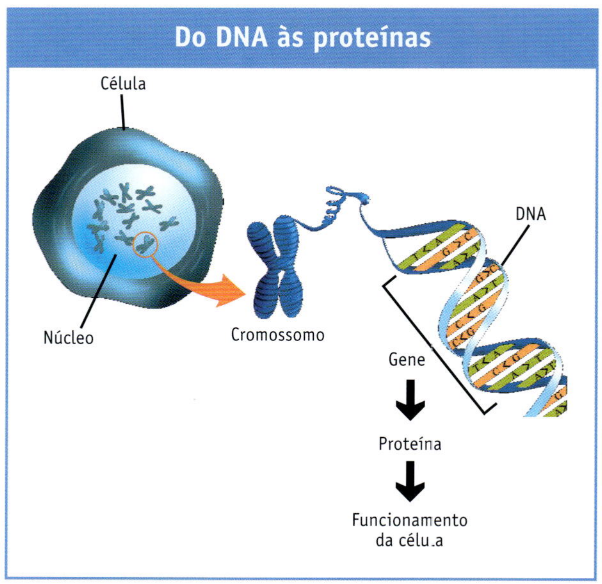

Figura 1 *Fonte*: www.bbc.co.uk

O que é o câncer?

O câncer é uma doença de incrível complexidade, durante a qual células anormais, contendo uma mutação do seu material genético, adquirem progressivamente a capacidade de crescer indefinidamente e invadir os tecidos do organismo. Com raras exceções, a mutação inicial, seja ela de origem hereditária, ligada ao estilo de vida (tabagismo) ou ainda surgindo de maneira aleatória (divisão celular), não é suficiente para provocar, sozinha, a formação de um câncer maduro. Para chegar a isso, essas células mutantes pré-cancerosas devem absolutamente contar com a presença de numerosas mutações suplementares que, coletivamente, lhes permitirão adquirir um certo número de características essenciais, destinadas a evitar as defesas naturais do corpo humano. A aquisição de todas essas propriedades representa todavia um desafio considerável para essas células pré-cancerosas. Assim, a maioria dos cânceres levam vários anos, até mesmo várias décadas, antes de atingir um estágio avançado, detectável clinicamente (fig. 3). Por exemplo, um período de vinte anos pode ser necessário para o aparecimento de lesões pré-cancerosas no cólon (adenoma) ou da próstata (neoplasia intraepitelial), e são necessários mais dez a quinze anos suplementares para que essas lesões se tornem um câncer maduro.

Esse longo período de latência se deve à resistência do ambiente no qual se encontram as células pré-cancerosas, que, em condições normais, é extremamente refratário à progressão destas e mata imediatamente todas as suas tentativas de adquirir as mutações suplementares necessárias à sua progressão. Entretanto, quando o equilíbrio desse ambiente está alterado, essas restrições são anuladas e as células cancerosas ficam com o campo livre para expressar o seu pleno potencial. Em outras palavras, o desenvolvimento do câncer não é somente a consequência de mutações genéticas que se produzem no próprio seio das células pré-cancerosas, mas também de fatores do ambiente celular que tornam essas mudanças possíveis.

Entre os fatores envolvidos, a inflamação tem certamente um papel determinante na criação de um clima que estimula o aparecimento das mutações e a progressão das células cancerosas. Longe de ser um caso isolado, estima-se que, em escala mundial, um em cada seis cânceres é diretamente causado por condições crônicas de inflamação. Dados recentes indicam que esse impacto negativo da inflamação se deve aos efeitos catastróficos dos radicais livres sobre o material genético das células pré-cancerosas, acelerando consideravelmente o aparecimento de mutações que dão uma vantagem de crescimento a essas células e levam à sua progressão sob a forma de câncer.

Uma taxa elevada de erros em uma vida humana

Número de divisões celulares em uma vida humana:
1.000.000.000.000.000.000.000

Novas células por dia:
100.000.000.000

Mesmo que a taxa de mutações seja muito baixa, o corpo humano produz **1.000.000** de células mutantes por dia

Figura 2

é tal que é impossível evitar que ocorram erros; mesmo que esses erros sejam raros, os cerca de 100 bilhões de novas células produzidas diariamente pelo processo de divisão celular geram aproximadamente 1 milhão de células anormais por dia, ou seja, cerca de 25 bilhões durante uma existência de 70 anos! É óbvio que o acúmulo dessas células alteradas aumenta gradualmente o risco de desenvolver um câncer à medida que envelhecemos; assim a probabilidade de ter um diagnóstico de câncer aos 70 anos é cerca de 100 vezes maior do que aos 20 anos (fig. 4).

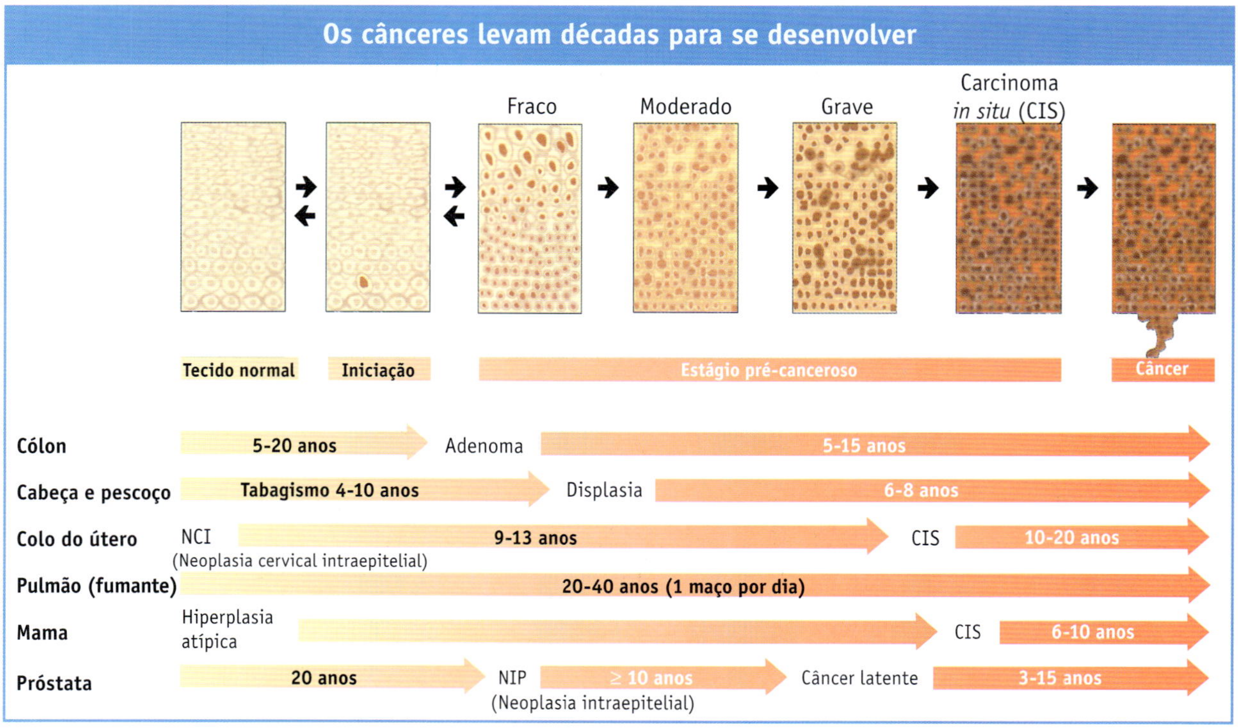

Figura 3

Uma doença ligada ao estilo de vida

É importante compreender que se as células mutantes que se acumulam com a idade representam um perigo real de câncer, essas células ainda não são cancerosas; elas têm apenas o potencial de sê-lo se puderem aproveitar condições favoráveis ao seu desenvolvimento.

De todos os fatores que contribuem para favorecer a progressão das células pré-cancerosas para um câncer maduro, detectável clinicamente, nenhum tem uma importância tão grande quanto os hábitos de vida. O primeiro indício dessa enorme influência do estilo de vida sobre o risco de câncer provém das observações do britânico Percival Pott, que, em 1775, demonstrou que a epidemia de câncer do escroto que atingia os pequenos limpadores de chaminé da Grã-Bretanha se devia às terríveis condições de trabalho dessas crianças (fig. 5). Esses meninos começavam a trabalhar com a idade de 5 anos, deviam esgueirar-se através de estreitos condutos de chaminés ainda muito quentes e tinham a pele permanentemente impregnada de resíduos da combustão do carvão. Especialmente, a esfregação sobre o escroto da corda impregnada de fuligem que servia para descer pelos condutos provocava o acúmulo de partículas tóxicas na pele pregueada desse órgão. A exposição diária a essas partículas, combinada com condições de higiene deploráveis, tinha como resultado o câncer, que aparecia geralmente logo ao fim da sua atividade profissional, aos 30 anos. A recomendação da Guilda dos Limpadores de Chaminé foi tomar um banho diário e não anual, o que era a norma da época. Essa simples medida conseguiu deter esse tipo de câncer.

Se felizmente essas condições são inimagináveis atualmente, outros aspectos do nosso modo de vida atual não deixam de exercer uma influência determinante sobre o risco de câncer. O melhor exemplo é sem dúvida o tabagismo, que é não apenas a principal causa de câncer do pulmão (80% dos casos), mas também um fator importante de mortalidade causada por ao menos 13 outros tipos de câncer, especialmente aqueles que afetam certos órgãos da garganta e do pescoço (laringe, oro-

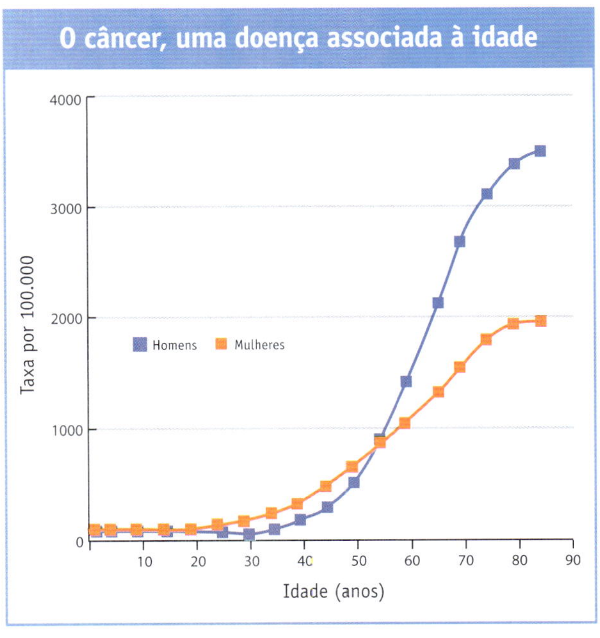

Figura 4 *Fonte*: Agência da Saúde Pública do Canadá, 2004.

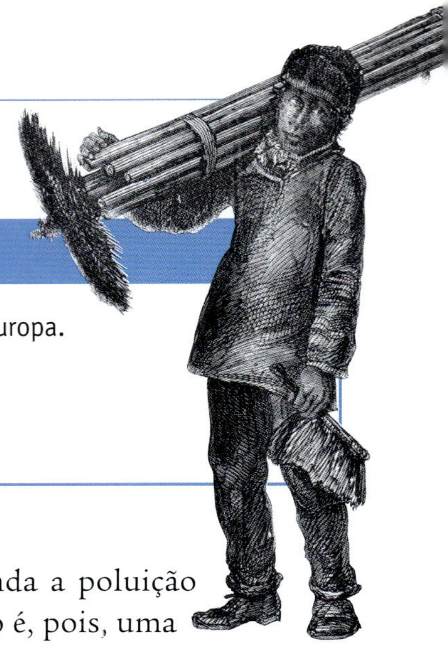

O primeiro estudo de prevenção do câncer

1775, uma epidemia de câncer do escroto atinge os jovens limpadores de chaminé na Europa.

Causa: os hidrocarbonetos aromáticos policíclicos na fuligem das chaminés.

Medida preventiva: banho diário.

Figura 5

faringe, esofaringe), da bexiga, do rim e do pâncreas (fig. 6). Globalmente, o tabagismo (30%) assim como os fatores associados à higiene da vida - alimentação, obesidade e inatividade física (35%) - são diretamente responsáveis por dois terços dos casos de câncer, muito à frente dos fatores transmitidos pela hereditariedade (15%), pelas infecções (10%) assim como por vários outros fatores, como a exposição excessiva aos raios UV (2%) ou ainda a poluição (2%) (fig. 7). O câncer não é, pois, uma doença principalmente de origem hereditária, como muitas vezes se acredita (cf. box p. 156), mas realmente uma patologia estreitamente ligada aos nossos hábitos.

A influência do modo de vida no desenvolvimento do câncer é bem ilustrada pelas enormes diferenças que existem sobre a incidência de vários

O tabaco e o câncer

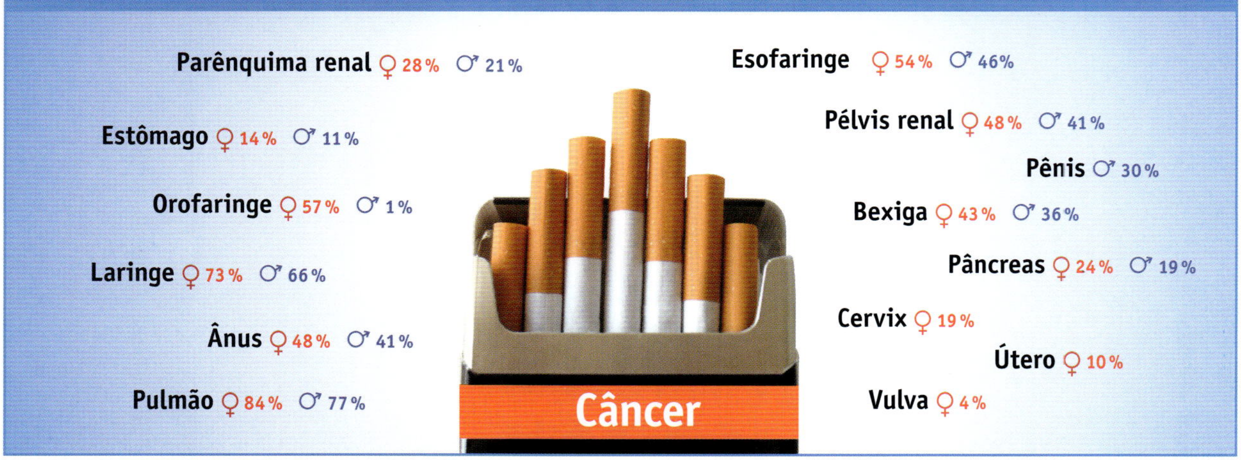

Figura 6

Fonte: *Pharm. Res.*, 25, 2008, p. 2097-2116.

tipos de câncer em diferentes regiões do mundo (fig. 8). Por exemplo, enquanto o câncer do estômago é relativamente raro na América do Norte, essa doença é muito frequente na Ásia, onde constitui um dos principais tipos de câncer que afetam a população. Ao contrário, certos tipos de câncer muito difundidos no Ocidente, notadamente da mama e da próstata, são muito mais raros no Oriente e na África. A amplitude dessas diferenças é impressionante: assim, as mulheres norte-americanas são cinco vezes mais afetadas pelo câncer de mama do que as suas irmãs chinesas (fig. 9), enquanto que, entre os homens, essa diferença pode atingir até cinquenta vezes quanto ao câncer de próstata (fig. 10). Como mencionamos na introdução, essas variações não se devem a predisposições genéticas diferentes, pois os habitantes da Ásia que migram para a América têm uma incidência desses cânceres idêntica à dos habitantes do país de acolhimento. Não há pois nenhuma dúvida de que os hábitos de vida podem ter um papel predominante no risco de câncer.

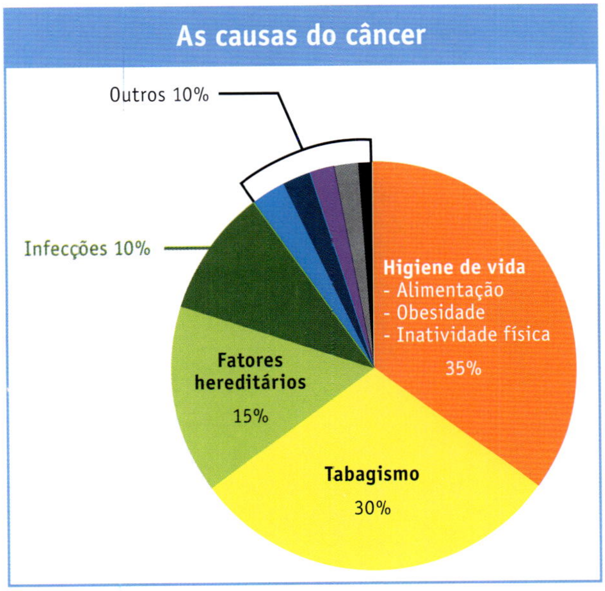

Figura 7

As causas do câncer: o papel da higiene da vida

O segundo relatório proveniente da colaboração do Fundo Mundial de Pesquisa contra o Câncer e do American Institute for Cancer Research, publicado no outono de 2007, constitui sem dúvida alguma a melhor síntese realizada até hoje sobre a influência do estilo de vida sobre o risco de câncer. Durante um período de cinco anos, várias centenas de cientistas examinaram detalhadamente os resultados de mais de 500.000 estudos sobre a ligação entre certos hábitos de vida, principalmente a alimentação e a atividade física, e o risco de desenvolver vários tipos de câncer (fig. 11). A avaliação rigorosa desses resultados por um comitê constituído de vinte e um cientistas de renome internacional permitiu identificar os principais fatores de risco do câncer, assim como as modificações dos hábitos de vida que são mais suscetíveis de provocar uma diminuição significativa da incidência dessa doença. Esse relatório deve ser considerado como uma verdadeira obra de referência, e as suas dez recomendações como uma excepcional fonte de inspiração visando a melhoria da saúde da população[1] (fig. 12). Ele é especialmente interessante para os sobreviventes do câncer, pois enuncia pela primeira vez a prática de meios concretos tendo por fim minimizar os riscos de recidiva.

Entre essas recomendações, dois aspectos associados aos hábitos alimentares atuais são particularmente importantes para a prevenção do câncer: a manutenção de um peso corporal saudável e o consumo de produtos vegetais em detrimento dos produtos industrializados, principalmente os da indústria da má alimentação. Na verdade, como vimos nos capítulos precedentes,

[1] O relatório do FMRC, intitulado *Food, Nutrition, Physical Activity and the Prevention of Cancer: a Global Perspective* pode ser consultado em http://dietandcancerreport.org

Variações geográficas da incidência de certos tipos de câncer

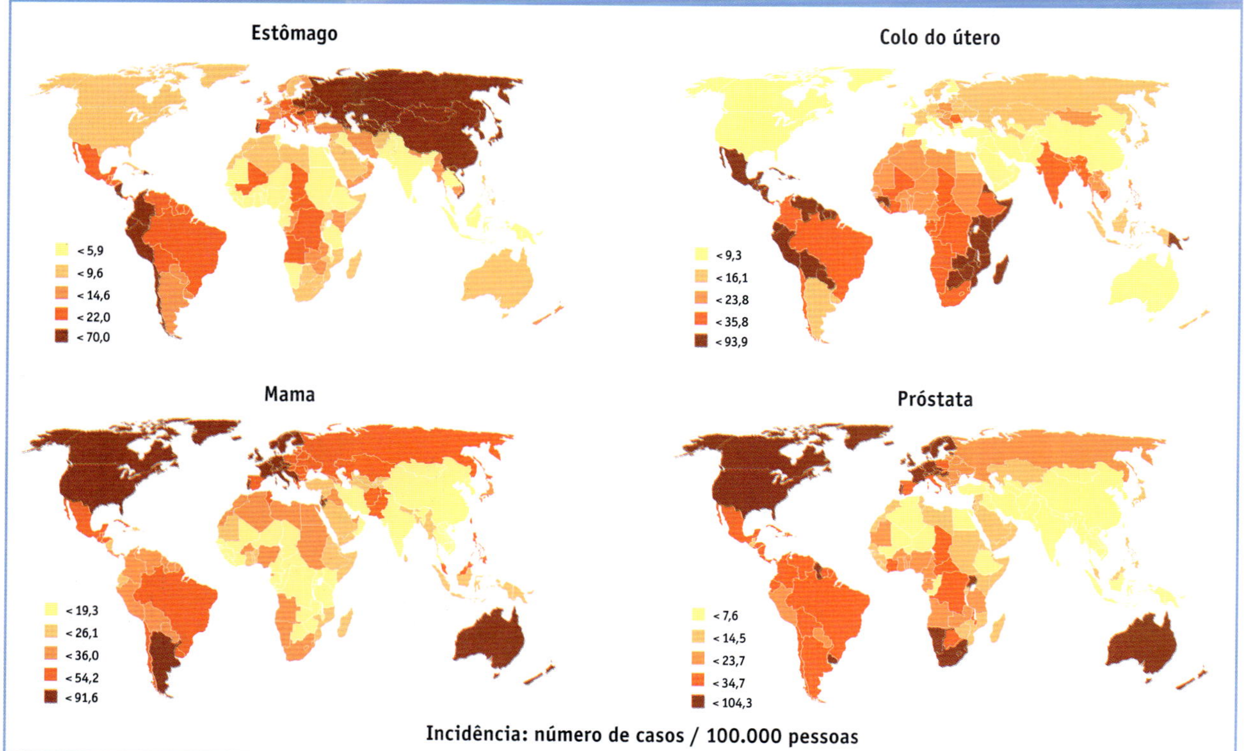

Figura 8

Fonte: Nature Reviews Cancer, 4, 2004, p. 909-917.

o sobrepeso e a obesidade que são associados ao excedente de calorias criam um ambiente inflamatório no interior do nosso corpo que, se for combinado com uma carência de vegetais, favorece o aparecimento de um clima propício à progressão do câncer (fig. 13).

Essa inflamação é muito perigosa, pois submete as células a um *stress* oxidante intenso, verdadeiro bombardeio de radicais livres que ataca sem parar vários constituintes celulares absolutamente essenciais ao funcionamento normal das células. Esse clima inflamatório é particularmente devastador quando provoca o aparecimento de mutações genéticas no nível das células-tronco cancerosas, uma classe de células cancerosas que tem um papel extremamente importante no apa-

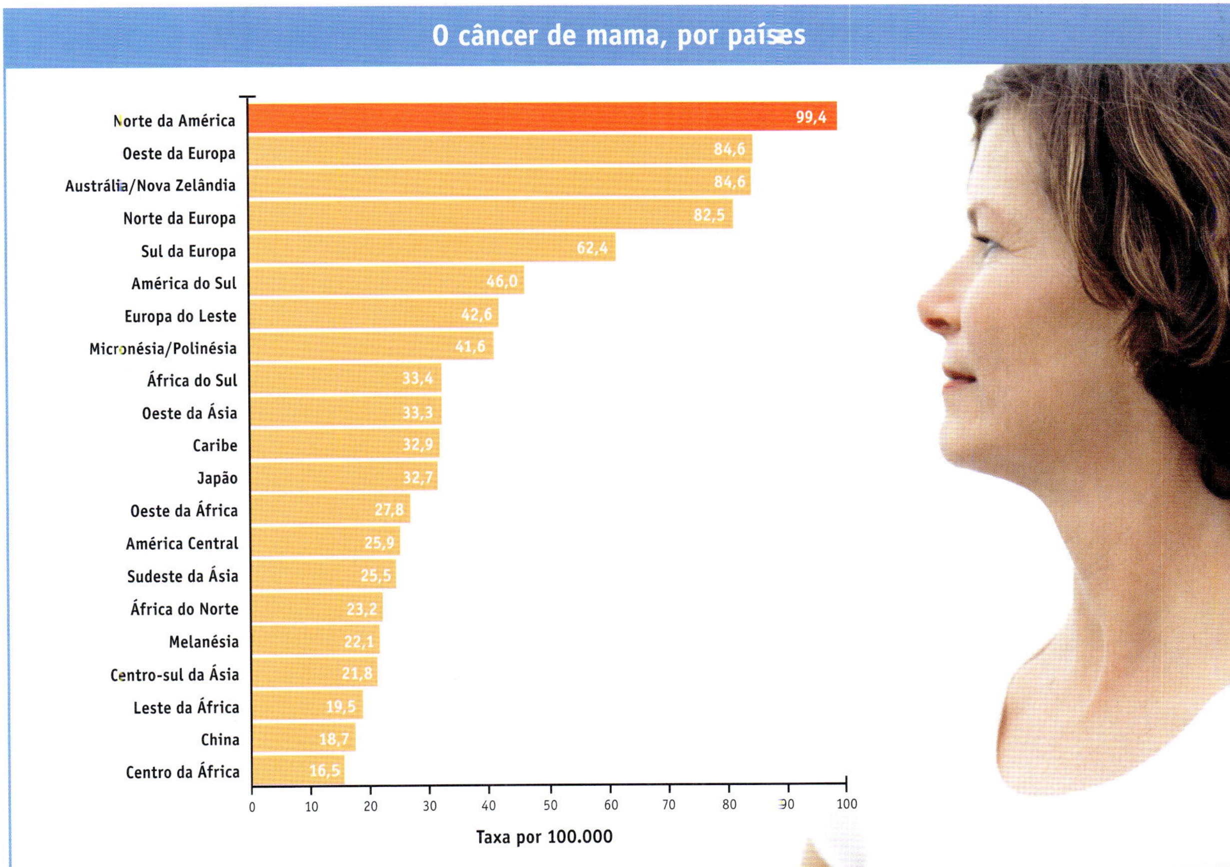

Figura 9

A hereditariedade não é tudo

A baixa contribuição da hereditariedade para o desenvolvimento do câncer é bem ilustrada por um estudo referente a 45.000 pares de gêmeos idênticos e não idênticos. Se o risco de câncer fosse devido a genes transmitidos por hereditariedade, os gêmeos idênticos, que possuem os mesmos genes, seriam muito mais suscetíveis de serem afetados pela doença do que os gêmeos não idênticos. Não foi isso que se observou: quando um dos gêmeos era atingido por um câncer durante a pesquisa, menos de 15% dos gêmeos idênticos desenvolviam o mesmo câncer. Assim também o desenvolvimento simultâneo de leucemias entre os gêmeos idênticos é um fenômeno relativamente raro: apesar da presença das mesmas anomalias genéticas nas duas crianças, apenas 5% dos pares de gêmeos são afetados no mesmo momento pela doença. Ou seja, mesmo que exista uma certa proporção de cânceres transmissíveis pela hereditariedade, são principalmente fatores não hereditários que exercem uma influência marcante sobre o aparecimento da doença.

Também se observou entre crianças adotadas que aquelas cujos pais adotivos morreram prematuramente de câncer têm cinco vezes mais risco de morrerem em consequência de um câncer, ao passo que as crianças cujos pais biológicos morreram prematuramente dessa doença não tiveram um risco aumentado de câncer! Em outras palavras, os hábitos que foram adquiridos na vida em comum com os pais adotivos (alimentação, exercício físico, tabagismo) têm uma influência maior sobre o risco de câncer do que os genes herdados dos pais biológicos dessas crianças.

Mesmo nos casos em que certos genes defeituosos são transmitidos pela hereditariedade, parece que o risco de câncer pode ser grandemente influenciado pelo modo de vida. Por exemplo, as mulheres portadoras de raras versões defeituosas dos genes BRCA1 e BRCA2 têm um risco de câncer de mama de oito a dez vezes superior ao da população geral e de quarenta vezes superior para o câncer de ovário. Entretanto, o risco de desenvolver um câncer de mama precoce (antes dos 50 anos) entre as mulheres portadoras desses genes defeituosos triplicou entre aquelas que nasceram antes de 1940 e aquelas que nasceram depois de 1940, passando de 24% para 67%. É provável que as modificações importantes do estilo de vida que ocorreram após a Segunda Guerra Mundial (diminuição da atividade física, industrialização da alimentação, aumento da obesidade) tenham um papel nesse aumento do risco.

O conjunto dessas observações indica que os hábitos de vida têm um papel predominante no risco de câncer, muito mais importante do que os fatores transmissíveis por hereditariedade, e que o risco de câncer pode ser grandemente atenuado adotando bons hábitos, notadamente em termos de alimentação e de exercício físico regular.

O câncer de próstata, por países

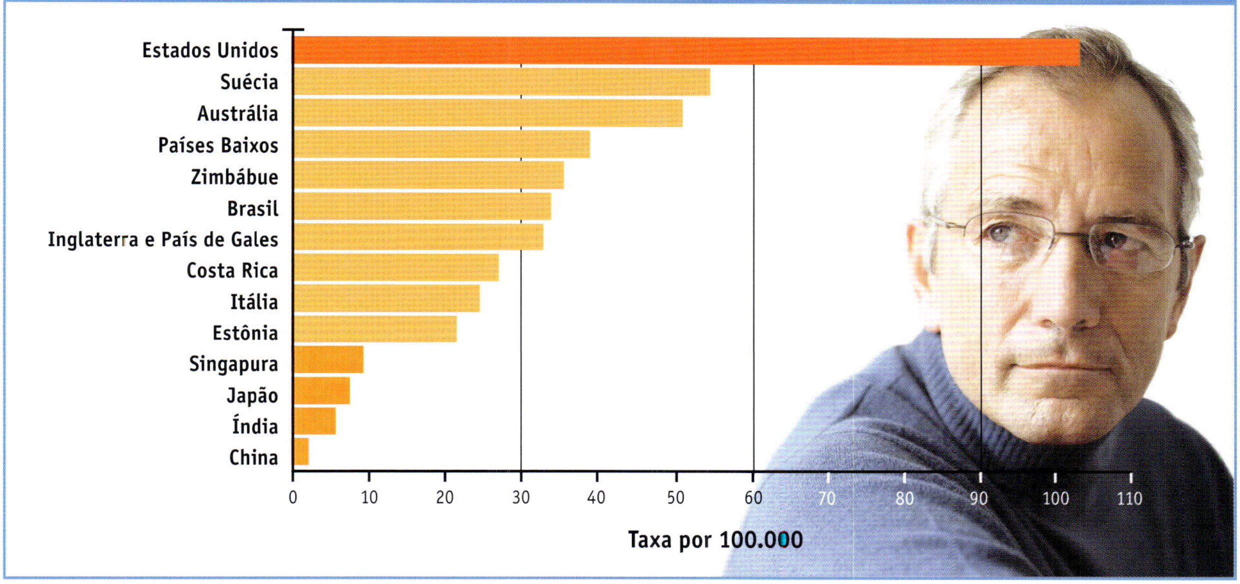

Figura 10

recimento de vários tipos de câncer e constitui um dos principais fatores implicados na recidiva dessas doenças (cf. box, p. 161).

A obesidade – O sobrepeso e a obesidade constituem fatores de risco de câncer extremamente importantes, e a manutenção de um peso corporal saudável deve ser um alvo prioritário de toda abordagem preventiva. Na prática, com a diminuição constante do tabagismo na população e o aumento das pessoas obesas ou com sobrepeso, o risco de câncer associado à obesidade se aproxima cada vez mais daquele que está associado

Relatório 2007 do Fundo Mundial de Pesquisa contra o Câncer

O maior estudo jamais realizado sobre a ligação entre os hábitos de vida e o câncer: *Foods, Nutrition, Physical Exercise and the Prevention of Cancer: a Global Perspective*

- **500.000** estudos avaliados
- **5 anos** de trabalho
- Avaliação dos fatores de risco para **17 tipos de câncer**

10 recomendações feitas por **21 especialistas eméritos**, em colaboração com **234 oncologistas e cientistas.**

Figura 11

Fonte: www.dietandcancerreport.org

Recomendações do FMRC

1. Permanecer tão esbelto quanto possível, com um IMC entre 21 e 32.
2. Manter-se ativo fisicamente pelo menos 30 minutos por dia.
3. Evitar os refrigerantes e reduzir ao mínimo o consumo de alimentos muito ricos em energia.
4. Consumir em abundância uma grande variedade de frutas, legumes, leguminosas e alimentos à base de grãos integrais.
5. Reduzir o consumo de carne vermelha (vaca, carneiro, porco) a cerca de 500g por semana.
6. Limitar o consumo diário de álcool a dois copos para os homens e a um copo para as mulheres.
7. Limitar o consumo de produtos conservados em sal.
8. Não usar suplementos para prevenir o câncer.
9. As mães deveriam aleitar seus filhos durante um período de 6 meses.
10. Os sobreviventes do câncer deveriam seguir as recomendações enunciadas acima.

Figura 12

ao tabagismo e até poderá superá-lo num futuro próximo.

O excesso de gordura está ligado a uma alta acentuada do risco de contrair ao menos sete tipos de câncer: esôfago, pâncreas, cólon, mamas (mulheres após a menopausa), endométrio (mucosa do útero), rim e vesícula biliar. Se esse aumento é particularmente pronunciado para as pessoas obesas (IMC superior a 30), ele também se observa em pessoas que têm sobrepeso (IMC situado entre 25 e 30). É, pois, importante manter-se o mais esbelto possível, com um índice de massa corporal situado nas proximidades de 23, e evitar tanto quanto possível acumular quilos ao envelhecer. Por exemplo, uma análise recente de diferentes estudos agrupando um total de 282.137 pacientes revelou que um aumento do IMC de 23 para 28 – o que equivale a cerca de um ganho de 15kg para um homem e de 13kg para uma mulher – se traduz por uma alta importante do risco de vários tipos de câncer (fig. 14). Essas observações estão de acordo com a alta fulgurante do número de certos cânceres, que coincide com o aumento da proporção de obesos na população. Por exemplo, a incidência de adenocarcinomas esofágicos (forma mais comum de câncer do esôfago), causados pelos refluxos gástricos que são muitas vezes ligados à obesidade aumentou em 450% nos trinta últimos anos, o que faz desse tipo o câncer com a progressão mais fulminante na América.

Efeitos nefastos da alimentação industrial

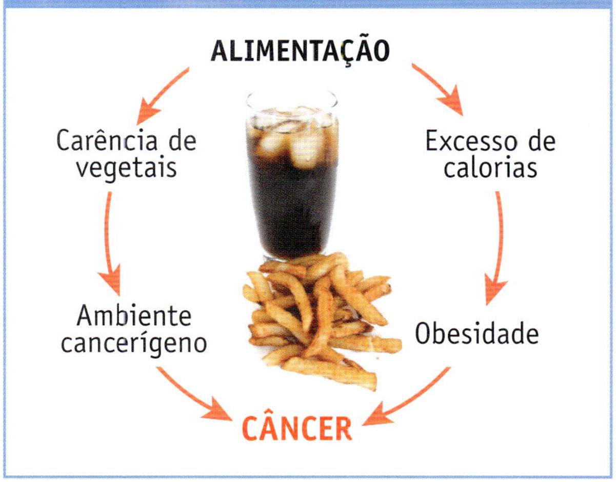
ALIMENTAÇÃO
Carência de vegetais
Excesso de calorias
Ambiente cancerígeno
Obesidade
CÂNCER

Figura 13

Assumir grandes riscos...

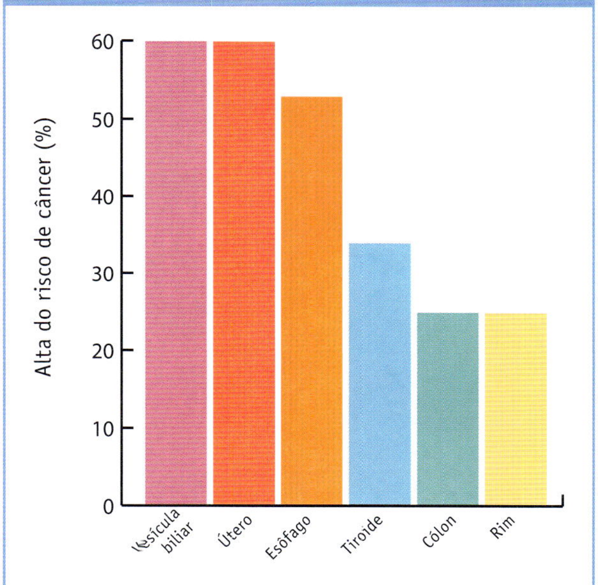

Figura 14

Fonte: *Lancet*, 371, 2008, p. 569-578.

Como ocorre nas doenças cardiovasculares e no diabetes tipo 2, o impacto negativo da obesidade provém mais uma vez dos enormes desequilíbrios metabólicos provocados pelo excesso de massa adiposa (fig. 15). A hipertrofia das células adiposas provoca a liberação de grandes quantidades de gordura e de moléculas inflamatórias na circulação sanguínea, o que causa o aparecimento de uma resistência à insulina (cf. cap. 6) e uma produção aumentada de radicais livres. Esses distúrbios cooperam para modificar profundamente o ambiente das células pré-cancerosas e assim criar condições propícias ao aparecimento de mutações genéticas indispensáveis à sua progressão para câncer maduro. Em particular, os níveis elevados de insulina podem estimular o crescimento das células, interagindo diretamente com proteínas na superfície dessas células, ou ainda indiretamente, aumentando os níveis de outras proteínas como a IGF, que são poderosos estimulantes do crescimento celular. Quando é combinada com níveis elevados de radicais livres

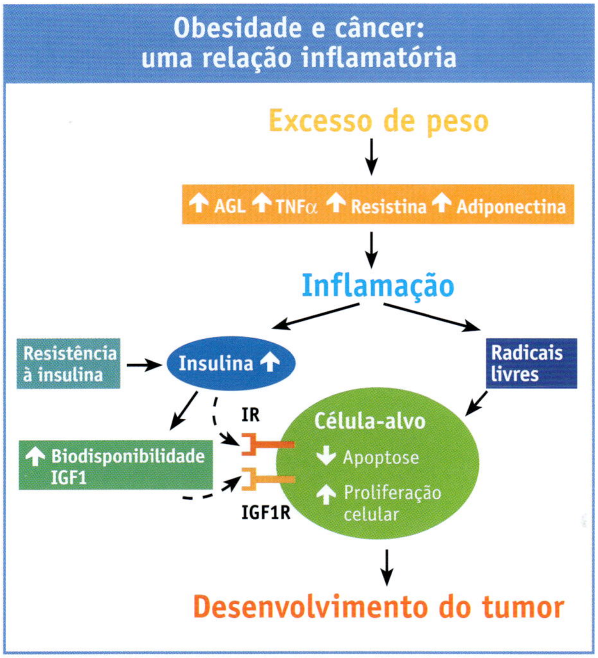

Figura 15 *Fonte*: *Nature Reviews Cancer*, 4, 2004, p. 579-591.

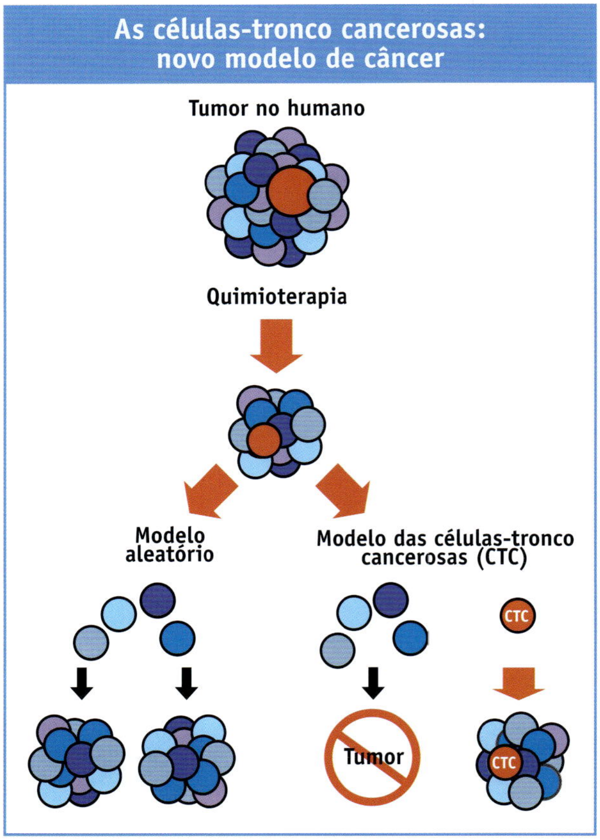

Figura 16

produzidos pelas condições inflamatórias que reinam nas vizinhanças das células, a presença do excesso de insulina e de IGF cria condições explosivas que só podem favorecer o desenvolvimento do câncer.

A carência de frutas e legumes – Vários estudos prospectivos realizados com o humano, nos quais os pesquisadores examinaram os hábitos alimentares de milhares de pessoas durante cinco a dez anos, mostraram que os indivíduos que

A raiz do mal: as células-tronco cancerosas

"O seu câncer voltou." Palavras terríveis que os pacientes que combateram um câncer ouvem muitas vezes. Trata-se geralmente de uma péssima notícia, não só porque ela significa que essas pessoas devem enfrentar de novo a doença, mas principalmente porque, na verdade, os cânceres que reaparecem alguns meses ou anos depois do tratamento são ainda mais perigosos, já que as recidivas são os grandes responsáveis pela maioria dos óbitos ocasionados pelo câncer. Até muito recentemente, acreditava-se que essas recidivas se deviam à presença de células cancerosas que sobreviveram à quimioterapia ou à radioterapia, tendo cada uma dessas células a capacidade de reformar uma massa cancerosa (modelo aleatório) (fig. 16). Entretanto, pensa-se hoje que o reaparecimento do câncer se deve, antes, à presença de células-tronco cancerosas, uma subpopulação de células que representam apenas uma baixa proporção da massa tumoral, mas que são muito resistentes aos medicamentos e são capazes de regenerar a massa tumoral, dando nascimento a um leque de células cancerosas muito agressivas. Consequentemente, mesmo que os medicamentos anticâncer consigam eliminar a quase totalidade das células cancerosas presentes na massa tumoral, basta que uma única célula-tronco cancerosa consiga escapar aos efeitos dos medicamentos para provocar uma recidiva.

Podemos, pois, comparar as células-tronco cancerosas com as ervas daninhas que tentam continuamente invadir os nossos jardins e gramados. Cortamos a grama o mais curto possível para eliminar qualquer vestígio de plantas indesejáveis, mas alguns dias depois, é preciso recomeçar tudo! O único meio realmente eficiente de se livrar de uma erva daninha é desenraizá-la, isto é, eliminar o que lhe é absolutamente essencial para crescer. Os mais recentes desenvolvimentos da pesquisa sugerem que uma maneira eficaz de destruir as células-tronco cancerosas é ter como alvo o ambiente no qual elas vivem, notadamente impedindo a criação de um clima capaz de fornecer a essas células as condições para crescerem.

consomem grandes quantidades de certos tipos de vegetais têm um risco muito mais baixo de serem atingidos por vários tipos de câncer (fig. 17). Nessa figura, cada linha corresponde a um estudo diferente, com populações distintas. O consumo indicado é aquele que corresponde a um consumo normal, ou seja, uma média de três a sete vezes por semana, para cada produto. Os resultados dessas pesquisas são simplesmente espetaculares: por exemplo, o simples fato de consumir legumes crucíferos pelo menos três vezes por semana provoca uma redução da metade do risco de desenvolver câncer de bexiga ou de próstata! Já que os estudos prospectivos são o melhor meio de determinar o impacto da alimentação no risco de câncer, essas observações indicam que a carência de vegetais tem um papel crucial no desenvolvimento dessa doença.

Esse efeito protetor dos vegetais se deve ao seu conteúdo excepcional em compostos fitoquímicos, uma classe de moléculas sintetizadas pelas plantas, a fim de se protegerem contra agressores e outras condições hostis presentes no seu ambiente (fig. 18). Aliás, é por isso que esses compostos estão muitas vezes presentes em grandes quantidades nas partes mais suscetíveis de serem atacadas pelos agressores, principalmente os frutos e as raízes (cf. box p. 164). Esse conteúdo elevado dos vegetais em compostos fitoquímicos não tem nada de abstrato ou de teórico: mais da metade dos medicamentos de quimioterapia usados hoje e que permitem salvar muitas vidas

(*continua na pág. 165*).

Diálogo vegetal

A incrível capacidade das plantas para se defenderem contra seus agressores é magnificamente ilustrada pela estratégia usada pela acácia. Quando a girafa – que gosta muito das folhas dessa árvore – agride a acácia comendo suas folhas, a árvore reage rapidamente produzindo um gás, o etileno, que se difunde na vizinhança e atinge as acácias situadas em uma proximidade de 50m. Em contato com esse gás, as árvores modificam o seu metabolismo e fabricam taninos, uma classe de moléculas muito adstringentes que criam uma secura na boca muito desagradável para o animal e o desestimulam a continuar a sua refeição. Essa "linguagem química", fazendo o papel de alarme, impede o animal de devastar a folhagem da árvore e garante assim a sobrevida da espécie (fig. 19).

Uma tática similar é usada por certos vegetais em resposta aos danos causados por insetos herbívoros como o grilo americano (*Schistocerca americana*). Durante a sua "refeição" esses insetos secretam uma classe de moléculas, as caeliferinas, que são rapidamente reconhecidas pela planta como um sinal associado à presença de um inimigo. As plantas emitem então uma mistura muito complexa de moléculas odoríferas, que atrai os inimigos naturais do grilo e lhes permite assim livrar-se dos seus agressores.

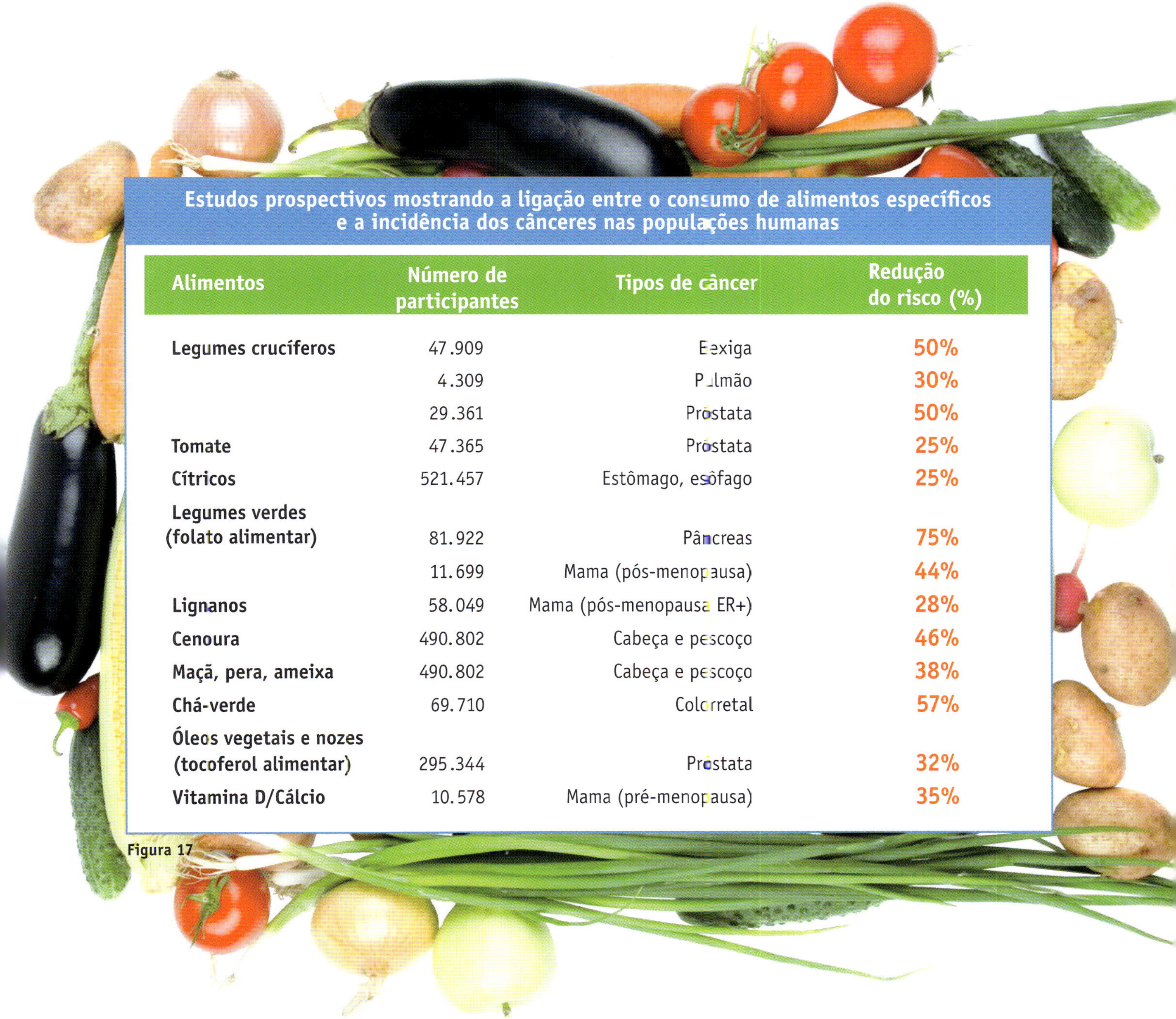

Estudos prospectivos mostrando a ligação entre o consumo de alimentos específicos e a incidência dos cânceres nas populações humanas

Alimentos	Número de participantes	Tipos de câncer	Redução do risco (%)
Legumes crucíferos	47.909	Bexiga	50%
	4.309	Pulmão	30%
	29.361	Próstata	50%
Tomate	47.365	Próstata	25%
Cítricos	521.457	Estômago, esôfago	25%
Legumes verdes (folato alimentar)	81.922	Pâncreas	75%
	11.699	Mama (pós-menopausa)	44%
Lignanos	58.049	Mama (pós-menopausa ER+)	28%
Cenoura	490.802	Cabeça e pescoço	46%
Maçã, pera, ameixa	490.802	Cabeça e pescoço	38%
Chá-verde	69.710	Colorretal	57%
Óleos vegetais e nozes (tocoferol alimentar)	295.344	Próstata	32%
Vitamina D/Cálcio	10.578	Mama (pré-menopausa)	35%

Figura 17

A prevenção do câncer presente nas cascas!

Várias espécies de plantas armazenam o seu material genético sob forma de frutos que, se forem fecundados, poderão reproduzir-se. O forte conteúdo de açúcar desses frutos os torna muito atraentes, não só para nós, mas também para vários agressores. Os vegetais tiveram, pois, de elaborar mecanismos de defesa muito sofisticados para conseguir resistir às agressões de diferentes insetos, bactérias e fungos presentes no seu ambiente imediato. Para chegar a isso, as plantas produzem poderosas moléculas inseticidas e fungicidas, que atacam esses parasitas e permitem à planta sobreviver a essas condições hostis. Mas – traço ainda mais interessante para nós – essas moléculas também podem ter um papel importante na prevenção de várias doenças graves, especialmente o câncer.

A pele da uva é talvez o melhor exemplo. De fato, em resposta a um ataque, geralmente por fungos microscópicos, a vinha reage fabricando uma molécula chamada resveratrol, que se acumula na pele da uva, onde age como um poderoso fungicida para reduzir os danos causados por esses fungos. A quantidade desses fungicidas naturais na casca da uva está diretamente ligada ao "stress" suportado pela vinha; por exemplo, as vinhas que são cultivadas em regiões mais pluviosas (como no Vale do Niágara) e cuja uva possui uma pele mais fina (caso da variedade pinot) são muitas vezes atacadas por fungos e por isso têm níveis muito mais elevados de resveratrol.

Esse conteúdo de resveratrol das uvas não é só essencial à vinha; ele tem um papel importante nos efeitos benéficos do vinho tinto na saúde. Efetivamente, a longa fermentação da casca da uva necessária à fabricação do vinho tinto permite a extração de grandes quantidades de resveratrol, que pode ir até 10mg por litro. Essa concentração é suficiente para bloquear o crescimento de um número impressionante de células cancerosas estudadas em laboratório e para impedir o desenvolvimento de vários tipos de câncer entre os animais.

Os benefícios associados à casca das frutas não estão presentes apenas nas uvas. Várias pesquisas mostraram que a casca de frutas usualmente consumidas como maçãs, peras, pêssegos, ameixas, etc. contêm a grande maioria das moléculas anticancerígenas contidas nessas frutas deliciosas. O mesmo ocorre com certos legumes: os compostos anticancerígenos da batata, por exemplo, estão exclusivamente presentes na casca.

As plantas são estressadas pelo seu ambiente

- Seca
- Solos carentes
- Calor intenso
- Condições climáticas adversas
- Ataque de vírus, bactérias, fungos
- Ataque de insetos

E elas se defendem

- para garantir a sua sobrevivência
- por sua plasticidade genômica
- sintetizando moléculas de defesa: os compostos fitoquímicos

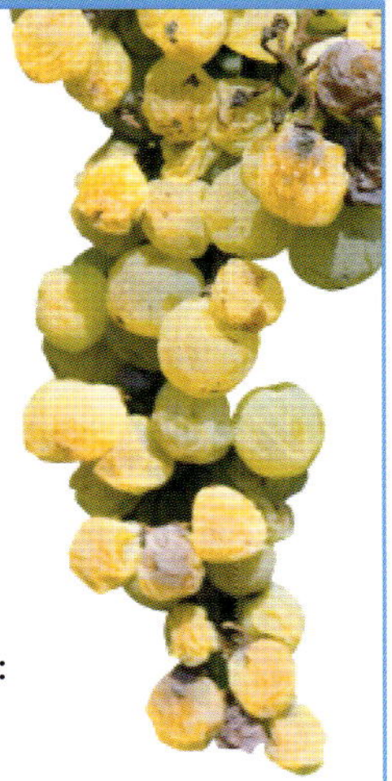

Figura 18

humanas são diretamente provenientes das plantas (fig. 20)!

A presença desses compostos fitoquímicos é uma característica fundamental das plantas, uma adaptação que teve um papel preponderante na evolução de várias espécies vegetais. Até uma fruta de aparência tão inocente quanto o abacate, muitas vezes exclusivamente visto como uma boa fonte de gorduras monoinsaturadas, contém uma variedade absolutamente incrível de moléculas fitoquímicas (fig. 21). Como se pode constatar, os vegetais são incontestavelmente os alimentos mais complexos da nossa alimentação, um reservatório quase ilimitado de moléculas que oferecem múltiplos benefícios à saúde.

Privando o nosso organismo de uma preciosa fonte de moléculas com muitas atividades anticancerígenas, favorecemos a criação de condições propícias ao desenvolvimento do câncer.

Esses efeitos benéficos dos vegetais compensam amplamente o baixo risco das quantidades residuais de pesticidas usados no cultivo das frutas e dos legumes; esses resíduos são em quantidade geralmente baixa demais para ser danosos à saúde[1]. Evoca-se muitas vezes o "potencial cancerígeno" desses produtos químicos, avaliados a partir de modelos experimentais nos quais doses elevadas de produtos são testadas. Bem antes do aparecimento da química industrial, a evolução do nosso metabolismo se realizou na presença de moléculas tóxicas provenientes do consumo de alimentos de qualidade variável, e desenvolvemos mecanismos de eliminação desses produtos para manter a integridade da nossa saúde. Assim, os citocromos P450 do fígado metabolizam esses produtos tóxicos degradando-os, protegendo-nos assim de sua ação nefasta. Outros sistemas enzimáticos, como as enzimas de refluxo (mdr, ABCB5, mrp), no intestino, no rim ou no cérebro, impedem a sua penetração no corpo ou num tecido dado e contribuem assim para neutralizar o seu perigo potencial, impedindo-os de atingir um nível tóxico para a célula. Esses sistemas de defesa apareceram muito cedo na evolução, há mais de 500 milhões de anos, e são encontrados nas bactérias mais primitivas, onde servem para prote-

[1] Evidentemente, os autores se referem à situação existente no Canadá [N.T.].

ger as células contra as substâncias que poderiam apresentar um perigo para a sua sobrevivência. Essas enzimas são tão eficazes que as células tumorais as amplificam, a fim de se protegerem contra os agentes quimioterapêuticos usados em altas doses na quimioterapia. Esse fenômeno, ou assinatura de resistência, é até usado como critério diagnóstico de resistência clínica à quimioterapia. Essa resistência múltipla aos medicamentos é, efetivamente, um dos principais fatores responsáveis pelo fracasso dos tratamentos de quimioterapia e pelo óbito dos pacientes. Se essas enzimas podem proteger as células cancerosas contra as altas doses de agentes quimioterápicos, é evidente que elas podem proteger os nossos tecidos normais das baixas doses de agentes químicos tóxicos encontrados no nosso ambiente. Apesar do que pensam muitas pessoas, o corpo humano está longe de ser um organismo vulnerável e fraco; sua evolução biológica em meio hostil o levou a desenvolver poderosos mecanismos de defesa diante dos agressores bioquímicos do seu ambiente.

De todos os pesticidas consumidos pelos humanos, 99,99% são de origem natural, compostos

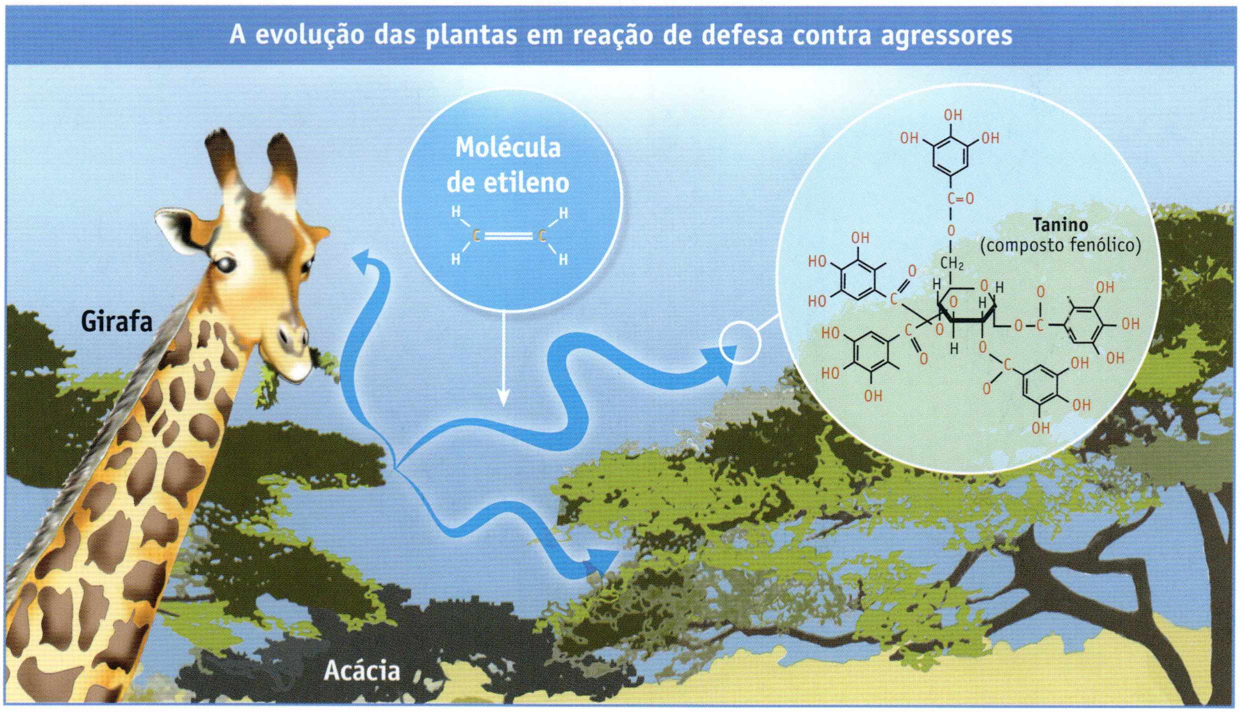

Figura 19

fitoquímicos produzidos pelas plantas para se defenderem contra os seus agressores. Uma pessoa média consome a cada dia cerca de 1.500mg desses compostos fitoquímicos, ou seja, cerca de dez mil vezes mais do que os baixos vestígios de pesticidas sintéticos associados ao consumo de vegetais (0,09mg). Uma única xícara de café contém mais agentes capazes - sempre em altas doses - de apresentar um potencial cancerígeno do que as frutas e os legumes consumidos por uma pessoa durante um ano inteiro! (fig. 22). Entretanto, o consumo regular de café não está associado a uma alta do câncer, como demonstraram muitas pesquisas, indicando que essas medidas de "potencial cancerígeno" de uma dada molécula são pouco úteis para avaliar o real impacto dos produtos químicos na gênese tumoral, por causa dos mecanismos de defesa metabólica elaborados durante a nossa evolução. Ocorre o mesmo com os pesticidas sintéticos residuais na agricultura: sua incidência na formação dos tumores

50% dos medicamentos anticancerígenos são de origem vegetal

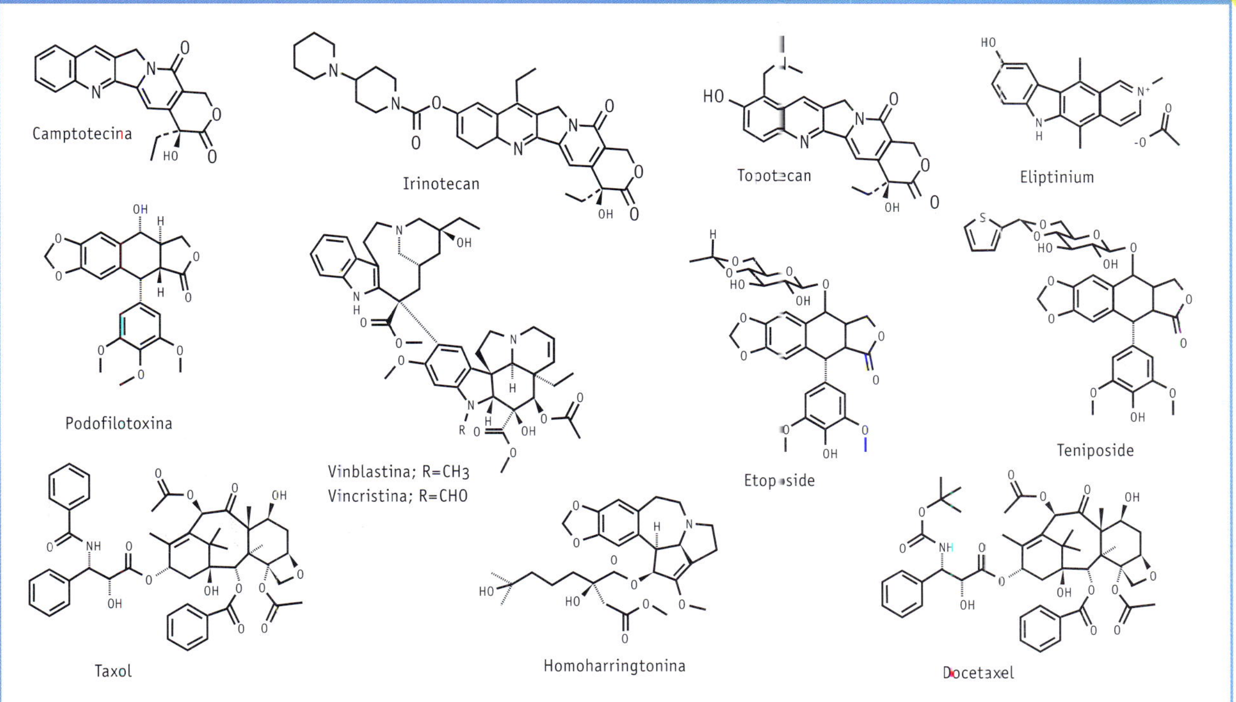

Figura 20

não pôde ser demonstrada de modo conclusivo. É preciso distinguir a exposição elevada daqueles que aplicam os pesticidas - e devem se proteger adequadamente do perigo dessa exposição profissional em doses elevadas - da exposição consideravelmente mais reduzida do consumidor, na outra extremidade da cadeia de produção agrícola. Isso não significa que devamos interromper a nossa luta contra o uso maciço dos inseticidas e pela saúde do meio ambiente, muito pelo contrário. Mas isso indica, antes, que o seu risco potencial para a saúde humana é bem mais baixo do que os imensos benefícios do consumo regular de legumes e frutas.

Moléculas anticancerígenas isoladas do abacate

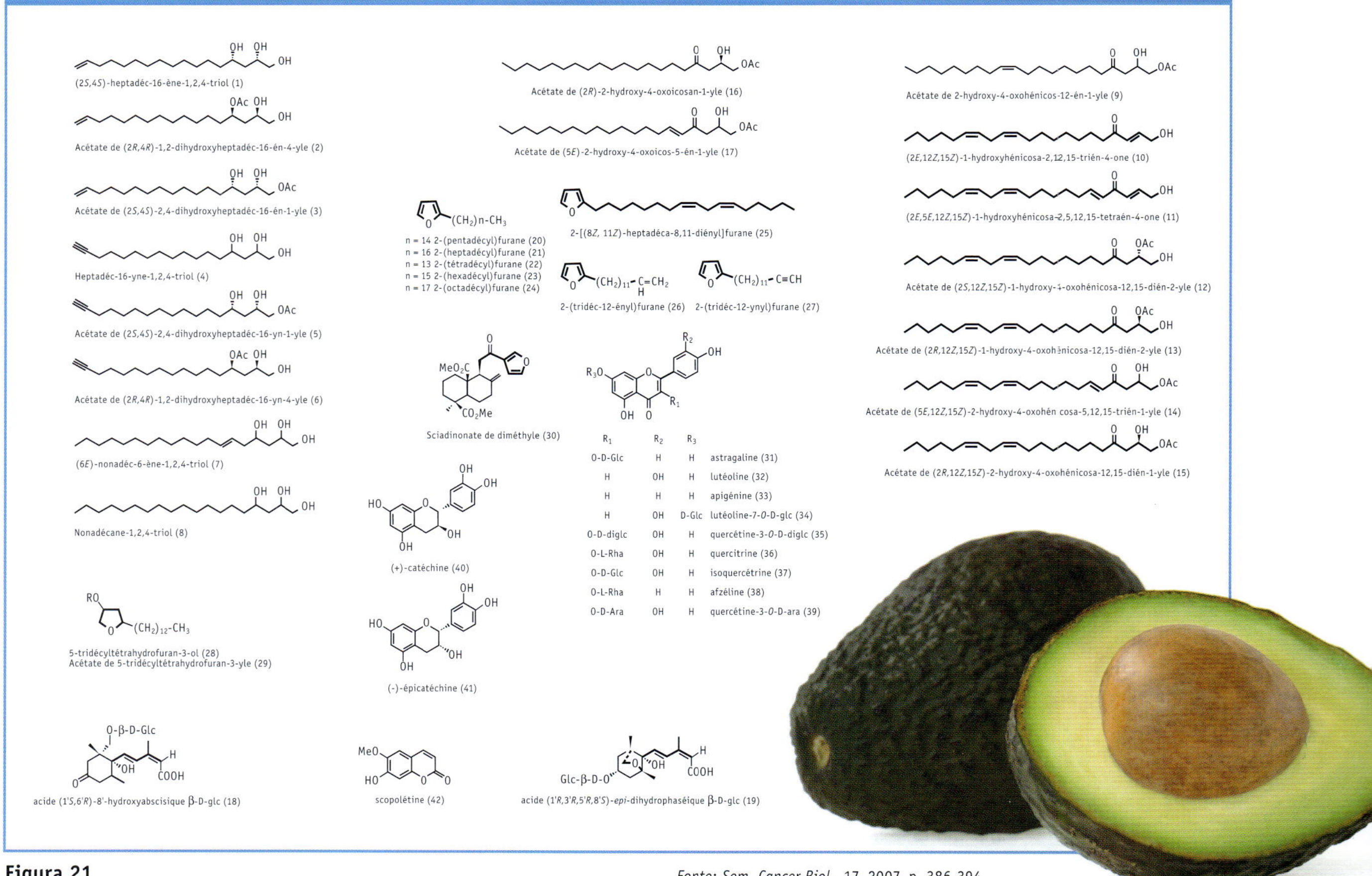

Figura 21

Fonte: *Sem. Cancer Biol.*, 17, 2007, p. 386-394.

A prevenção do câncer

A presença de células mutantes ao longo da nossa vida faz com que, a todo momento, tenhamos o risco de desenvolver um câncer. Se essa coabitação forçada é perigosa, é possível minimizar os perigos associados à presença dessas células pré-cancerosas adotando hábitos de vida que, com seu pleno potencial destruidor, impossibilitam as condições propícias ao desenvolvimento destas em câncer maduro. Assim como um domador consegue permanecer perto dos seus animais ferozes usando uma mistura de astúcia e força, é possível "domesticar" o câncer usando todas as armas à nossa disposição, principalmente aquelas contidas na nossa alimentação.

Consumir produtos vegetais em abundância

A grande diversidade das moléculas fitoquímicas presentes nos vegetais tem uma função crucial nas propriedades benéficas desses alimentos, pois esses compostos possuem a característica de visar vários processos implicados no desenvolvimento do câncer (fig. 23). Seja atacando diretamente as células cancerosas, modulando positivamente o ambiente dessas células para mantê-las em estado latente e inofensivo, seja aumentando a biodisponibilidade de moléculas anticancerígenas, as dezenas de milhares de compostos fitoquímicos de origem vegetal permitem criar um clima anticancerígeno que freia a progressão do câncer. Se todos os vegetais são benéficos para a saúde, alguns se distinguem por sua atividade anticancerígena fora do comum.

Os legumes crucíferos – Os legumes crucíferos (brócolis, couve-flor, couves, etc.) estão entre os alimentos mais importantes para a prevenção do câncer. Os efeitos preventivos associados ao consumo regular de legumes crucíferos se devem ao seu conteúdo elevado de *glucosinolatos*. Durante a mastigação, esses glucosinolatos entram em contato com a mirosinase, uma enzima presente

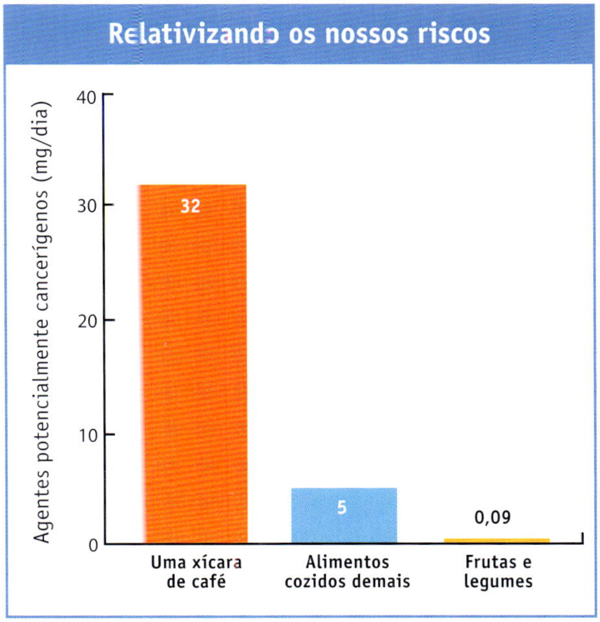

Figura 22

Fonte: *Mutat. Res.*, 447, 2000, p. 3-13.

na planta que transforma os glucosinolatos em *isotiocianatos*, moléculas extremamente reativas que agem sobre dois aspectos-chave implicados no desenvolvimento do câncer.

Primeiramente, essas moléculas aumentam a atividade dos nossos sistemas de defesa contra as substâncias cancerígenas, o que acelera a sua eliminação do organismo e as impede de provocar danos ao material genético da célula (DNA). Esse efeito é extremamente importante, pois vários tipos de câncer são diretamente causados por déficits na atividade desses sistemas de desintoxicação.

Depois, alguns desses compostos, como aqueles achados nos brócolis ou ainda no agrião, também têm a propriedade de impedir o crescimento das células cancerosas, provocando uma alta de radicais livres que acarreta a morte dessas células.

Para maximizar a produção de moléculas anticancerígenas pelas crucíferas é preciso todavia prestar uma atenção especial à maneira de cozinhá-las. Na verdade, pesquisas recentes mostraram que o cozimento do brócolis, da couve-de-bruxelas, da couve-flor ou ainda do repolho em água fervente provocava uma perda muito importante (mais de 75%) do seu conteúdo de glucosinolatos, porque as moléculas escapavam dos legumes para a água de cozimento. Ao contrário, quando os legumes são cozidos no vapor, no forno micro-ondas ou ainda são ligeiramente refogados em uma frigideira *wok*, por exemplo, seu conteúdo em glucosinolatos permanece idêntico ao do legume cru. Outro fator crucial: é importante reduzir o mais possível o tempo de cozimento dos legumes, para preservar ao máximo a atividade da mirosinase. Um cozimento rápido a vapor ou no *wok* para conservar os le-

Compostos de múltiplos efeitos

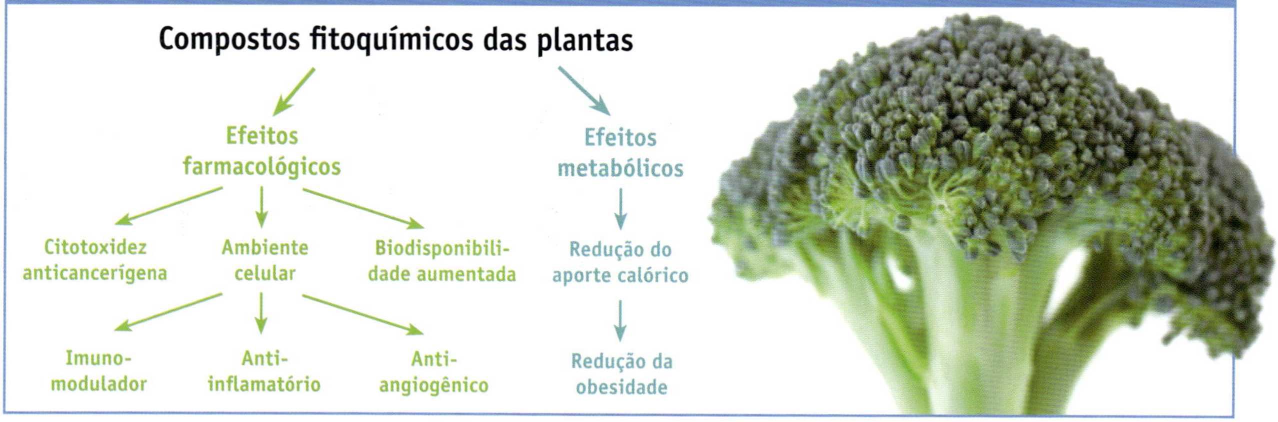

Compostos fitoquímicos das plantas
Efeitos farmacológicos
Efeitos metabólicos
Citotoxidez anticancerígena
Ambiente celular
Biodisponibilidade aumentada
Redução do aporte calórico
Imunomodulador
Anti-inflamatório
Anti-angiogênico
Redução da obesidade

Figura 23

gumes crocantes preservará a maioria das moléculas anticancerígenas desses legumes. Trata-se de um hábito ainda mais fácil de adotar, pois os legumes crucíferos têm um gosto bem melhor quando não são cozidos demais!

As aliáceas – Pesquisas mostraram que as pessoas que consomem regularmente os legumes da família do alho (alho, cebola, cebolinha, alho poró) têm um risco menor de desenvolver vários tipos de câncer, principalmente aqueles do sistema digestivo, com os de estômago e cólon. Esse efeito protetor está ligado à presença de *compostos sulfurados* que aceleram a eliminação das substâncias tóxicas cancerígenas do nosso organismo, o que diminui os riscos de que essas substâncias ataquem o nosso material genético e provoquem mutações que podem iniciar um câncer. Os compostos anticancerígenos do alho também têm um grande poder de combate aos microtumores que estão adormecidos em nós, detendo o crescimento de células cancerosas. Assim como os legumes crucíferos, o alho e seus "primos" devem ser considerados como uma defesa de primeira linha contra o câncer, verdadeiros guardiões da nossa saúde, que limitam os danos causados pelos diferentes agressores tóxicos que devemos enfrentar diariamente.

O chá-verde – As folhas de chá representam uma fonte extremamente rica em moléculas anticancerígenas chamadas *catequinas*, que podem constituir até um terço do peso das folhas. Esse conteúdo é importante, pois essas moléculas possuem a propriedade de impedir os microtumores – que desenvolvemos espontaneamente durante a vida – de adquirirem uma nova rede de vasos sanguíneos essenciais ao seu crescimento. Na ausência desses novos vasos, formados pelo processo de angiogênese, as células cancerosas não podem ter acesso ao oxigênio suficiente e a nutrientes para crescer e são condenadas a permanecer em estado latente e inofensivo. Nosso laboratório demonstrou que apenas uma xícara de chá-verde continha suficientes catequinas para bloquear a angiogênese, interferindo na atividade de certas proteínas que têm papéis cruciais na formação dos novos vasos. Consumindo o chá-verde, o corpo fica, pois, exposto a doses suficientes de moléculas anticancerígenas para bloquear a angiogênese, o que ajuda a prevenir a progressão de microtumores em cânceres agressivos. Aliás, muitos estudos científicos sugerem que o consumo regular do chá-verde tem um papel importante na redução do risco de desenvolver vários tipos de câncer: por exemplo, uma pesquisa recente realizada com 69.710 chinesas com idades de 40 a 70 anos mostrou uma redução muito importante (57%) do risco de câncer colorretal entre as grandes bebedoras de chá-verde. Do mesmo modo, a análise dos hábitos de consumo de chá-verde de 49.920 japoneses com idades de 40 a 69 anos indica que aqueles que bebiam cinco xícaras de chá-verde por dia tinham 50% menos de riscos de câncer de próstata avançado, em re-

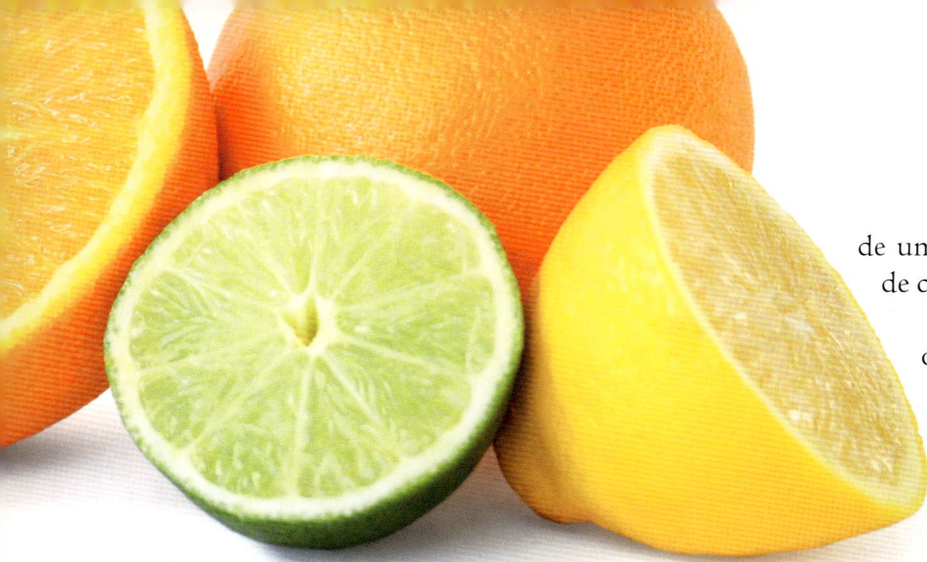

lação aos que bebiam menos de uma xícara. Beber diariamente chá-verde representa, pois, um meio simples, eficaz e delicioso de usar as moléculas anticancerígenas de origem natural para prevenir o câncer.

Os cítricos - Muitos estudos mostraram que o consumo de cítricos reduz à metade o risco de desenvolver vários tipos de câncer, especialmente os do sistema digestivo (esôfago, boca e estômago, por exemplo). Esse efeito anticancerígeno está provavelmente ligado ao conteúdo elevado de *monoterpenos* assim como de *flavanonas* dessas frutas. Trata-se de duas classes de compostos anticancerígenos que interferem com vários processos de desenvolvimento dos tumores. Assim, os monoterpenos bloqueiam a atividade de proteínas implicadas no crescimento das células cancerosas, reduzindo ao mesmo tempo a sua capacidade de invadir os tecidos nos quais elas se encontram. As flavanonas, por sua vez, têm o poder de preservar a estrutura dos vasos sanguíneos, o que previne a inflamação e priva os tumores de uma fonte importante de estimuladores de crescimento.

Os cítricos também podem prevenir o desenvolvimento do câncer de modo indireto, aumentando a atividade anticancerígena de moléculas presentes em outros alimentos. Por exemplo, certos compostos do grapefruit não têm atividade anticancerígena intrínseca, mas bloqueiam os sistemas (citocromos P450) que estão implicados na eliminação das moléculas anticancerígenas do organismo, aumentando assim a duração de vida destas na circulação sanguínea e, por isso mesmo, o seu potencial anticancerígeno.

As "superfrutas" - Certas frutas contêm níveis elevados de *polifenóis* que lhes conferem um potencial antioxidante excepcional. As mais conhecidas são as chamadas "frutas vermelhas", esses alimentos fora do comum tanto por seu sabor delicioso quanto por seus benefícios para a saúde. Na verdade, morangos, framboesas, mirtilos e amoras são as principais fontes alimentares do *ácido elágico* e da *delfinidina*, duas moléculas que bloqueiam a angiogênese. O ácido elágico está presente em grandes quantidades nos morangos, framboesas e amoras, enquanto a delfinidina existe principalmente nos mirtilos e amoras. A presença simultânea de ácido elágico e de delfinidina nas amoras é particularmente interessante e faz dessas frutinhas preciosos aliados na luta contra o câncer. Os trabalhos de pesquisa realizados durante os últimos anos no nosso laboratório mostraram que essas duas moléculas interferem com esse processo, bloqueando a atividade de proteínas essenciais e impedindo a formação da nova rede sanguínea na proximidade dos tumores, privando-os assim da sua provisão de oxigênio e de moléculas nutritivas. Já que todos os tipos de câncer são absolutamente dependentes desse aporte sanguíneo, pode-se considerar o ácido elágico e a delfinidina como agentes de prevenção extremamente importantes, capazes de frear o desenvolvimento de um amplo leque de cânceres. Mesmo que essas pequenas frutas sejam sazonais, é possível congelá-las para uso futuro, pois as moléculas anticancerígenas que lhes são associadas resistem bem ao congelamento.

Certas frutas exóticas também contêm grandes quantidades de polifenóis antioxidantes, que podem participar da prevenção ao câncer. O melhor exemplo é sem dúvida a romã, uma fruta que já era cultivada no Oriente Médio (Irã e Iraque) há 6.000 anos e que é há muito tempo considerada pelos habitantes da região como um alimento excepcional, tanto por seu sabor único quanto por suas numerosas propriedades medicinais.

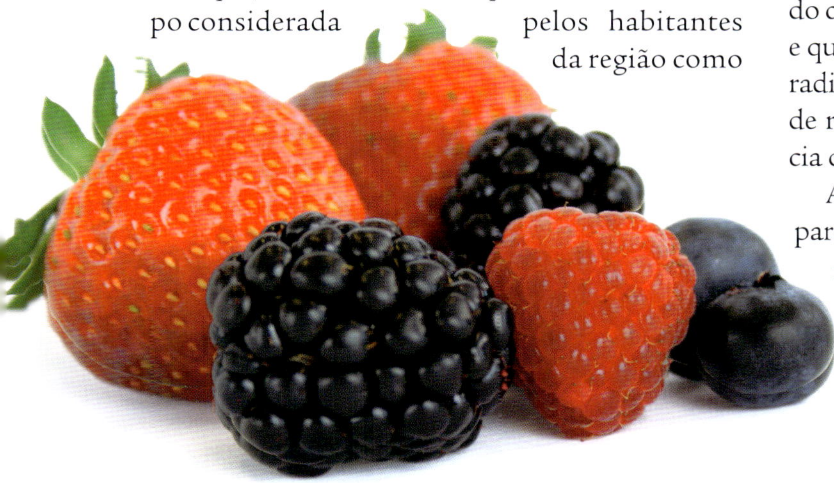

A romã é constituída de várias centenas de grãos, formados por uma polpa vermelha translúcida, de gosto levemente agridoce, que contêm quantidades importantes de antocianinas, o que dá à romã a sua cor vermelha característica, assim como taninos hidrolisáveis complexos, que são os grandes responsáveis pela forte atividade antioxidante dessa fruta. Efetivamente, o conteúdo elevado da fruta em punicalina, punicalagina e em derivados do ácido elágico provocam uma verdadeira "explosão" da atividade antioxidante da romã, três vezes mais elevada do que a do vinho tinto ou do chá-verde. A administração de suco de romã a animais portadores de tumores da próstata causa uma redução substancial do crescimento desses tumores, assim como uma queda considerável do nível de PSA, um marcador da progressão do câncer de próstata. Esse efeito protetor é também observado nos humanos: durante um estudo realizado com pacientes atingidos por câncer de próstata e que sofreram uma intervenção cirúrgica ou uma radioterapia, o consumo diário de 250ml de suco de romã retardava consideravelmente a recorrência do câncer nesses pacientes.

A ação anticancerígena do suco de romã não parece restrita ao câncer de próstata. Um estudo mostrou recentemente que o suco de romã reduzia em mais de 60% o desenvolvimento do câncer de pulmão induzido pelo benzopireno, uma poderosa substância cancerígena.

Para aproveitar o bom sabor da romã, é preciso escolher frutas pesadas, cuja casca seja lisa e brilhante. A melhor maneira de abrir a romã é cortar sua casca em vários lugares sob a água, em uma tigela, e destacar os pedaços, retirando a membrana branca. Pode-se também extrair o suco cortando a fruta pela metade e espremendo-a em um espremedor de frutas. Sucos de romã comerciais e concentrados da polpa também estão disponíveis no mercado.

A soja – Os estrógenos (hormônios sexuais femininos) têm um papel importante no desencadear do câncer de mama. Na verdade, quando o nível desses hormônios é excessivamente elevado, há um estímulo excessivo do crescimento das glândulas mamárias e um aumento do risco de câncer (diz-se então que o câncer de mama é hormonodependente). Vários estudos sugerem que os efeitos danosos dos estrógenos poderiam ser diminuídos pelo consumo regular de alimentos ricos em fitoestrógenos. Esses fitoestrógenos são moléculas de origem vegetal que se assemelham muito aos estrógenos e impedem esses hormônios de interagir eficazmente com as células da mama. Há então uma redução dos efeitos negativos associados aos estrógenos e assim uma diminuição do risco de câncer.

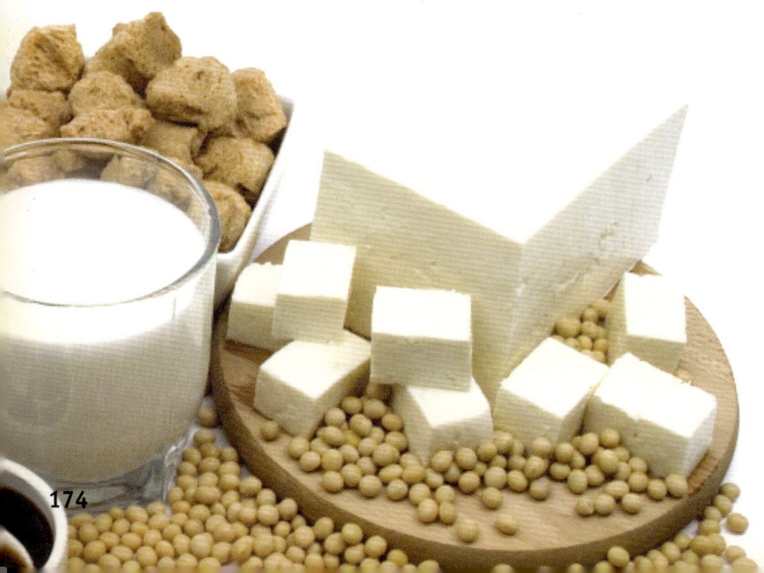

As *isoflavonas*, moléculas ligadas à soja, são os fitoestrógenos mais conhecidos até hoje. Estudos mostraram que o consumo regular de alimentos à base de soja na infância, isto é, antes da alta acentuada das taxas de estrógenos que acompanha a puberdade, diminui consideravelmente o risco de um câncer de mama. Em contrapartida, as isoflavonas da soja não teriam os mesmos efeitos benéficos para as mulheres que já foram atingidas por um câncer de mama e poderiam mesmo sofrer efeitos nefastos; essas mulheres devem ter uma extrema moderação no consumo da soja. Também é fortemente desaconselhado tomar as isoflavonas sob forma de suplementos, pois os estudos realizados até agora mostram que esses produtos podem aumentar o risco de câncer, ao invés de diminuí-lo!

O tomate – Certas observações mostraram que a incidência do câncer de próstata é mais baixa nos países cujos habitantes consomem muitos pratos à base de tomates, como a Itália, a Espanha e o México. Parece que essa proteção está ligada à presença do *licopeno*, um pigmento capaz de interferir no crescimento das células pré-cancerosas

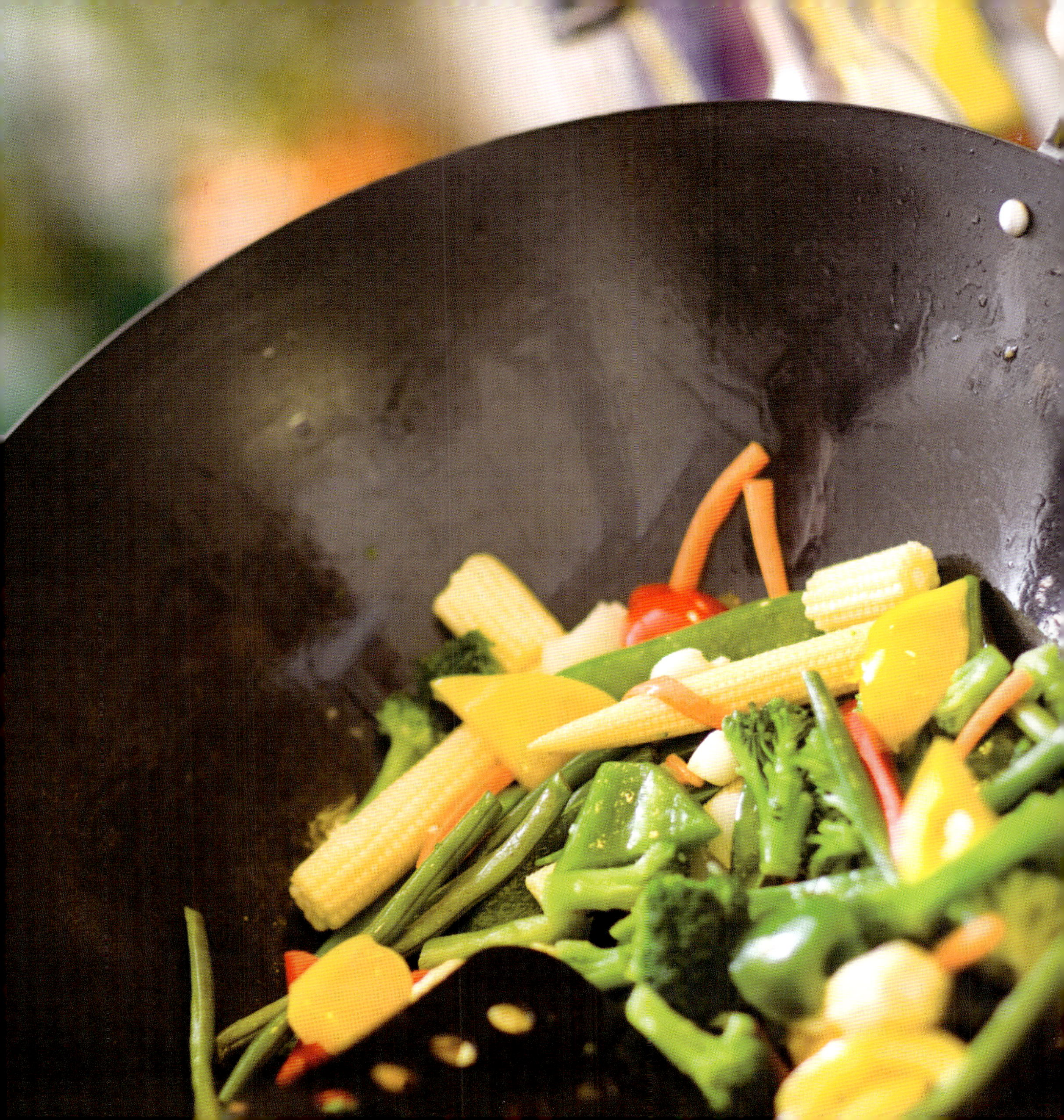

prostáticas. Para maximizar o efeito do licopeno é importante consumir tomates cozidos, idealmente num corpo graxo como o óleo de oliva, sob a forma de molho, por exemplo. O cozimento dos tomates no corpo graxo aumenta a quantidade de licopeno e o torna muito mais assimilável pelas células do nosso organismo.

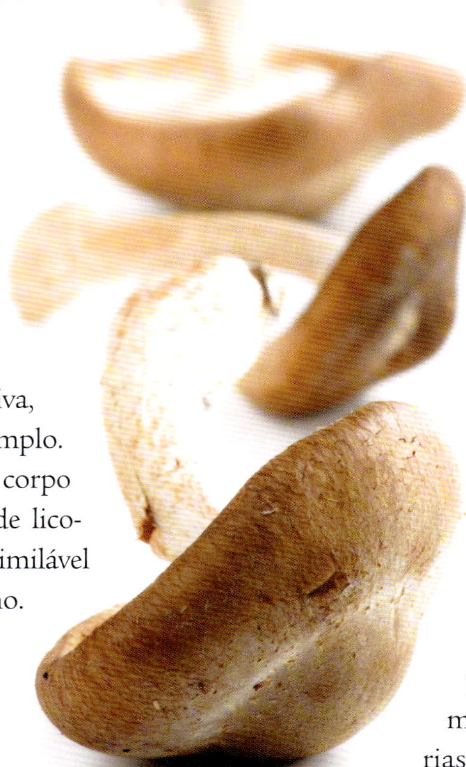

Os imunomoduladores – Certos alimentos também têm a capacidade de modular favoravelmente o sistema imunitário, uma propriedade que pode ser benéfica na manutenção de um ambiente refratário à progressão das células cancerosas.

Os probióticos – Os iogurtes enriquecidos com probióticos (bifidobactérias e lactobacilos) contêm vários bilhões de bactérias benéficas, capazes de resistir à passagem pelo estômago e instalar-se no intestino grosso, onde podem exercer seus efeitos benéficos, notadamente no sistema imunitário. Por exemplo, pesquisas mostraram que a administração diária de iogurte contendo bifidobactérias e lactobacilos provoca uma alta importante da atividade de certas células imunitárias implicadas na defesa contra as agressões exteriores. Como a atividade do sistema imunitário tem um papel importante não só na nossa defesa contra os micróbios, mas também na nossa proteção contra o desenvolvimento de certos cânceres, essas observações ilustram bem a importância das bactérias intestinais na manutenção de uma boa saúde.

Os cogumelos – Os cogumelos são alimentos com múltiplas qualidades: não apenas são muito nutritivos, pobres em calorias e de sabor delicioso, mas também contêm moléculas que estimulam o sistema imunitário e que interferem no crescimento de certos tipos de câncer. Além das espécies usualmente oferecidas no mercado, isto é, o cogumelo-de-paris e suas variantes, o portobelo e o cogumelo café (cremini), encontram-se outras espécies de gosto mais saboroso, como os cogumelos de origem asiática como o shitake e o enokitake. Esses cogumelos são especialmente interessantes, pois contêm níveis importantes de moléculas complexas chamadas *polissacarídeos*, que têm a propriedade de estimular o sistema imunitário. Assim, muitos trabalhos demonstraram que a lentinana do shitake provoca um forte aumento do número de glóbulos brancos e da atividade dessas células-chave do sistema imunitário, o que aumenta as chances de podermos controlar os tumores incipientes e impedi-los de atingir o estado maduro.

A atividade anticancerígena e imunoestimulante dos cogumelos comestíveis não parece restringir-se às espécies de origem asiática. Os pleurotos, por exemplo, também contêm compostos que parecem eficazes para frear o desenvolvimento de certos tipos de câncer, notadamente do cólon, atacando diretamente as células cancerosas e forçando-as a morrer pelo processo de apoptose. Do mesmo modo, o cogumelo-de-paris contém moléculas capazes de impedir o crescimento de certas células cancerosas como as da mama. Essa propriedade se deve à capacidade dos cogumelos de bloquear a ação da aromatase, uma enzima que tem um papel crucial na fabricação dos estrógenos, os hormônios sexuais femininos. Já que a maioria dos cânceres de mama são hormonodependentes, isto é, sua progressão depende desses estrógenos, o bloqueio da aromatase provoca uma queda dos níveis de estrógenos e pode assim impedir a progressão dos cânceres. Aliás, é interessante notar que a administração de extratos de cogumelos-de-paris a animais de laboratório que desenvolveram tumores de mama provoca uma regressão acentuada destes. Essas observações são ainda mais interessantes, pois a quantidade de cogumelos necessária para provocar a diminuição do crescimento dos tumores corresponde a um consumo razoável para o humano, ou seja, cerca de 100g por dia. A inclusão dos cogumelos na nossa alimentação permite não só acrescentar uma nova dimensão gastronômica à nossa vida, mas também incluir nela preciosos aliados na prevenção de certos cânceres, especialmente o de mama.

As algas marinhas – As propriedades anticancerígenas das algas são em grande parte ligadas ao seu conteúdo elevado de *fucoxantina* e *fucoidana*, dois compostos que interferem em vários processos essenciais ao crescimento das células cancerosas.

A fucoidana é um polímero complexo de açúcar, presente em grande quantidade em certas algas, especialmente o kombu e o wakame. Essa molécula impede o crescimento de uma grande variedade de células cancerosas cultivadas em laboratório e provoca até a morte das células, por um processo de apoptose. Além dessa atividade citotóxica, parece que a fucoidana também tem um impacto positivo na função imunitária, reduzindo a inflamação e aumentando a atividade do "bom" sistema imunitário, criando assim um ambiente mais hostil às células cancerosas, o que restringe o seu crescimento.

A fucoxantina, por sua vez, é um pigmento amarelo da família dos carotenoides (betacaroteno, licopeno, etc.). De todos os carotenoides alimentares testados até hoje, a fucoxantina é o que possui a mais importante atividade anticancerígena, tanto entre os animais de laboratório quanto nas células isoladas de tumores huma-

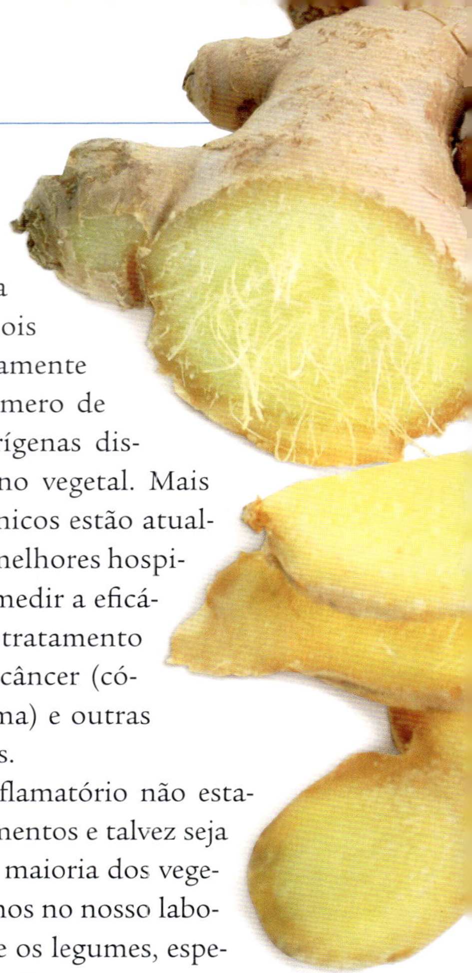

nos, e parece especialmente ativo contra as células provenientes de um câncer de próstata. Esse efeito inibidor é até mais importante do que o do licopeno, um carotenoide encontrado principalmente no tomate e que é há muito tempo considerado como tendo um papel preventivo no desenvolvimento do câncer de próstata. Já que as algas são a única fonte alimentar de fucoxantina, esses vegetais deveriam fazer parte de toda estratégia de prevenção do câncer pela alimentação, principalmente do câncer de próstata.

Os anti-inflamatórios naturais

A importância da inflamação para a progressão das células pré-cancerosas até o câncer maduro implica que se deve fazer tudo para minimizar a presença dessas condições inflamatórias. Felizmente, certos alimentos são muito capazes de reduzir a inflamação.

Os vegetais – Certos alimentos de origem vegetal contêm moléculas que impedem a fabricação de moléculas inflamatórias pelas células cancerosas. Os melhores exemplos dessas moléculas anti-inflamatórias são o resveratrol do vinho tinto, a curcumina da especiaria indiana cúrcuma, assim como o gingerol, presente no gengibre. Pesquisas indicam que essas três moléculas são capazes de bloquear a COX-2 e que essa atividade anti-inflamatória tem um papel importante na ação anticancerígena desses alimentos. A atividade anti-inflamatória da curcumina é muito interessante, pois essa molécula é certamente a que tem maior número de atividades anticancerígenas distintas de todo o reino vegetal. Mais de quinze ensaios clínicos estão atualmente em curso nos melhores hospitais do mundo para medir a eficácia da curcumina no tratamento de diversos tipos de câncer (cólon, pâncreas, mieloma) e outras doenças inflamatórias.

Esse efeito anti-inflamatório não estaria restrito a esses alimentos e talvez seja uma característica da maioria dos vegetais; de fato, observamos no nosso laboratório que as frutas e os legumes, especialmente frutas vermelhas como amoras e mirtilos, também tinham uma forte atividade anti-inflamatória.

Os ômega 3 – Outra maneira de reduzir a inflamação crônica com a ajuda da alimentação é aumentar o mais possível o consumo de ácidos graxos ômega 3 e reduzir a dos ômega 6. Esses dois tipos de gorduras essenciais são usados pelas nossas células para fabricar dois tipos de moléculas: os ômega 3 produzem moléculas anti-inflamatórias naturais muito poderosas, chamadas DHA e EPA, enquanto os ômega 6 (presentes nas carnes e nos alimentos transformados) servem para a produção de moléculas que favorecem a inflamação. Os ômega 3 só estão presentes em grande quantidade em alimentos bem precisos como os peixes gordos (atum, salmão, sardinha) e certos vegetais (sementes de linhaça, nozes, especialmente), de modo que o regime alimentar moderno pode conter 25 vezes mais ômega 6 do que ômega 3, e esse desequilíbrio faz com que a balança do nosso corpo se incline muito para a inflamação. Está comprovado que aumentar o aporte de ácidos graxos ômega 3, baixando o aporte de ômega 6, pode restabelecer esse equilíbrio e impedir a criação de um clima de inflamação crônica nos nossos tecidos.

Mesmo que os ômega 3 de cadeia longa dos peixes gordos tenham recebido uma atenção especial durante os últimos anos, não se deveria subestimar a importância dos ômega 3 de origem vegetal, provenientes das sementes de linhaça ou das nozes. Na verdade, um estudo mostrou recentemente que, entre homens sofrendo de sobrepeso ou obesidade, uma alimentação enriquecida com ácido linolênico provocava uma queda rápida e importante (50%) dos níveis sanguíneos de duas poderosas moléculas inflamatórias, o TNF-a e a interleuquina-6. Essas observações indicam que o acréscimo de alimentos ricos em ácido linolênico à alimentação diária, como as sementes de linhaça, é capaz de provocar um efeito anti-inflamatório mensurável e poderia ser uma estratégia muito válida para reduzir a inflamação e as doenças decorrentes.

A combinação de vários vegetais ativos contra certos fatores implicados na progressão do câncer só pode ter repercussões extremamente positivas para prevenir o desenvolvimento dessa doença. Por exemplo, observamos recentemente que, entre as cobaias portadoras de um tumor muito agressivo, a adição ao regime alimentar de um coquetel constituído de vegetais dotados de propriedades anticancerígenas provocava uma redução acentuada do crescimento do tumor (fig. 24). Assim, não há nenhuma dúvida de que a adoção de uma alimentação contendo muitos desses vegetais protetores, combinada com um aporte aumentado de ácidos graxos ômega 3 e uma redução das carnes vermelhas e de produtos industriais transformados, representa uma faceta essencial da prevenção do câncer.

A vitamina D, campeã da prevenção do câncer

Descoberta em 1919, logo depois das vitaminas A, B e C (daí a sua apelação "D"), essa vitamina tem um papel absolutamente essencial na absorção do cálcio e no crescimento dos ossos, assim como na manutenção do bom funcionamento geral do organismo. Entretanto, ao contrário de outras vitaminas, que são obtidas pela alimentação, a maior parte (80-95%) da vitamina D presente no nosso corpo é produzida pela ação do sol sobre a pele. Os raios UVB da luz provocam a transformação de uma molécula chamada 7-dehidrocolesterol em vitamina D3, sendo esta, posteriormente, modificada pelo fígado e pelo rim em 1,25-dihidroxivitamina D, que representa a forma ativa da vitamina.

O papel importante do sol na produção da vitamina D apresenta evidentemente um problema para as populações dos países nórdicos, que são muito menos expostos ao sol durante o inverno. Por exemplo, estudos mostraram que os habitantes do Canadá tinham concentrações de vitamina D no sangue mais baixas do que os níveis recomendados, uma carência especialmente acentuada durante o inverno.

Essa carência parece aumentar o risco de certos tipos de câncer. Por exemplo, a incidência de câncer de mama é geralmente mais alta nas regiões afastadas do equador (e que são, pois, menos ensolaradas no inverno), como os países escandinavos, o Canadá ou a Nova Zelândia, comparativamente às regiões ensolaradas durante a maior parte do ano (especialmente a África). Nesse mesmo aspecto, um estudo realizado com 48.000 homens revelou que um déficit de vitamina D poderia estar associado a um aumento do número de cânceres e a uma alta da mortalidade, especialmente quanto ao câncer do sistema digestivo. Aliás, as pesquisas mostraram que as pessoas tratadas de um câncer de cólon durante o verão tinham uma taxa de sobrevida maior do que as que foram tratadas durante o inverno, e esse benefício se deve provavelmente a uma alta

Inibição da formação de tumores por um regime alimentar rico em vegetais anticancerígenos

Não tratada	Tratada com uma mistura de legumes anticancerígenos

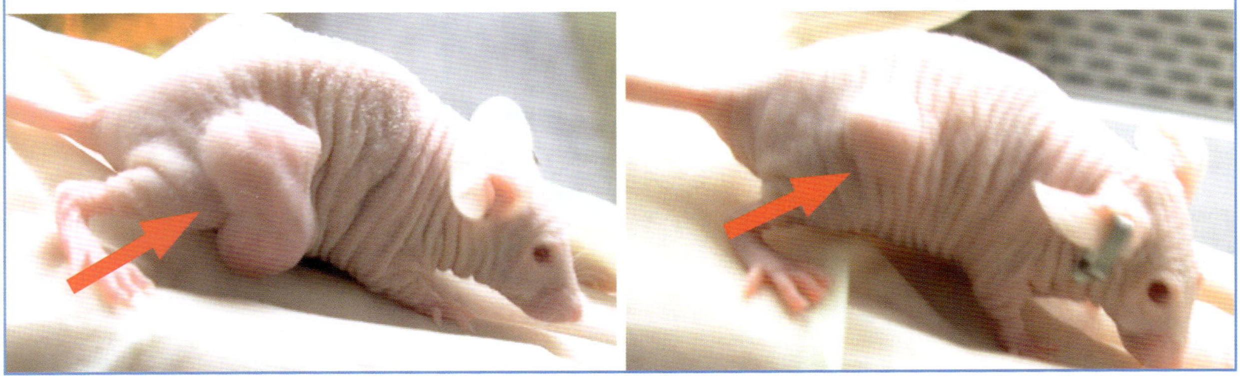

Figura 24

de vitamina D, formada em consequência da exposição ao sol. Um estudo recente indica que os níveis sanguíneos de vitamina D poderiam também melhorar a probabilidade de sobreviver a um câncer de mama: as mulheres cujos níveis de vitamina D quando do diagnóstico eram insuficientes (abaixo de 50nmol por litro) tinham duas vezes mais risco de recidiva do câncer.

Esses efeitos protetores da vitamina D foram observados em vários tipos de câncer. Um estudo americano realizado com 15.000 homens mostrou que aqueles que tinham níveis sanguíneos de vitamina D inferiores à média tinham um risco de câncer de próstata mais do que dobrado em relação àqueles que tinham altos níveis dessa vitamina. Resultados espetaculares também foram observados em outro estudo realizado com 122.000 pessoas: as que tinham um aporte diário de vitamina D superior a 600 UI tinham duas vezes menos risco de câncer de pâncreas do que aquelas que tinham um aporte diário inferior a 150 UI. Um impacto positivo da vitamina D também foi observado no câncer de mama (50% de redução) e do cólon (66% de redução). Além disso, um estudo recente demonstrou que a tomada diária de 1.000 UI de vitamina D por mulheres após a menopausa reduzia em mais de 50% o risco geral de câncer, em relação às que não recebiam essa vitamina. Como podemos ver, a vitamina D é verdadeiramente um fator especial na prevenção do câncer!

À luz desses resultados, é óbvio que é preciso aumentar o aporte de vitamina D para prevenir eficientemente o câncer. Aliás, a Sociedade Canadense do Câncer, assim como especialistas internacionais, recomendam aumentar o aporte de vitamina D de 200 UI para 1.000 UI por dia, para reduzir a incidência de vários tipos de câncer. No verão, aumentar o nível de vitamina D é fácil: uma simples exposição do rosto e dos braços durante dez minutos permite ao corpo produzir cerca de 10.000 UI! Ao contrário, uma longa exposição ao sol é fortemente desaconselhada, pois ela aumenta significativamente os riscos de câncer de pele. O sol é, pois, uma faca de dois gumes, e deve ser usado inteligentemente para tirar o máximo de benefícios, evitando os efeitos nefastos.

No inverno, entretanto, a diminuição da duração da insolação torna a situação mais complicada, e é preciso recorrer a outras fontes de vitamina D. Certos peixes, como o atum e o salmão, a contêm em níveis consideráveis e são uma escolha interessante, ainda mais que esses alimentos também são ricos em ômega 3, gorduras essenciais que participam também da prevenção do câncer. Os suplementos contendo 1.000 UI de vitamina D constituem igualmente um modo simples, econômico e eficaz de aumentar o aporte dessa vitamina.

A atividade física, uma arma desconhecida para a prevenção do câncer

Além dos benefícios confirmados da atividade física na prevenção das doenças cardiovasculares, pesquisas mostraram que o exercício está associado a uma queda importante do risco de certos tipos de câncer. A análise detalhada desses trabalhos, recentemente publicada pelo Fundo Mundial da Pesquisa contra o Câncer mostra que a atividade física permite reduzir os riscos de câncer do cólon (50% de redução), de mama (entre as mulheres menopausadas, de 30 a 40% de redução), e do endométrio. Um efeito protetor contra o câncer de pulmão, de pâncreas, assim como de mama (entre as mulheres não menopausadas) também é possível, mas deve ser mais bem estudado.

Os benefícios da atividade física regular na prevenção do câncer se devem às múltiplas repercussões positivas que ela acarreta no funcionamento dos músculos e do organismo em geral (fig. 25). O exercício melhora a captura do açúcar pelas células musculares, reduzindo assim o desenvolvimento do fenômeno de

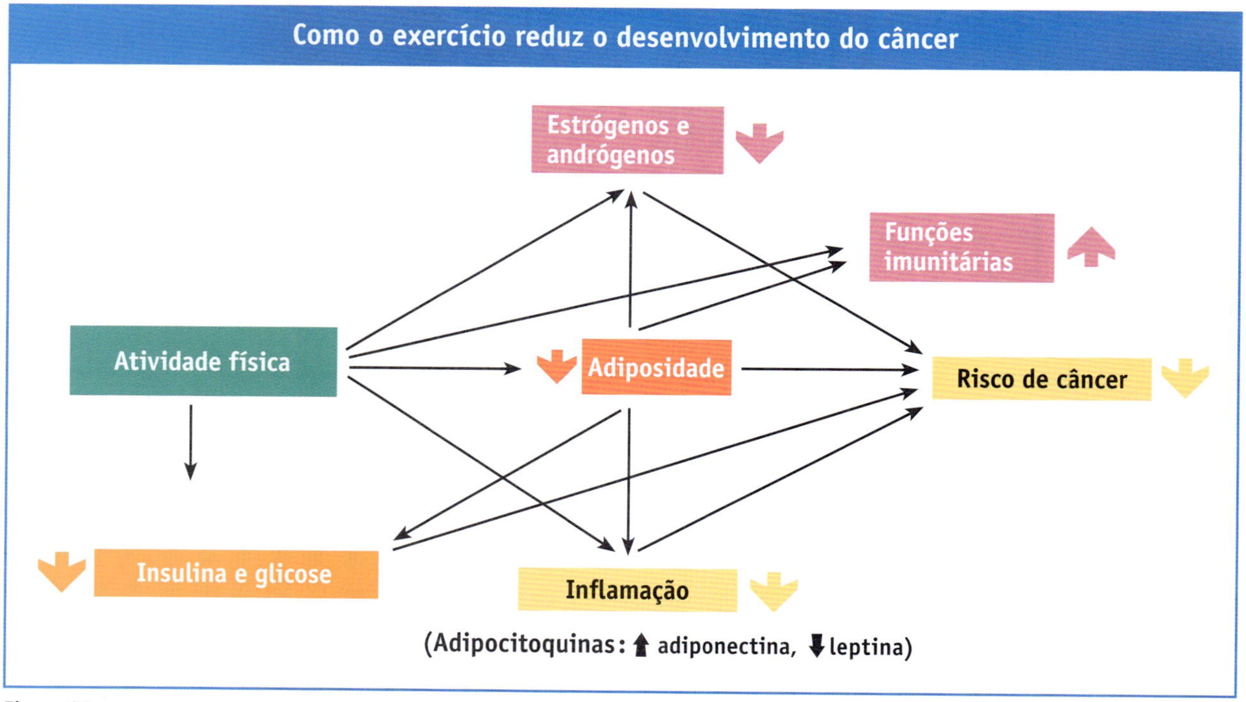

Figura 25

Fonte: Nature Rev. Carcer, 8, 2008, p. 205-211.

resistência à insulina e o clima de inflamação crônica pró-canceroso, que é inevitavelmente ligado a esse estado. Em paralelo, reduzindo a massa adiposa, o exercício diminui também a quantidade de hormônios sexuais no sangue e com isso reduz o risco de cânceres que são dependentes desses hormônios para a sua progressão, especialmente os de mama e da próstata. Essa queda do peso corporal provoca igualmente muitos efeitos positivos, reduzindo a secreção de moléculas inflamatórias pelas células adiposas, o que contribui para a melhora da sensibilidade à insulina e para uma maior eficiência do sistema imunitário.

O poderoso efeito anti-inflamatório do exercício físico regular parece ter um papel predominante no seu efeito protetor contra o desenvolvimento do câncer. Efetivamente, os músculos não são apenas órgãos implicados no movimento do corpo; eles são também glândulas metabolica-

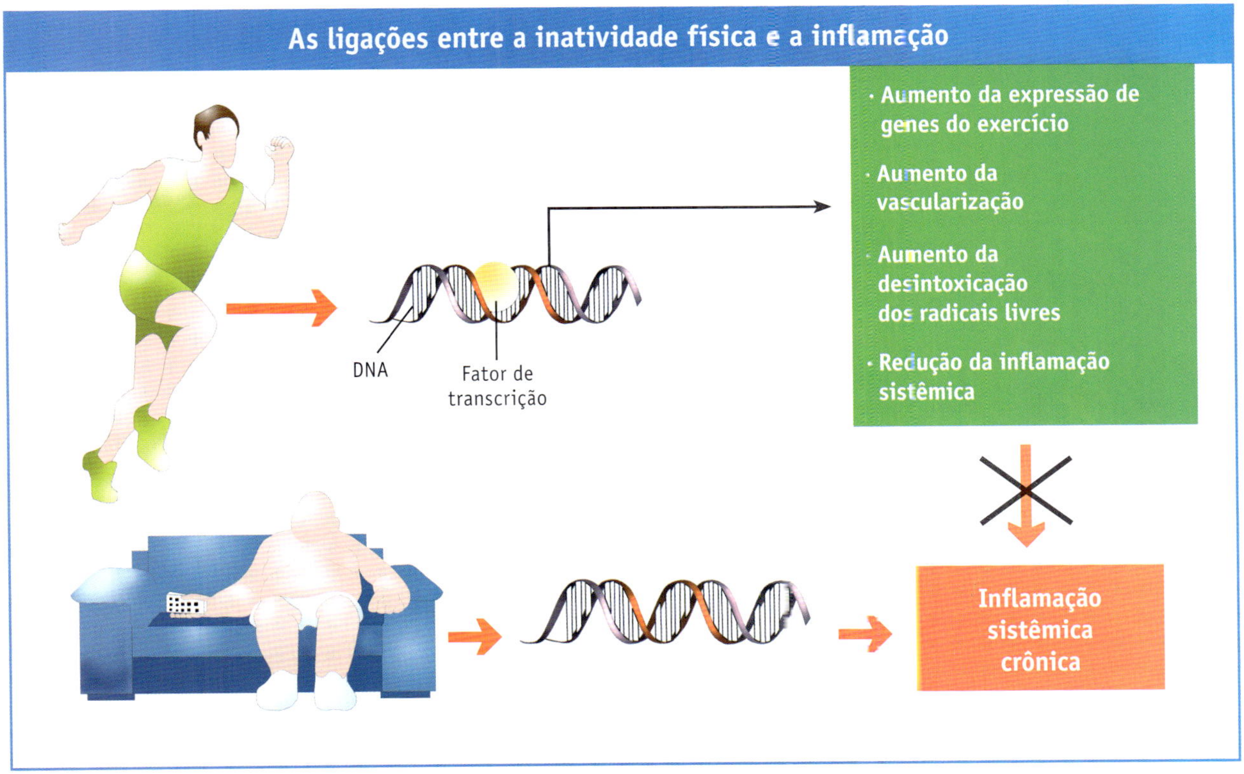

Figura 26

Fonte: *Nature*, 454, 2008, p. 463-469.

mente muito ativas que, quando são estimuladas pelo exercício regular, provocam a ativação de vários genes implicados na manutenção de condições anti-inflamatórias no organismo. Ao contrário, os músculos de pessoas sedentárias não ativam nenhum desses mecanismos protetores, o que só pode favorecer a criação de um clima de inflamação crônica (fig. 26). Assim como a obesidade, podemos considerar a inatividade física como um fator do estilo de vida que favorece a inflamação crônica e, por isso mesmo, o aparecimento de doenças crônicas cujo desenvolvimento depende em grande parte dessa inflamação, como o câncer.

Certas pessoas se sentem desestimuladas ao pensar em aumentar o seu nível de atividade física, acreditando erroneamente que ser ativo implica obrigatoriamente a prática intensiva de um esporte. Entretanto, não é necessário tornar-se um campeão olímpico para aproveitar os benefícios do exercício! A caminhada, por exemplo, é um meio simples e econômico que pode ter repercussões muito positivas na saúde, até a curto prazo. Pesquisas demonstraram que as mulheres em remissão de um câncer de mama que são ativas, isto é, caminham de 3 a 5 horas por semana em ritmo moderado, têm 30% menos risco de morrer em consequência do câncer do que aquelas que são sedentárias. Como melhorar o nível de exercício físico? Basta modificar a rotina, de modo a criar ocasiões de caminhar: evitar o elevador e preferir a escada, descer em um ponto de ônibus antes de chegar, não estacionar muito perto do escritório. Além disso, atividades diárias como as tarefas domésticas, a manutenção do gramado ou ainda as brincadeiras com as crianças ao ar livre podem significar gastos significativos de energia e também contribuir para uma boa saúde.

É óbvio que atividades mais rigorosas como a corrida, o tênis ou o esqui só podem aumentar os benefícios do exercício. Entretanto, é preciso ter em mente que a ação mais importante a realizar é ser ativo o mais possível, qualquer que seja a intensidade da atividade física praticada.

O trio da prevenção do câncer

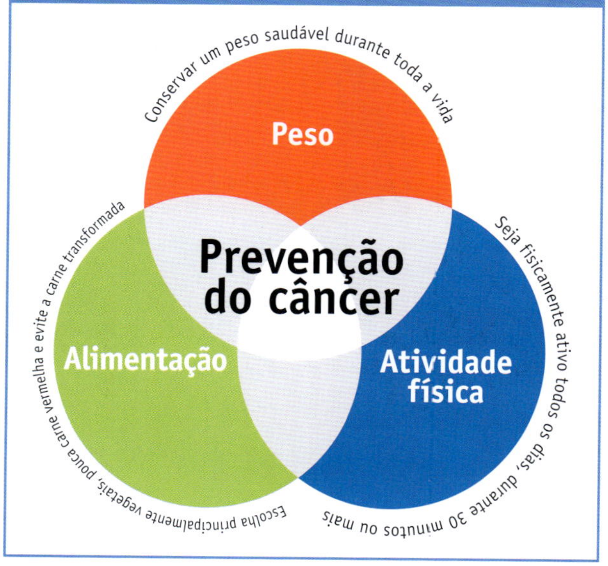
Conservar um peso saudável durante toda a vida
Peso
Prevenção do câncer
Alimentação
Atividade física
Seja fisicamente ativo todos os dias, durante 30 minutos ou mais
Escolha principalmente vegetais, pouca carne vermelha e evite a carne transformada

Figure 27 *Fonte*: Fundo Mundial de Pesquisa contra o Câncer.

Em resumo

- O câncer é uma doença complexa, que só pode ser eficientemente prevenida usando-se todas as armas à nossa disposição. Nesse sentido, parar de fumar continua sendo a medida mais importante para reduzir a incidência de vários tipos de câncer.
- A manutenção de um peso corporal saudável, combinada com uma alimentação rica em vegetais e com a atividade física regular, representa indubitavelmente o "trio preventivo" por excelência (fig. 27).

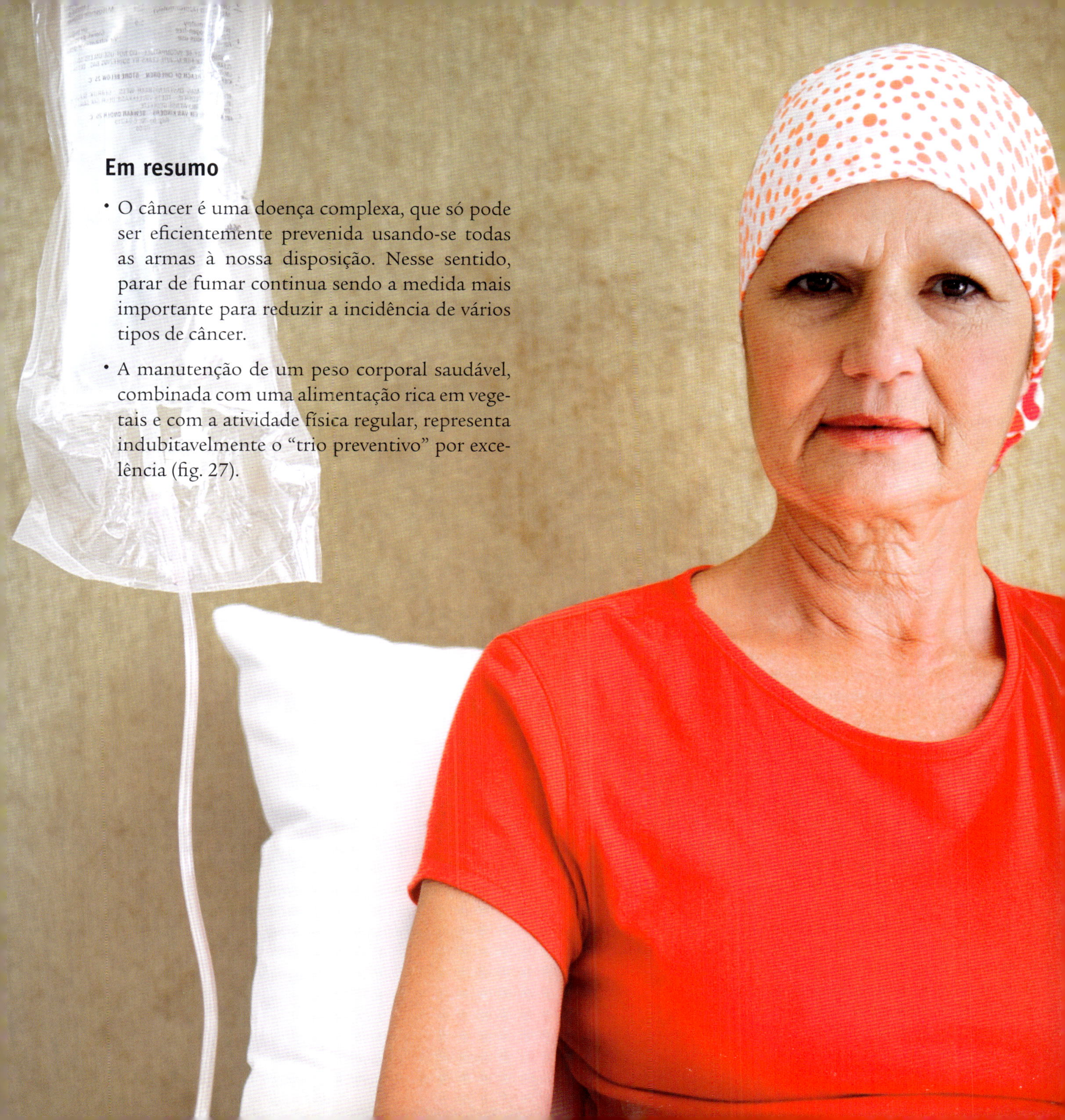

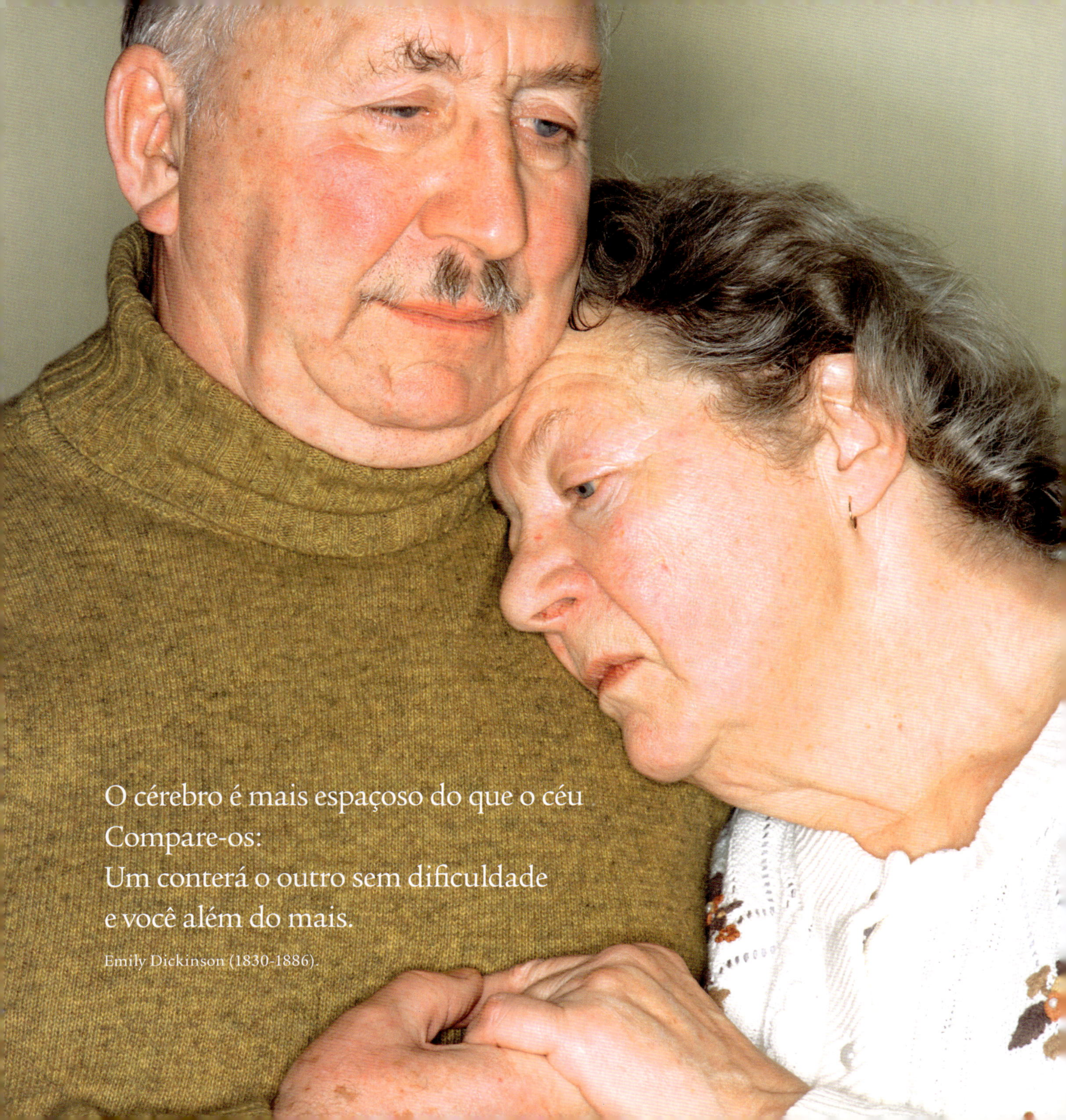

O cérebro é mais espaçoso do que o céu
Compare-os:
Um conterá o outro sem dificuldade
e você além do mais.

Emily Dickinson (1830-1886).

Capítulo 8

Mens sana in corpore sano: prevenir a Doença de Alzheimer pela alimentação

Verdadeira maravilha da evolução, o cérebro é, sem nenhuma dúvida, o órgão mais fascinante do corpo humano. Ações tão banais quanto a leitura de um livro, o planejamento das férias ou o simples fato de dialogar com um amigo são o resultado de processos fisiológicos extraordinariamente complexos, implicando os 100 bilhões de células nervosas (os neurônios) que compõem o nosso cérebro. Repartidas em zonas destinadas a funções precisas, as cerca de 100.000 conexões que cada um desses neurônios pode estabelecer com seus vizinhos criam uma rede de transmissão extremamente sofisticada, que permite não só a integração das informações provenientes do exterior (sentidos, movimentos...), mas também a elaboração de fenômenos tão complexos como o pensamento, as emoções, a linguagem e a memória (fig. 1). O cérebro humano adquiriu ao longo da evolução uma potência sem igual no mundo vivo, que faz do humano o animal mais extraordinário vivendo na Terra.

Nesse contexto, não é surpreendente que as disfunções que atingem o cérebro sempre tenham sido consideradas como atentados diretos à nossa natureza íntima, à nossa dignidade, uma intrusão na própria essência daquilo que constitui a existência humana. Desamparados por essa perda do espírito, os homens atribuíram durante muito tempo as doenças mentais a causas sobrenaturais: uma demência (do latim *dementis*, que significa "sem espírito") que era uma manifestação visível do Mal e até, nos casos extremos, o sinal de uma possessão pelo demônio. Só a partir do Renascimento as demências deixaram de ser associadas ao "espírito do Mal", para se tornarem, pouco a pouco, "doenças do espírito", isto é, ser reconhecidas como "doenças dos órgãos do cérebro que impedem necessariamente um homem de pensar e agir como os outros" (VOLTAIRE. *Dicionário Filosófico*, 1764). Entretanto, muitas vezes percebida como sinônimo de loucura, a palavra "demência" é ainda hoje o termo médico usado para designar as lesões do cérebro que alteram o comportamento, a personalidade e o conjunto das funções cognitivas (raciocínio, análise, linguagem). Segundo essa definição, a demência é a consequência dos distúrbios cognitivos ligados a distúrbios de comportamento, que acarretam uma perda de autonomia da pessoa atingida.

A Doença de Alzheimer

No dia 25 de novembro de 1901, o Dr. Alois Alzheimer recebeu no hospital de Frankfurt uma nova paciente, a Sra. Auguste Deter, uma mulher de 51 anos internada em razão de problemas de memória e de muitos distúrbios de comportamento (ciúme, alucinações auditivas, agitação).

Principais zonas do cérebro

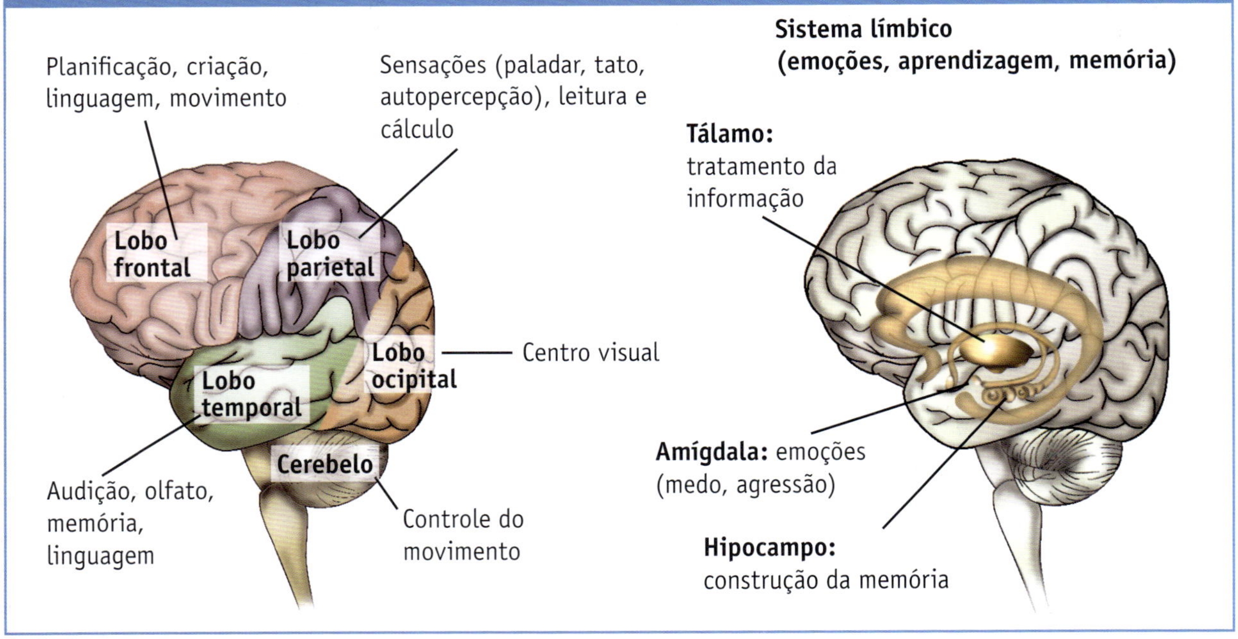

Figura 1

Fonte: www.ahaf.org

Incapaz de se lembrar do nome do marido ou ainda do que tinha comido horas antes, seu estado se deteriorou até que ela perdeu todo contato com o mundo exterior. Quando morreu, em 1906, o exame do cérebro dessa paciente pelo Dr. Alzheimer revelou uma atrofia do tecido cerebral, assim como a presença de estruturas estranhas tanto no interior quanto no exterior das células neuronais, "placas" que se tornariam a principal característica dessa "nova" forma de demência, a Doença de Alzheimer.

No Canadá, como em geral nos países do mundo, a Doença de Alzheimer representa a principal causa de demência (fig. 2), bem à frente das demências vasculares (consequências frequentes de um acidente vascular cerebral, que impede o sangue de circular até o cérebro e destrói os neurônios) ou outros tipos de demências graves, porém mais raras. Estima-se que 24 milhões de pessoas no mundo estão atualmente atingidas por essa doença. Entretanto, com cerca de 4,6 milhões de novos casos por ano, associados ao envelhecimento da população (ou seja, um caso a cada sete segundos), estima-se que esse número poderia atingir 81 milhões em 2040. Apenas nos Estados Unidos, a doença afeta mais de 5 milhões de pessoas, acarretando despesas anuais com saúde de 60 bilhões de dólares.

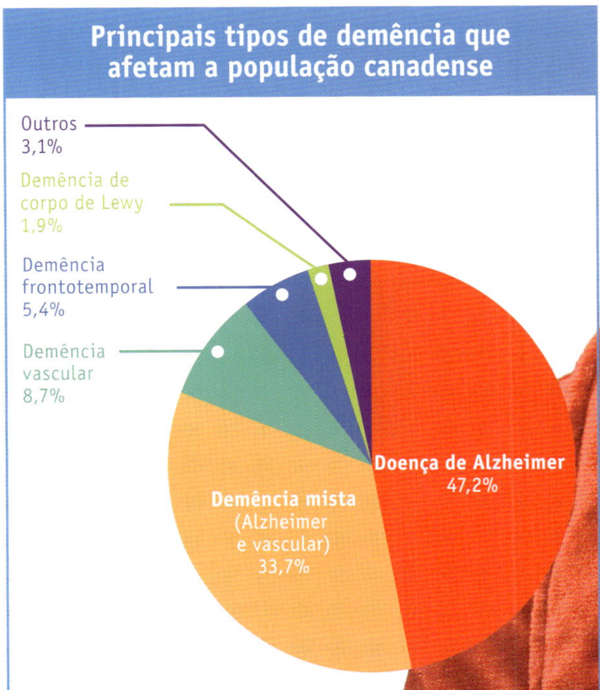

Figura 2 *Fonte: Neuroepidemiology*, 22, 2003, p. 265-274.

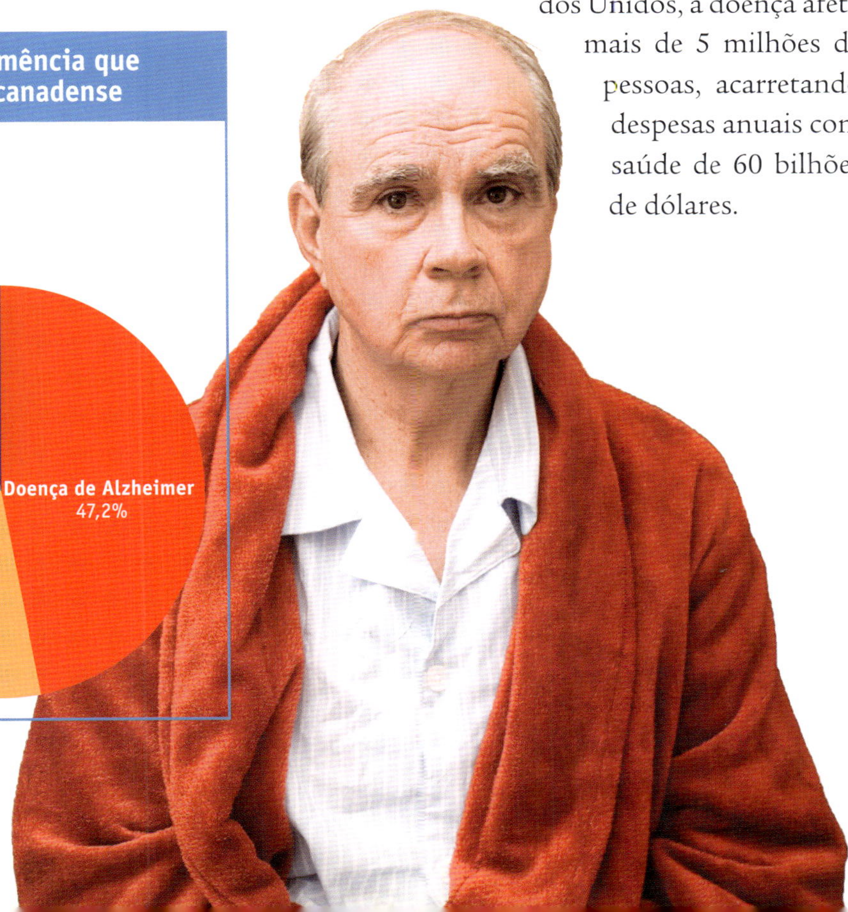

O risco de ser afetado pela Doença de Alzheimer aumenta consideravelmente com a idade e, com o crescimento constante da esperança de vida, as consequências dessa doença se acentuarão. Por exemplo, enquanto a porcentagem de pessoas com 60 anos atingidas pela doença não vai além de 1%, essa proporção dobra a cada cinco anos, para atingir cerca de 15% aos 80 anos e mais de 30% depois dos 85 anos (fig. 3).

A Doença de Alzheimer continua sendo, ainda hoje, extremamente difícil de diagnosticar, e a autópsia das pessoas falecidas é essencial para confirmar a presença das lesões sintomáticas dessa afecção. Os primeiros estágios da doença são geralmente caracterizados por perdas de memória a curto prazo, dificuldades em cumprir tarefas simples, e comportamentos que podem, às vezes, ser interpretados como distrações normais (fig. 4). Entretanto, o comprometimento das funções cognitivas se torna cada vez mais evidente com a progressão da doença, levando ao aparecimento de distúrbios de linguagem, do re-

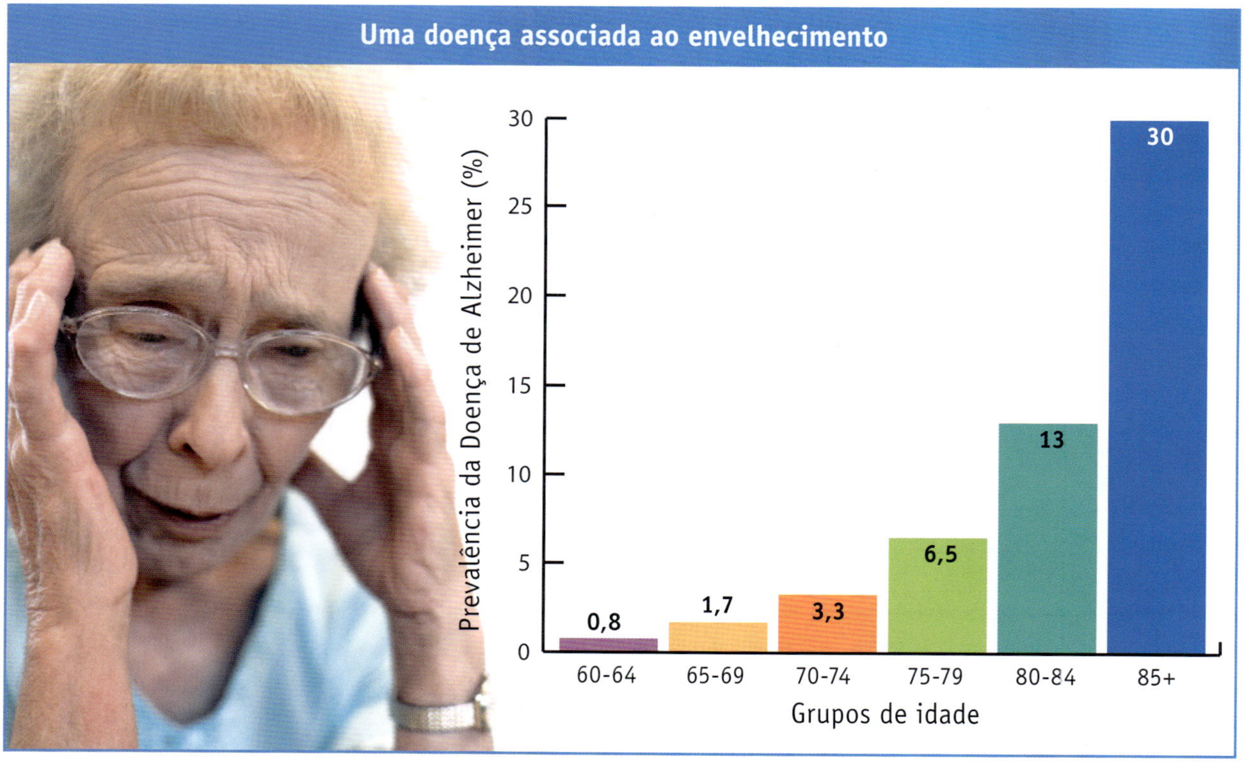

Figura 3

Fonte: Lancet, 366, 2005, p. 2112-2117.

conhecimento visual e da integração das informações exteriores. A confusão que se segue, frequentemente acompanhada de modificações maiores do comportamento (alucinações, agitação, fechamento em si mesmo), indica que o processo de degenerescência chegou a um estágio avançado e atinge os lobos frontais do cérebro, zona que é, de certa forma, a "sede da humanidade", por seu papel na memória, nas operações cognitivas complexas, na linguagem e no controle das emoções. Nos estágios finais da doença, os pacientes perdem a capacidade de se comunicar e de reconhecer os rostos, o controle das funções fisiológicas básicas (bexiga, intestino) e têm de receber cuidados constantes até o óbito. Em média, as pessoas atingidas pela Doença de Alzheimer vivem de quatro a dez anos depois do estabelecimento do diagnóstico, mas às vezes a doença pode se prolongar até durante 25 anos. A morte é geralmente devida a um estado de fraqueza extrema (inanição), à desnutrição ou à pneumonia.

O cérebro: um produtor de radicais livres

O cérebro é um grande consumidor de energia: embora represente apenas 2% do peso corporal, consome sozinho cerca de 20% de todo o oxigênio utilizado pelo corpo humano! Se esse metabolismo energético excepcional reflete bem a incessante atividade implicada no funcionamento do cérebro, esse combustível não deixa de ter suas inconveniências, pois gera paralelamente grandes quantidades de "detritos", chamados "radicais livres". Esses radicais livres são nocivos para a célula, pois atacam a estrutura de vários dos seus constituintes, especialmente o material genético (DNA), o que provoca danos consideráveis e acelera o envelhecimento dos tecidos. Já que se estima que 5% do oxigênio consumido pelo cérebro resulta na formação desses radicais livres, o cérebro é particularmente vulnerável aos danos causados por essas moléculas reativas, uma sensibilidade exacerbada pela modesta atividade antioxidante presente no nível cerebral.

Aliás, pesquisas mostram que, desde a idade de 40 anos, esse *stress oxidante* pode provocar uma redução dos níveis de várias proteínas implicadas no bom funcionamento dos neurônios, o que pode causar uma leve perda da "flexibilidade" do cérebro, caracterizada por esquecimentos ou uma maior dificuldade de realizar certas operações mentais complexas. Mas, além dessas alterações normais, o *stress oxidante* intenso ao qual as células nervosas estão submetidas pode também contribuir para a progressão da Doença de Alzheimer, provocando defeitos no metabolismo de certas proteínas localizadas no interior e na superfície dos neurônios, favorecendo a sua agregação e a formação de depósitos neurotóxicos, que são os grandes responsáveis por lesões cerebrais características dessa doença (cf. box p. 194).

(*continua na pág. 196*)

Dez sinais precursores

	Exemplos de comportamentos **anormais**	Exemplos de comportamentos **normais**
1 Perdas de memória que prejudicam as atividades diárias	• Esquecimentos frequentes do nome de pessoas próximas (amigos, netos, vizinhos...) • Esquecimento de acontecimentos pessoais recentes (aniversários, festas, visitas de amigos)	• Dificuldade de lembrar nomes de pessoas pouco conhecidas (atores, pessoas encontradas uma só vez...) • Esquecer um encontro, um número de telefone...
2 Dificuldade de executar as tarefas domésticas	• Incapacidade de realizar atividades diárias, como cozinhar, pôr a mesa...	• Distrações como esquecer de encher a chaleira de água, cozinhar demais os legumes...
3 Problemas de linguagem	• Esquecer palavras fáceis e de uso corrente ("garfo, escova de dentes...")	• Procurar a palavra exata para descrever uma situação
4 Desorientação no espaço e no tempo	• Perder-se na vizinhança e ser incapaz de voltar para casa	• Perder-se em novos trajetos, dificuldade de encontrar o carro no estacionamento do shopping
5 Raciocínio diminuído	• Não reconhecer um problema de saúde que precisa de uma consulta ao médico • Não se vestir suficientemente no inverno ou usar roupas quentes em pleno calor do verão	• Demorar a ir ao médico esperando que os problemas logo se resolvam

Figura 4

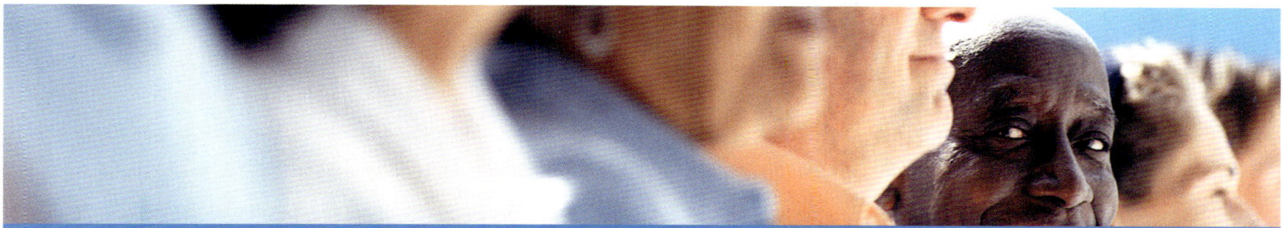

	Exemplos de comportamentos **anormais**	Exemplos de comportamentos **normais**
6 Dificuldades diante de noções abstratas	• Dificuldades para preencher um cheque, não compreender o significado dos números	• Dificuldade de equilibrar o orçamento familiar!
7 Perder objetos	• Guardar objetos em lugares absurdos (ferro de passar no congelador, relógio no açucareiro)	• Perder objetos de uso corrente (chaves, óculos, carteira)
8 Mudanças de humor ou de comportamento	• Passar da alegria à cólera rapidamente, sem razão aparente	• Sentir-se desanimado, triste ou com raiva diante de uma situação
9 Mudanças de personalidade	• Aparecimento de comportamentos inabituais, desconfiança extrema, medos injustificados	• Modificar os hábitos e os interesses ao envelhecer
10 Perda de interesse	• Incapacidade de cumprir as atividades usuais (jardinagem, costura, artesanato, jogo de cartas), acarretando seu abandono e a apatia	• Cansar-se temporariamente de uma atividade

Fonte: www.alzheimer.ca

O que é a Doença de Alzheimer?

A Doença de Alzheimer se caracteriza por duas principais anomalias nas células nervosas, isto é, as *degenerescências neurofibrilares*, presentes no interior dos neurônios, e as *placas amiloides* (ou placas senis), localizadas no exterior dessas células (fig. 5). Essas anomalias suscitam um imenso interesse, tanto para a compreensão das causas responsáveis pela doença quanto para a descoberta de medicamentos que interfiram com esses processos, para deter ou tornar mais lenta a neurodegenerescência.

As degenerescências neurofibrilares se devem a uma modificação na estrutura de uma proteína chamada *tau* que provoca a sua agregação e a formação de estruturas filamentosas no próprio interior das células nervosas. Essas estruturas são muito tóxicas, pois impedem o transporte de substâncias para o interior dos neurônios, o que bloqueia toda comunicação com outros neurônios e provoca a morte dessas células.

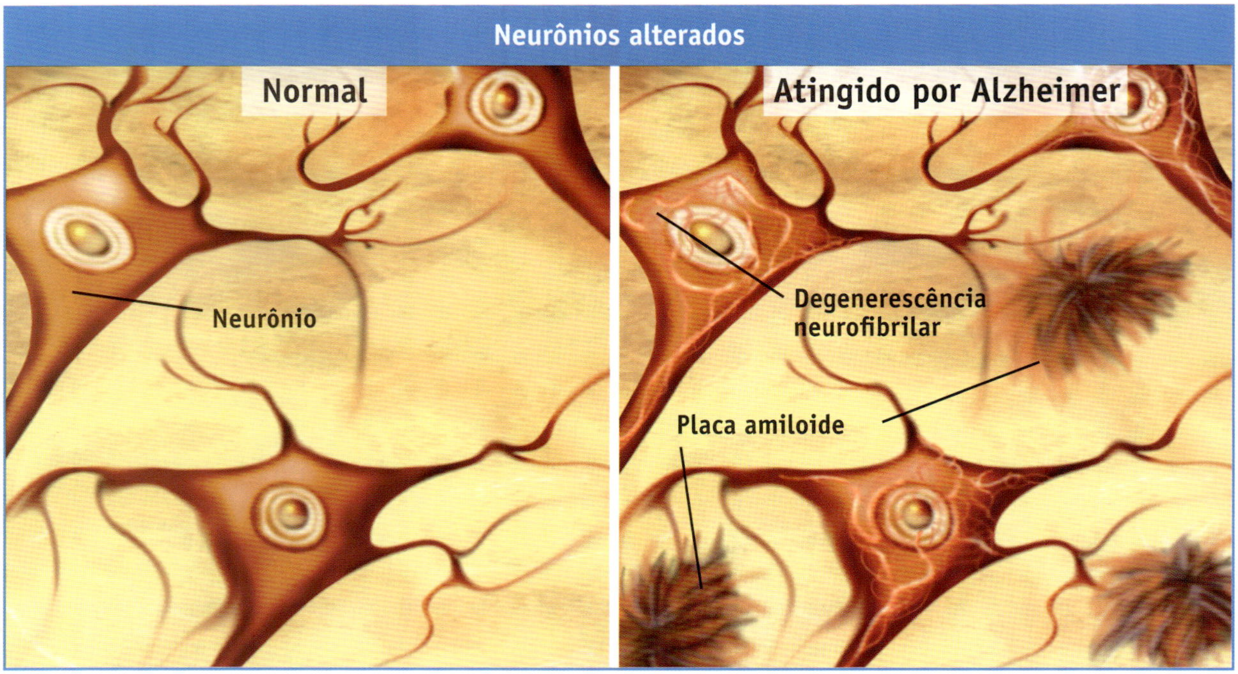

Figura 5 *Fonte*: www.ahaf.org

As placas amiloides, por sua vez, são o resultado de um processo extraordinariamente complexo, implicando uma proteína presente na superfície dos neurônios, proteína precursora da amiloide (APP). Durante o processo que leva à Doença de Alzheimer, um fragmento dessa proteína (o peptídeo beta-amiloide ou Aβ) é liberado na periferia dos neurônios, o que provoca a sua agregação e a formação de depósitos insolúveis que se acumulam pouco a pouco em torno das células sob forma de placas. A presença dessas placas provoca repercussões catastróficas para as células nervosas, tanto aumentando consideravelmente a sua vulnerabilidade ao *stress oxidante* e inflamatório quanto provocando diretamente a sua destruição. As células do cérebro dos pacientes com Alzheimer contêm, aliás, quantidades muito elevadas de produtos de oxidação, sendo estes muito predominantes junto às placas amiloides e nas degenerescências neurofibrilares. A importância desse processo é bem ilustrada pela observação segundo a qual a quase totalidade dos casos de Doença de Alzheimer precoces se devem a defeitos em genes implicados na formação do peptídeo Aβ. Assim também, as pessoas atingidas pela Síndrome de Down (trissomia 21) têm uma cópia suplementar do gene que codifica o APP (localizado no cromossomo 21), e a grande maioria dessas pessoas desenvolvem problemas característicos da Doença de Alzheimer depois dos 40 anos.

Os depósitos característicos da Doença de Alzheimer estão principalmente presentes nas regiões do cérebro implicadas na memória e nas emoções, como o hipocampo e a amígdala (fig. 1), e é por isso que a amnésia é um dos primeiros sintomas da doença. Posteriormente, as lesões se propagam às áreas associativas, o que causa a destruição progressiva de todos os saberes (raciocínio, reconhecimento visual, etc.). A morte das células neuronais em consequência da formação desses depósitos provoca, com o tempo, uma redução importante da massa do tecido cerebral (fig. 6). Em relação a um cérebro saudável, o cérebro de uma pessoa atingida pela Doença de Alzheimer ocupa um volume mais restrito, por causa da perda importante de tecido cerebral na periferia, acompanhada de um alargamento dos sulcos e da redução acentuada do volume das circunvoluções do lobo temporal, que são a sede da memória e da linguagem.

A Doença de Alzheimer não é, pois, uma simples "loucura", uma perda de contato com a realidade causada por um desequilíbrio das funções cerebrais; trata-se, pelo contrário, de uma verdadeira doença degenerativa durante a qual há perda da própria integridade da massa do cérebro. É por todas essas razões que a Doença de Alzheimer é tão terrível: destruindo o órgão responsável pela nossa personalidade e por aquilo que forma a própria essência da existência humana, essa doença provoca a morte, tanto no plano físico quanto no psíquico e no social.

Impacto da Doença de Alzheimer no cérebro

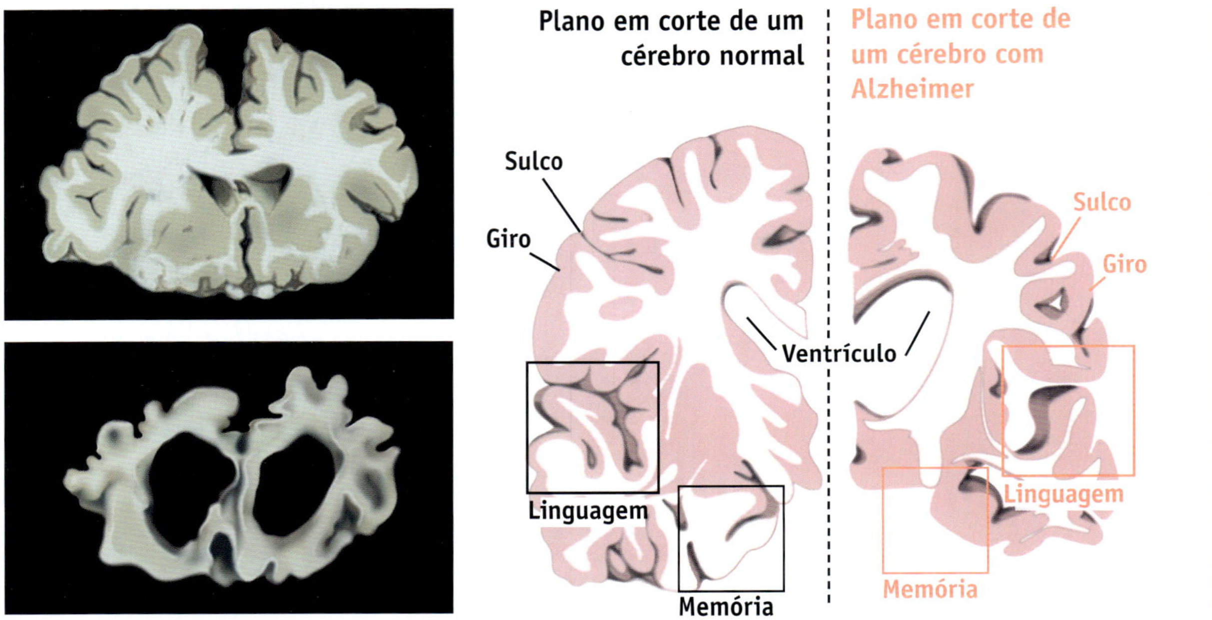

Figura 6

Fonte: www.ahaf.org

As causas

O risco de ser atingido pela Doença de Alzheimer é de 10 a 15%, isto é, cerca de 15 pessoas entre 100 a desenvolverão antes de chegar aos 85 anos. Contrariamente à crença popular, os fatores hereditários são responsáveis apenas por uma minoria dos casos de Alzheimer (25%), sendo a grande maioria (75%) de natureza esporádica, ou seja, causados por uma interação complexa entre a nossa bagagem genética e uma série de fatores ligados ao estilo de vida (fig. 7).

Não escolhemos nossos pais...

A influência dos fatores hereditários no aparecimento da Doença de Alzheimer é bem ilustrada pelas observações que mostram que os parentes em primeiro grau de uma pessoa atingida pela Doença de Alzheimer têm um risco cerca de duas vezes maior do que as outras de serem atingidos por essa doença (30% contra 15%). Essa contribuição é particularmente notável no aparecimento precoce da doença, casos felizmente muito raros (menos de 5%), que ocorrem antes da idade de 65 anos e até às vezes bem mais cedo (casos afetando pessoas de 24 anos foram relatados). Essas degenerescências prematuras são causadas por defeitos em certos genes que participam diretamente do metabolismo do peptídeo Aβ (pré-senilina 1 e 2, assim como o precursor do amiloide APP), tendo como resultado trágico acelerar consideravelmente a formação das placas senis que destroem os neurônios (fig. 8).

O fator hereditário em geral mais implicado na gênese da Doença de Alzheimer é o gene que codifica a apoproteína E (ApoE), uma proteína que participa do transporte das lipoproteínas e do colesterol no sangue e que tem um papel crítico na regulação das quantidades de peptídeo Aβ presentes no cérebro. O gene responsável pela fabricação dessa proteína é polimorfo, isto é, existe sob formas diferentes na bagagem genética humana, o que permite a produção de três formas distintas da proteína: ApoEε2, ApoEε3 e ApoEε4. A versão ApoEε3 cumpre a sua função normalmente, mas várias pesquisas indicam que a forma ApoEε4 é muito menos eficiente e aumenta significativamente o risco de desenvolver a Doença de Alzheimer.

Já que o nosso DNA contém duas versões de cada um dos nossos genes (provenientes do nosso pai e da nossa mãe), seis combinações diferentes de ApoE são possíveis (fig. 9). A maioria da população possui pelo menos uma cópia da forma normal da proteína (ε3), mas um número significativo de pessoas (25%) tem pelo menos uma cópia de ε4 e algumas (1%) têm até duas cópias desse gene. As pessoas que possuem uma cópia dessa versão têm três vezes mais risco de desenvolver Alzhei-

As causas da Doença de Alzheimer

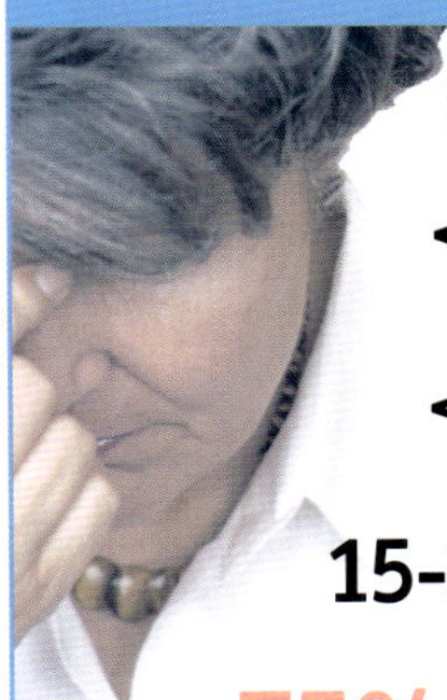

Ligadas à hereditariedade

<1%	Cromossômica (Síndrome de Down)
<2%	Aparecimento precoce (<65 anos)
15-25%	Aparecimento tardio (>65 anos)
75%	**Ligadas ao estilo de vida (esporádica)**

Figura 7 Fonte: *Am. J. Alzheimers Dis. Other Demen.*, 22, 2007, p. 37-41.

Genes da degenerescência...

% dos casos de Alzheimer precoce	Genes
50-70%	Pré-senilina-1 (PSEN1)
10-15%	Precursor amiloide (APP)
<1%	Pré-senilina-2 (PSEN2)

Figura 8 Fonte: *Am. J. Alzheimer Dis. Other Demen.*, 22, 2007, p. 37-41.

mer, enquanto as que expressam as duas versões têm o seu risco aumentado em quinze vezes (fig. 9). Concretamente, a presença de ApoEε4 significa que o aparecimento dos primeiros sintomas da Doença de Alzheimer pode ocorrer de cinco a dez anos antes do que na população em geral, entre as pessoas que possuem uma versão ε4 desse gene, e de dez a vinte anos antes entre aquelas que têm as duas versões. Entretanto, e esse é um ponto extremamente importante, a presença do gene ApoEε4 não é nem suficiente nem necessária para o desenvolvimento da Doença de Alzheimer: várias pessoas com uma versão desse gene nunca desenvolverão sinais da doença e,

A proteína ApoE e a Doença de Alzheimer

Versões do gene ApoE	% da população	Aumento do risco da Doença de Alzheimer
ε2/ε2	<2%	—
ε2/ε3	15%	—
ε2/ε4	<2%	—
ε3/ε3	55%	—
ε3/ε4	25%	3 vezes
ε4/ε4	<2%	15 vezes

Figura 9

mesmo entre as pessoas que têm as duas versões desse gene, 50% não serão afetadas pela doença. A ApoEε4 é, pois, um exemplo notável de um gene que predispõe a uma doença, mas cujo potencial destruidor depende da contribuição de outros fatores, tanto genéticos quanto exteriores. E entre os últimos, nenhum tem um papel mais importante do que o estilo de vida.

...mas escolhemos nosso estilo de vida!

A Doença de Alzheimer não é um fenômeno que aparece da noite para o dia. Autópsias realizadas em cérebros de pessoas saudáveis falecidas acidentalmente mostraram que, desde a idade de 47 anos, 50% já apresentavam degenerescências neurofibrilares características da doença, especialmente no nível do hipocampo. Assim, parece que a formação de lesões cerebrais é um fenômeno que se produz relativamente cedo na existência e que, consequentemente, corremos constantemente o risco de desenvolver a Doença de Alzheimer. Entretanto, a proporção de pessoas atingidas em idade avançada (80 anos) é muito mais baixa (15%) do que faria prever essa taxa de 50% de lesões precoces, indicando que outros fatores, muito provavelmente ligados ao estilo de vida, podem retardar o desenvolvimento dessa forma de neurodegenerescência. Como para as outras doenças crônicas citadas anteriormente, a identificação desses fatores pode constituir uma das melhores armas à nossa disposição para impedir, ou pelo menos para retardar o mais possível, o aparecimento da Doença de Alzheimer.

Um exemplo evidente da influência do estilo de vida sobre o desenvolvimento da Doença de Alzheimer é a grande variação que existe na incidência dessa doença em diversas populações do globo. Enquanto os habitantes dos países ocidentais, especialmente a América do Norte e a Europa, são duramente afetados, as pessoas idosas que vivem em outras regiões, notadamente na Índia e na África, são muito menos atingidas por essa doença (fig. 10). Certas regiões da Índia, principalmente a de Ballabgarh no norte do país, têm uma das mais baixas taxas de Alzheimer registradas até hoje, cerca de seis vezes mais baixa do que a da população ocidental. Essas diferenças internacionais não parecem estar ligadas a fatores genéticos (como para o gene ApoEε4, por exemplo), pois a comparação de populações com uma bagagem genética similar mostra importantes diferenças no risco de ser afetado pelas demências em idade avançada. Assim, apesar dos

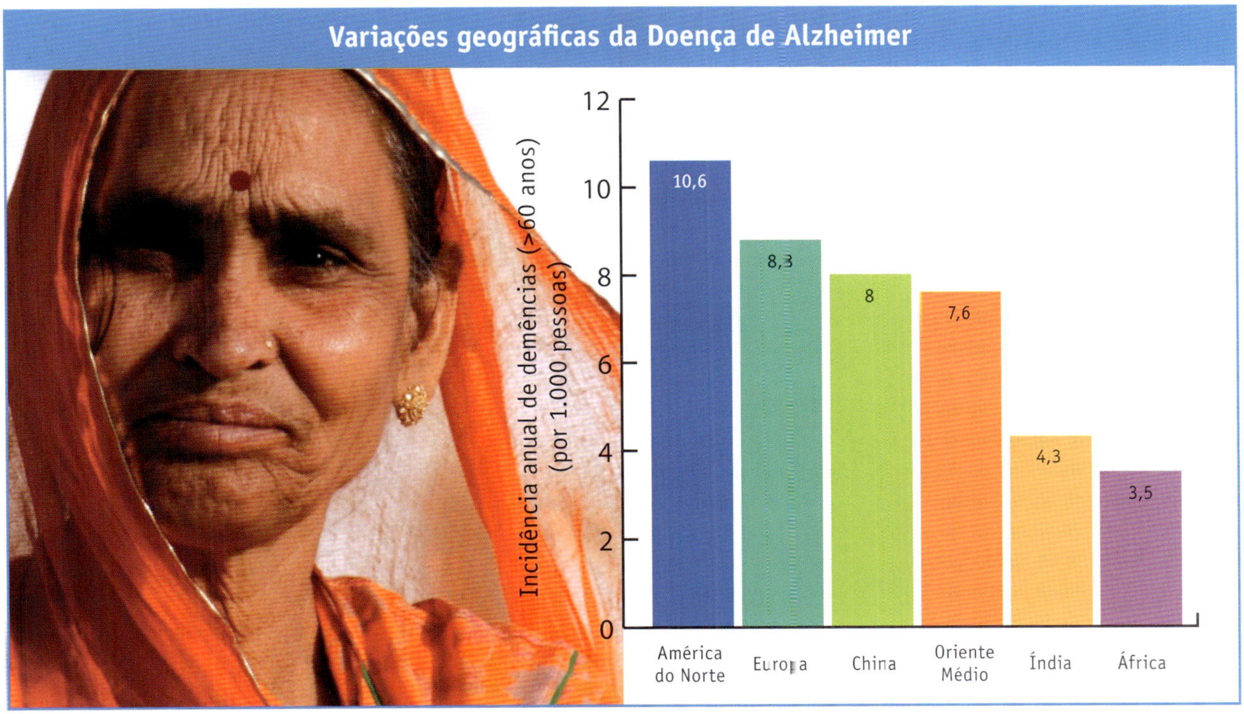

Figura 10

Fonte: *Lancet*, 366, 2005, p. 2112-2117.

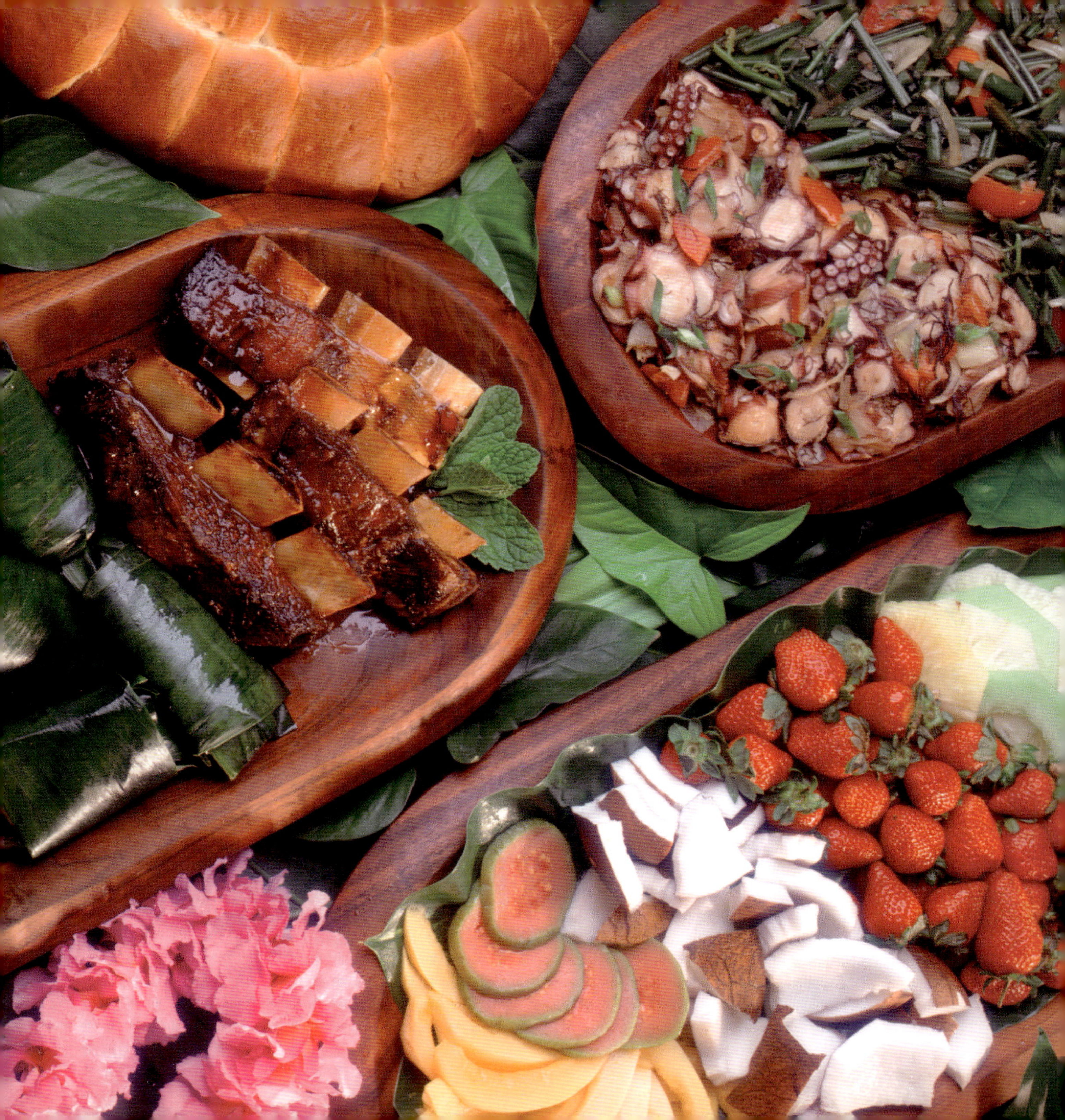

seus ancestrais comuns, os iorubas da Nigéria e os americanos de origem africana mostram diferenças muito importantes em seu risco de serem afetados pelas demências como a Doença de Alzheimer, sendo a incidência dessas doenças mais de 200% mais alta entre os afro-americanos (fig. 11). Esse aumento do risco de demência, associado a mudanças de estilo de vida, pode até ser rápido: por exemplo, o estudo de populações migrantes revela que japoneses que emigraram para o Havaí tiveram a sua proporção de Doença de Alzheimer significativamente aumentada, em relação aos compatriotas que permaneceram no Japão.

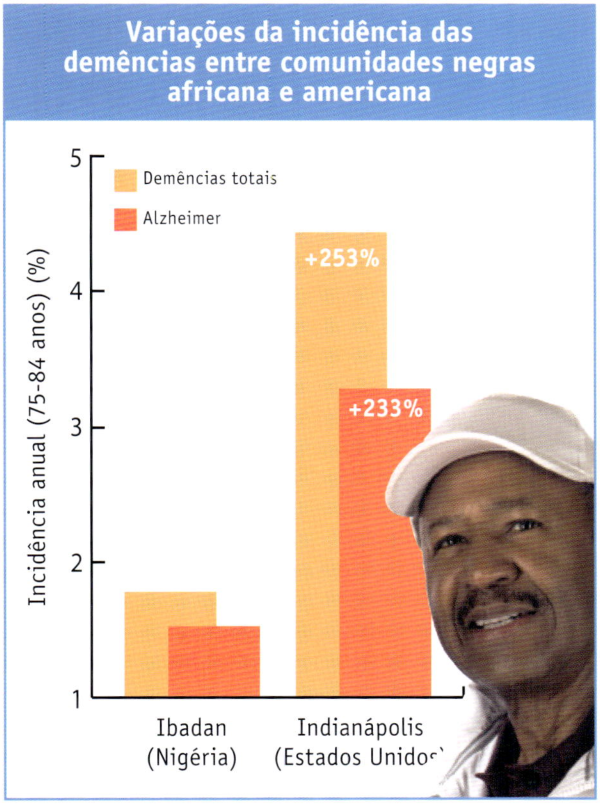

Figura 11 *Fonte: Lancet*, 366, 2005, p. 2112-2117.

Grandes perdas de memória

Entre todos os fatores associados ao modo de vida, uma má alimentação, a inatividade física e intelectual, assim como o tabagismo, são hoje reconhecidos como os principais aspectos que podem favorecer o desenvolvimento da Doença de Alzheimer (fig. 12). O impacto da alimentação é especialmente interessante, pois supõe que o risco de ser afetado por essa doença po-

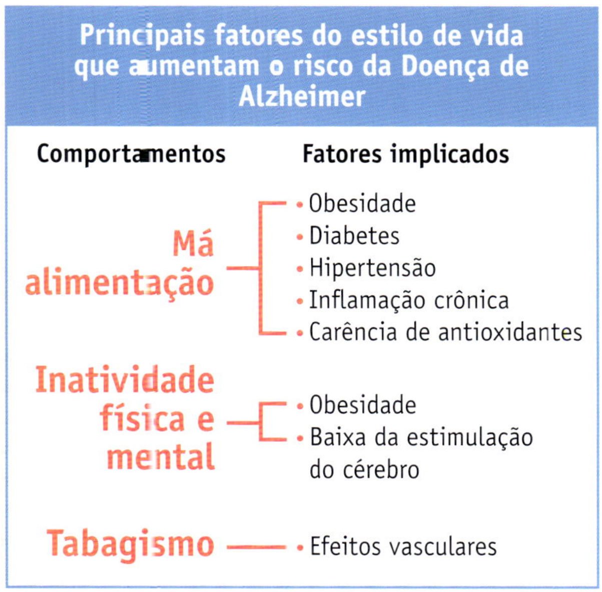
Principais fatores do estilo de vida que aumentam o risco da Doença de Alzheimer
Comportamentos
Fatores implicados
Má alimentação
• Obesidade
• Diabetes
• Hipertensão
• Inflamação crônica
• Carência de antioxidantes
Inatividade física e mental
• Obesidade
• Baixa da estimulação do cérebro
Tabagismo
• Efeitos vasculares

Figura 12

deria ser diminuído, utilizando-se estratégias preventivas similares às que foram descritas anteriormente para as doenças cardiovasculares, o diabetes e o câncer.

Aliás, é interessante constatar que a maioria dos comportamentos alimentares reconhecidos como responsáveis pelo aumento da probabilidade do risco de uma ou outra dessas doenças crônicas também foram associados a um aumento do risco da Doença de Alzheimer.

A obesidade - O excesso de peso devido a uma má alimentação não favorece apenas o desenvolvimento das doenças cardiovasculares, do diabetes e do câncer; ele também participa ativamente do declínio cognitivo e de um aumento do risco de Doença de Alzheimer. Estudos recentes sugerem que o cérebro de pessoas na faixa dos 50 anos que sofrem de obesidade apresenta anomalias características de um envelhecimento acelerado dos neurônios, o que sugere que essas pessoas poderiam correr mais risco de serem afetadas por neurodegenerescências durante a vida. As pessoas obesas têm cerca de duas vezes mais risco de sofrer de demência em idade avançada do que as pessoas esbeltas, sendo o risco até quatro vezes mais alto no caso das pessoas que têm um excedente de gordura na região abdominal. Essa alta do risco também é observada em outros parâmetros associados a uma má alimentação, como a hipertensão ou a hipercolesterolemia. Por exemplo, pessoas de 50 anos que apresentam uma ou outra dessas três afecções têm duas vezes mais risco de serem afetadas pela Doença de Alzheimer vinte anos mais tarde (fig. 13). Se a obesidade for acompanhada de hipertensão e de um nível de colesterol acima do normal, como infelizmente ocorre muitas vezes, o risco de Doença de Alzheimer dá então um salto vertiginoso, tornando-se seis vezes mais alto do que para as pessoas que não apresentam nenhuma dessas anomalias. Essa ligação não é observada apenas quanto aos obesos: as pessoas com sobrepeso (IMC 25-30, o que corresponde a aproximadamente metade da população ocidental) têm igualmente o seu risco de demência mais elevado em idade avançada do que as pessoas esbeltas. Embora os mecanismos que ligam o sobrepeso à Doença de Alzheimer ainda não estejam compreendidos, essas observações ilustram de novo até que ponto a obesidade é um estado médico sério, que pode acarretar uma multidão de problemas de saúde graves.

A resistência à insulina - Mais de 80% dos pacientes atingidos pela Doença de Alzheimer apresentam sintomas de resistência à insulina ou sofrem de diabetes tipo 2, o que sugere a existência de uma ligação estreita entre as duas doenças. Aliás, muitas observações estabeleceram claramente que desequilíbrios no metabolismo da glicose são muitas vezes associados a um declínio cognitivo (especialmente quanto à memória), incluindo as demências. Por exemplo, vários estudos mostraram que as pessoas diabéticas tinham duas vezes mais risco de serem atingidas pela Doença de Alzheimer, e algumas observações até relataram que as pessoas sofrendo de diabetes no meio de sua vida (40-50 anos) tinham até 400% mais risco de contraírem a Doença de Alzheimer em idade avançada! Esse impacto negativo do diabetes se deve provavelmente a um envelhecimento prematuro das células cerebrais: estudos de ressonância magnética revelaram que o cérebro de pessoas de 60 anos diabéticas há menos de dez anos já mostrava sinais de atrofia, principalmente na região crucial para a memória (o hipocampo), e que essa redução estava efetivamente associada a problemas de memorização a curto prazo.

Como vimos no cap. 6, a resistência à insulina e o diabetes tipo 2 acarretam muitos distúrbios do metabolismo, e parece que essas alterações participam do declínio cognitivo (fig. 14). Por um lado, o desequilíbrio dos níveis de lipídeos sanguíneos (triglicérides, colesterol) favorece a formação de placas de ateroma (aterosclerose), assim como o desenvolvimento da hipertensão, dois fatores que aumentam o risco de AVC e, em consequência, de danos cerebrais que podem degenerar em demências vasculares e em Alzheimer. Por outro lado, a quantidade excessiva de glicose no sangue é muito perigosa para o cérebro, pois ela aumenta não só o risco de AVC, consequên-

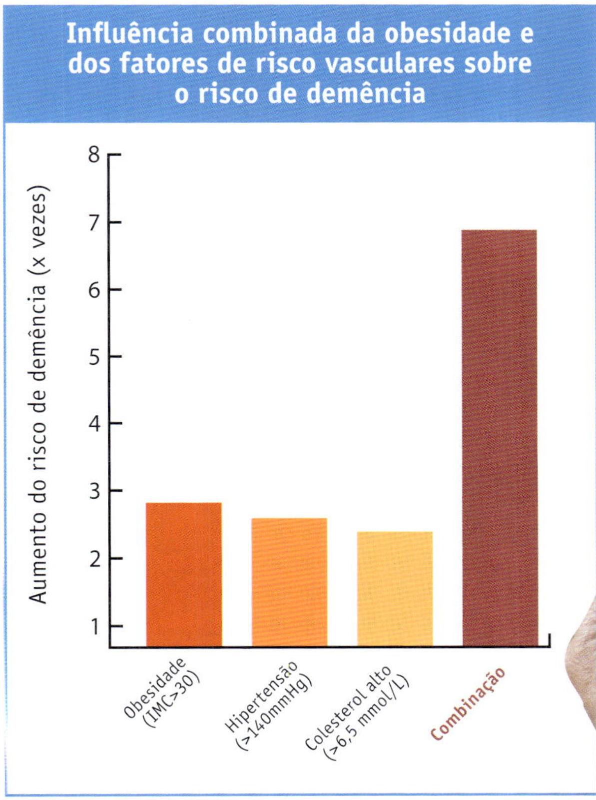

Figura 13 *Fonte*: *Arch. Neurology*, 62, 2005, p. 1556-1560.

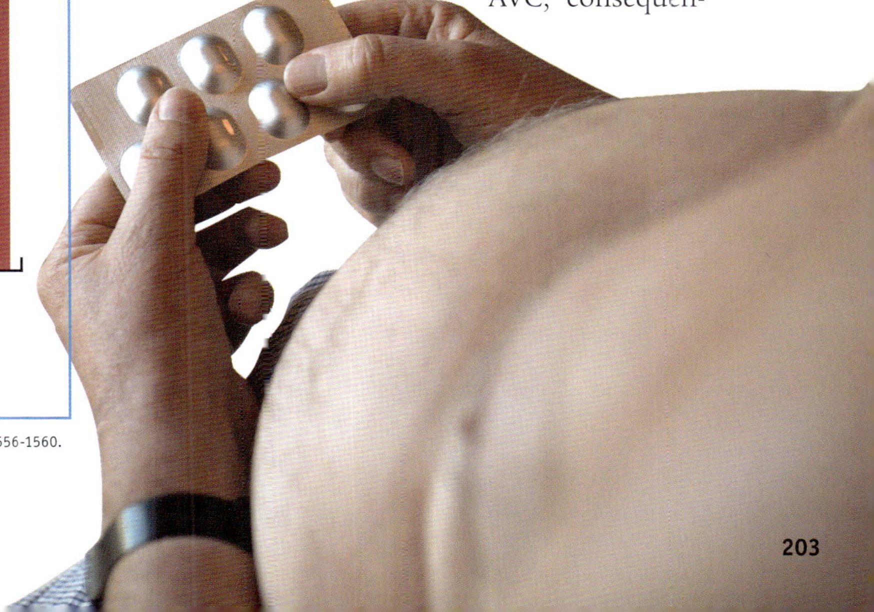

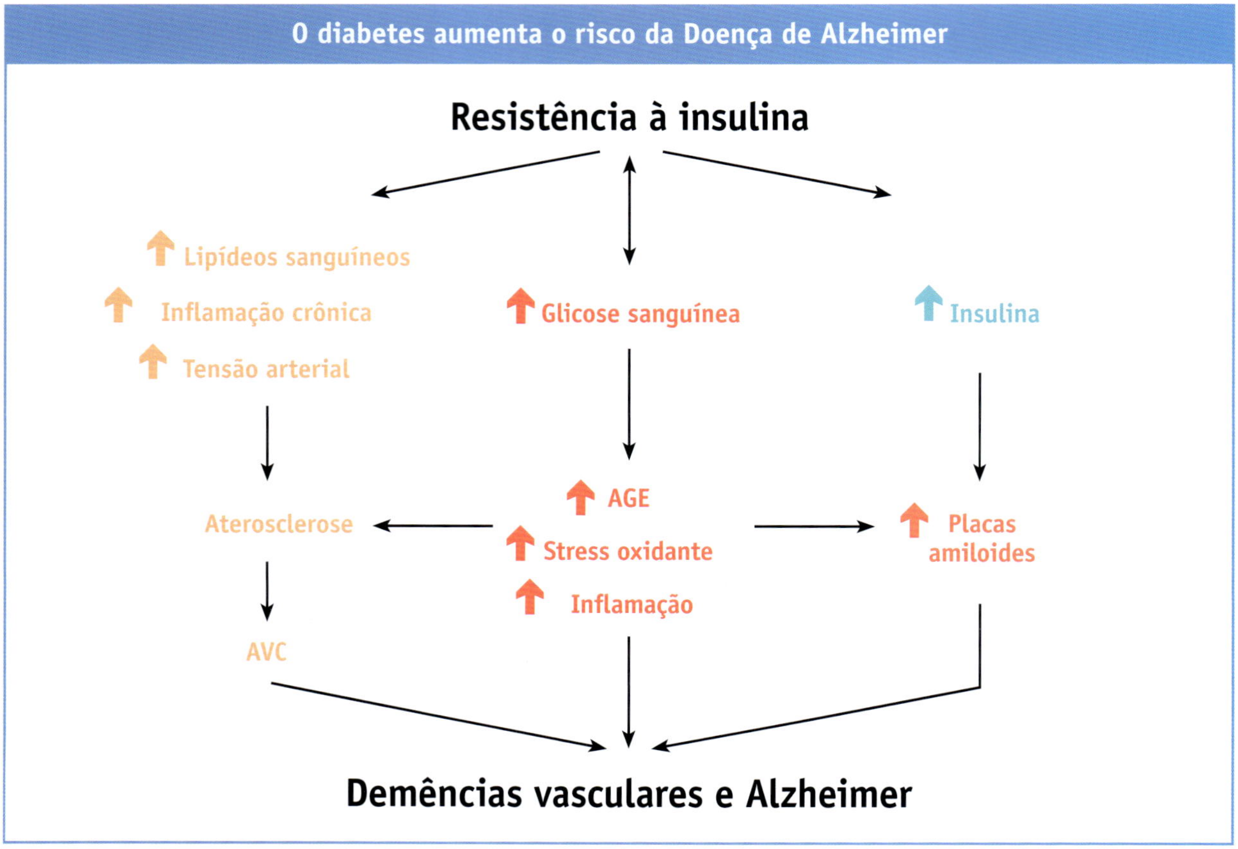

Figura 14

cia do *stress oxidante* e da inflamação impostos aos vasos sanguíneos, mas também a formação das placas amiloides, que favorece a progressão da Doença de Alzheimer. Finalmente, o excesso de insulina secretado pelo pâncreas para compensar a resistência a esse hormônio contribui diretamente para a formação de placas amiloides.

O envelhecimento precoce do cérebro é uma consequência direta das desordens associadas a um desequilíbrio do metabolismo da glicose, aumentando assim os riscos de declínio cognitivo e, finalmente, de demência, como a Doença de Alzheimer. Considerando-se a elevação dramática do número de pessoas que apresentam tais anomalias, observada ao longo dos últimos anos, é perturbador pensar que esse aumento do diabetes corre o risco de traduzir-se, dentro de alguns anos, em um aumento paralelo da Doença de Alzheimer e de outras desordens neurológicas graves. Aliás, estudos recentes indicam que mais da metade das pessoas atingidas pela Doença de Parkinson, outra doença do sistema neurológico, mostram anomalias do metabolismo da glicose e que o diabetes tipo 2 aumenta em cerca de 100% o risco dessa doença.

As soluções: prevenir a Doença de Alzheimer

A Doença de Alzheimer não é uma consequência inevitável do envelhecimento, mas uma doença crônica cujo desenvolvimento está estreitamente ligado aos hábitos de vida. Assim como o conjunto das doenças mencionadas neste livro, é possível prevenir, ou pelo menos retardar significativamente o aparecimento da Doença de Alzheimer, dando uma atenção especial a certos aspectos do estilo de vida. Essa abordagem preventiva pode acarretar repercussões muito positivas. Efetivamente, já que a incidência da Doença de Alzheimer aumenta de modo exponencial com a idade, com uma alta dramática após os 85 anos, estima-se que o simples fato de retardar o seu aparecimento em cinco anos poderia significar uma redução de 50% dos casos, de hoje até 2050...

Vegetais que ajudam a memória!

Vários estudos epidemiológicos indicam que o consumo de alimentos de origem vegetal está ligado a uma incidência reduzida da Doença de Alzheimer. Por exemplo, o consumo diário de frutas e de legumes está associado a uma queda de 30% do risco de demência, o que – vamos admitir – constitui uma outra excelente razão para incluir esses alimentos o mais frequentemente possível no nosso cardápio!

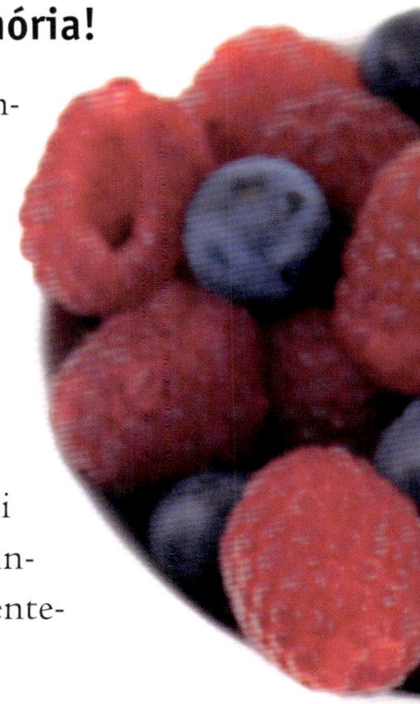

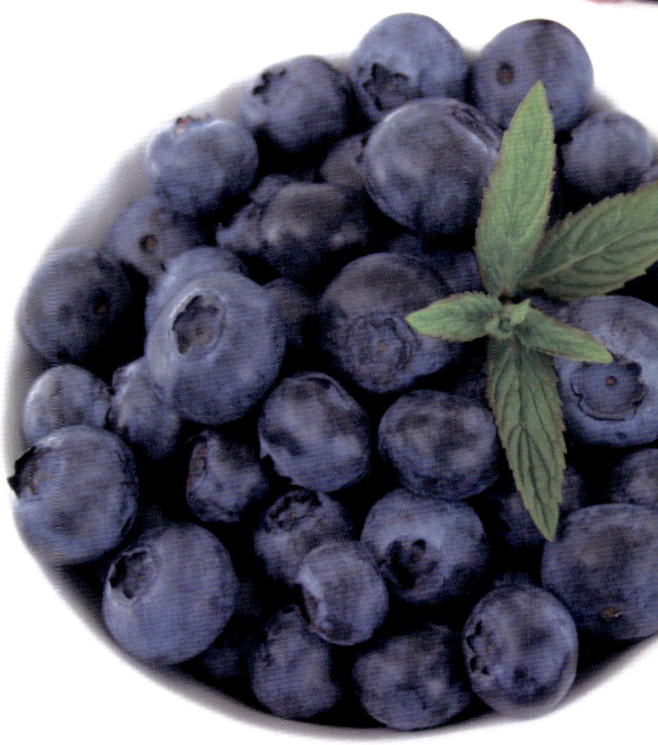

Levando em conta o papel central do *stress oxidante* e da inflamação na etiologia (conjunto das causas) da Doença de Alzheimer, é evidente que as numerosas atividades antioxidantes e anti-inflamatórias ligadas ao conjunto dos produtos vegetais participam ativamente do efeito preventivo desses alimentos. O acréscimo de antioxidantes, como os mirtilos ou a romã, ao regime alimentar de cobaias geneticamente predispostas a desenvolver a Doença de Alzheimer provoca uma redução do número de placas amiloides e uma melhora notável das funções cognitivas! Além dessas propriedades, certos alimentos de origem vegetal têm uma ação direta na formação das placas amiloides e apresentam consequentemente um interesse especial (fig. 16).

O vinho tinto - Estudos relataram que as pessoas que consomem regularmente quantidades moderadas de vinho tinto (uma a duas taças por dia) têm um risco consideravelmente reduzido de serem afetadas pela Doença de Alzheimer, um efeito protetor que parece associado à presença de resveratrol nessa bebida. De fato, além das suas propriedades antioxidantes e anti-inflamatórias, o resveratrol se distingue por sua capacidade de acelerar a degradação do peptídeo beta-amiloide, o que reduz a formação das placas essenciais à progressão da doença. Entretanto, o álcool também participa dessa proteção, pois o consumo moderado de vinho, cerveja ou espirituosos acarreta uma queda acentuada do risco de demência, tanto vascular quanto de Alzheimer (fig. 15), um efeito talvez ligado ao impacto positivo do álcool sobre o sistema cardiovascular. Mas, como no caso das doenças cardiovasculares, o consumo abusivo de álcool sob todas as suas formas (mais de quatro taças por dia) acarreta uma alta importante dos dois tipos de demência, ilustrando mais uma vez até que ponto o álcool é uma arma de dois gumes, que é preciso saber usar inteligentemente.

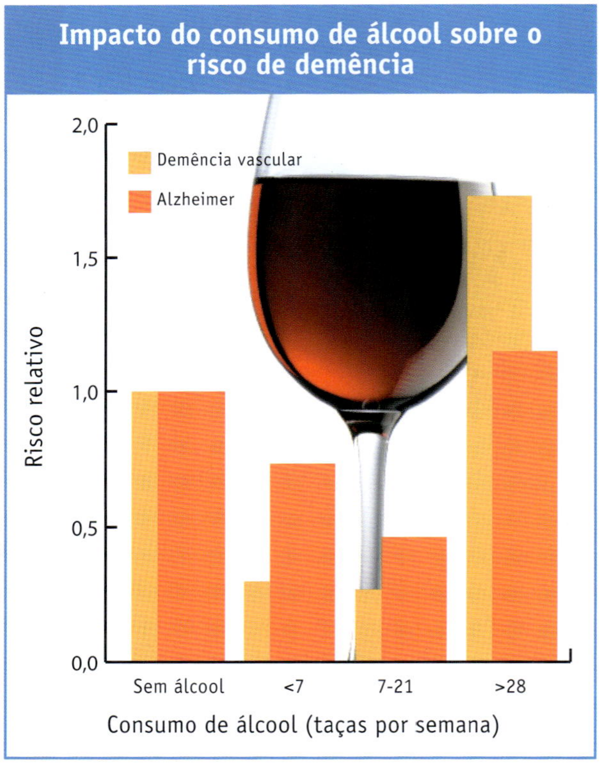

Figura 15 *Fonte*: *Lancet*, 359, 2002, p. 281-286.

Moléculas Antialzheimer

Moléculas	Mecanismos em ação

Resveratrol

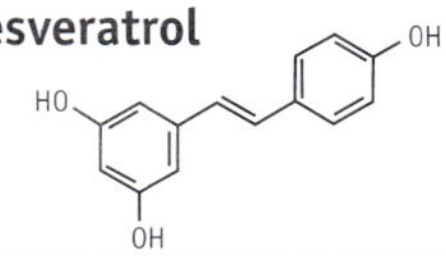

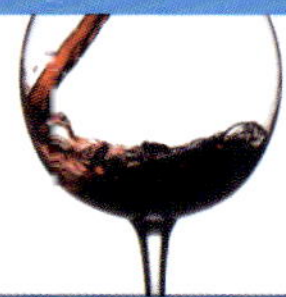

Vinho tinto
- Favorece a degradação das placas amiloides
- Protege os neurônios contra efeitos tóxicos do amiloide
- Forte atividade antioxidante e anti-inflamatória

Curcumina

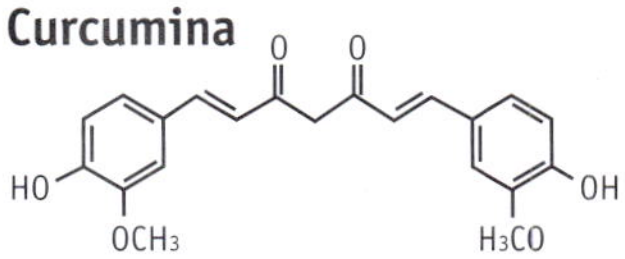

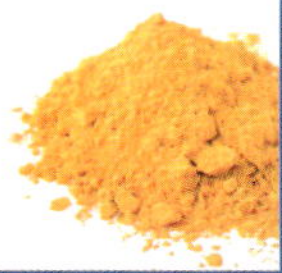

Cúrcuma
- Impede a formação das placas amiloides
- Protege os neurônios contra efeitos tóxicos do amiloide
- Forte atividade antioxidante e anti-inflamatória

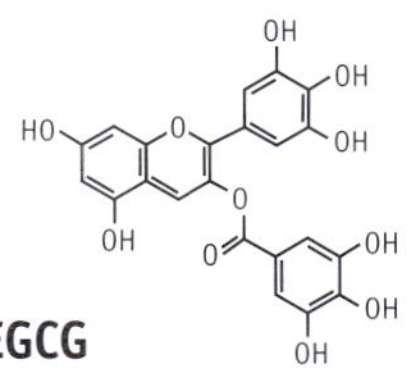

EGCG

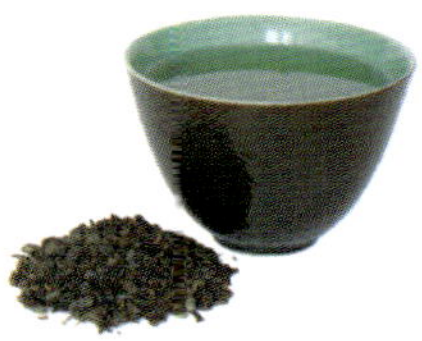

Chá-verde
- Impede a formação das placas amiloides
- Protege os neurônios contra efeitos tóxicos do amiloide

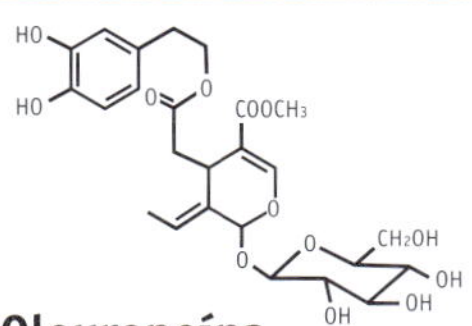

Oleuropeína

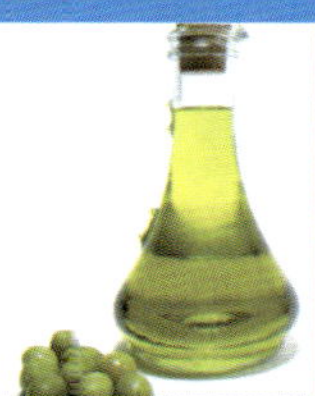

Óleo de oliva
- Antioxidante
- Interage com os peptídeos amiloides e preveniria sua agregação

Figura 16

O cúrcuma – Sendo talvez a molécula mais anti-inflamatória do reino vegetal, a curcumina da especiaria cúrcuma possui a propriedade de impedir a agregação do peptídeo Aβ, reduzindo ao mesmo tempo a formação das placas amiloides, e também protege os neurônios contra efeitos tóxicos associados a essas placas. É provável que esses mecanismos tenham um papel na menor incidência da Doença de Alzheimer na Índia, país em que se consomem as maiores quantidades de cúrcuma. Aliás, um estudo recente mostra que as pessoas que consomem com frequência pratos à base de curry (e logo de cúrcuma) são menos sujeitas ao declínio cognitivo associado à idade.

Outras especiarias e plantas aromáticas têm propriedades que poderiam participar da prevenção da Doença de Alzheimer. Os exemplos mais conhecidos são a sálvia (*Salvia officinalis*) e seu parente próximo o alecrim (*Rosmarinus officinalis*), duas ervas reconhecidas por seu potencial antioxidante e anti-inflamatório. Já no século XVI, Shakespeare louvava as suas virtudes: "Eis o alecrim; é para a lembrança. Peço-te, meu amor, lembra-te" (*Hamlet*, Ato IV, cena 5). Na verdade, o ácido rosmarínico contido nessas ervas foi recentemente identificado como uma molécula capaz de proteger os neurônios contra vários efeitos tóxicos associados ao peptídeo Aβ, uma atividade que poderia explicar a melhora das funções cognitivas produzida por extratos dessas ervas, observada em certos estudos.

O chá-verde – Vários estudos realizados em laboratório mostraram que os polifenóis do chá-verde, notadamente o epigalocatequina galato (EGCG), possuem várias propriedades neuroprotetoras, que poderiam participar da prevenção de doenças neurodegenerativas como a Doença de Alzheimer e a de Parkinson. Os estudos indicam que o consumo diário de duas xícaras ou mais de chá-verde reduz consideravelmente o risco da Doença de Parkinson. O impacto potencial do consumo regular de chá-verde no risco de Doença de Alzheimer é muito interessante: pesquisas recentes, realizadas com pessoas idosas, mostraram que aquelas que consomem mais de duas xícaras de chá-verde por dia têm um risco de perda das funções cognitivas significativamente reduzido (cerca de 60%) em relação às que o consomem só raramente (menos de três xícaras por semana). Ao contrário, as pessoas que bebem regularmente chá-preto ou café não mostram redução do risco (fig. 17).

O óleo de oliva – Estudos epidemiológicos indicam que a adoção de uma alimentação de tipo mediterrâneo está associada a uma queda significativa do risco de desenvolver a Doença de Alzheimer. Pedra fundamental desse modo de alimentação, o óleo de oliva parece ter um papel-chave nesse efeito protetor: por um lado, o conteúdo elevado de gorduras monoinsaturadas do óleo de oliva aumenta as taxas do colesterol HDL (o bom!), um efeito benéfico para o cérebro, pois

O cérebro prefere o chá-verde...

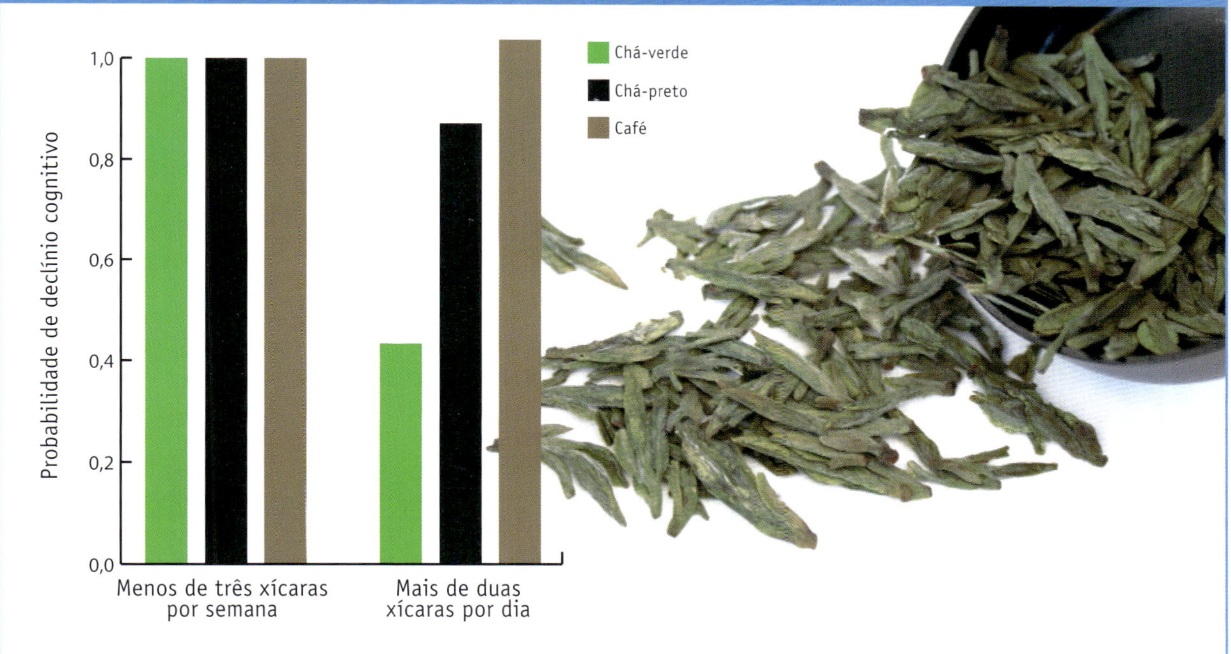

Figura 17

Fonte: *Am. J. Clin.Nutr.*, 83, 2006, p. 355-361.

uma baixa quantidade de HDL foi associada a um declínio cognitivo e à demência em vários estudos. Por outro lado, o óleo de oliva se distingue dos outros óleos vegetais por seu conteúdo em polifenóis como o oleocantal, o hidroxitirosol ou ainda a oleuropeina. Essas moléculas têm atividades anti-inflamatórias e, no caso da oleuropeina, interagem até diretamente com o peptídeo Aβ, o que poderia impedir a sua agregação e a formação de placas amiloides.

Ômega 3: gorduras "inteligentes"

O consumo abundante de alimentos ricos em gorduras saturadas ou em gorduras trans aumenta consideravelmente o risco de Doença de Alzheimer, efeito ligado tanto ao aumento da aterosclerose induzido por essas gorduras (cf. cap. 5) quanto ao seu impacto direto sobre a formação das placas amiloides. Autópsias realizadas em indivíduos de 40 anos e mais permitiram observar uma relação entre o nível de colesterol sanguíneo e a presença aumentada de placas amiloides. Entre as pessoas com idades de 40 a 55 anos, o simples fato de aumentar o colesterol sanguíneo de 4,7 para 5,2mmol (o que representa a passagem de um nível desejável para um nível de risco mais elevado de doenças cardiovasculares) triplicava a formação dessas placas! Essas observações concordam com vários estudos que mostram que os usuários regulares das estatinas, medicamentos que diminuem as taxas de colesterol LDL, têm um risco menos elevado de Alzheimer.

Ao contrário, outros tipos de matérias graxas, notadamente as poli-insaturadas ômega 3, foram muitas vezes propostas como substâncias que podem participar da prevenção da Doença de Alzheimer. Esse efeito protetor é lógico, pois sabemos há muito que os ácidos graxos ômega 3 são absolutamente essenciais ao desenvolvimento do cérebro e das células da retina, e desempenham um papel crucial na transmissão do influxo nervoso. Aliás, o feto é ávido dessas gorduras durante o último trimestre (ele acumula cerca de 70mg de ômega 3 a cada dia), e vários estudos mostram que o consumo materno de ômega 3 durante esse período melhora a acuidade visual e a motricidade dos bebês.

Esse impacto positivo dos ômega 3 nas funções neuronais também parece ser determinante na prevenção da Doença de Alzheimer. Muitas pesquisas mostram que as pessoas que consumiam os níveis mais elevados de ácido docosahexaenoico (DHA, presente nos peixes gordos), o principal ácido graxo ômega 3 de cadeia longa, tinham um risco significativamente mais baixo de serem atingidas por essa doença. Por exemplo, entre as pessoas que não possuem a versão do ApoE associada à doença (ou seja, 75% da população), observou-se que o consumo de pelo menos uma porção de peixes gordos por semana acarreta uma redução de 35% do risco de desenvolver a Doença de Alzheimer, comparativamente às pessoas que não os consomem quase nunca. Esses resultados concordam com a observação de que os cérebros dos pacientes com Alzheimer têm um conteúdo de DHA mais baixo do que o das pessoas saudáveis, especialmente na região do hipocampo e do lobo frontal. Mesmo que os mecanismos exatos responsáveis por esse efeito protetor devam ser identificados com mais precisão, parece que o DHA protege os neurônios dos efeitos neurotóxicos induzidos pelas placas amiloides e preserva assim a sua função. Entretanto, já que uma redução do risco da Doença de Alzheimer também foi observado quanto aos ômega 3 de cadeia curta presentes nos óleos vegetais (linhaça, canola), é tentador supor que o efeito anti-inflamatório dessas gorduras também participa da prevenção da doença. Esse efeito é ainda mais provável, pois os estudos mostraram que os usuários regulares de anti-inflamatórios sintéticos eram menos afetados pela Doença de Alzheimer.

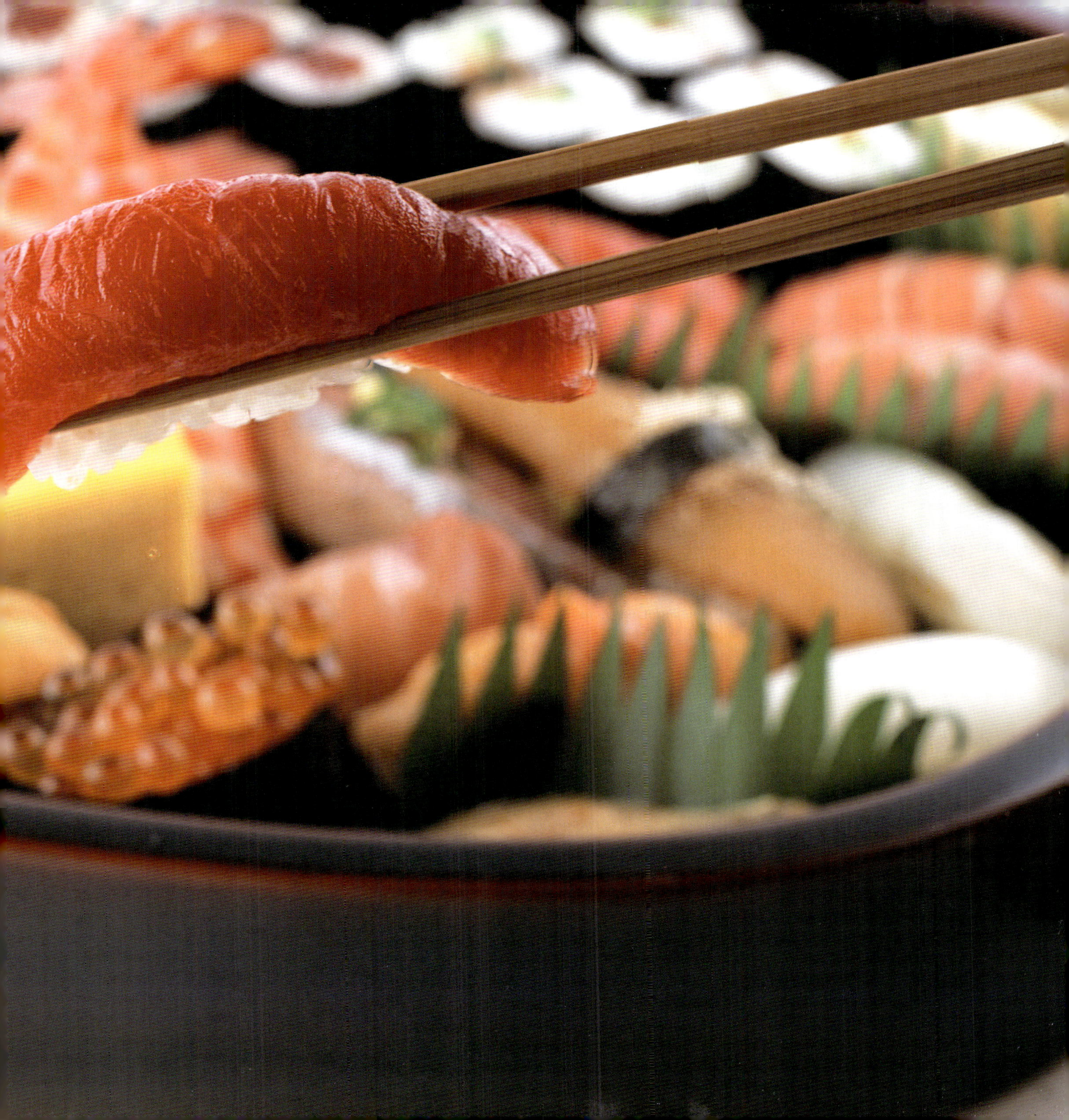

Ponha os neurônios (e o corpo) para trabalhar!

A prática regular de atividades cognitivas é um outro fator crucial para atrasar a idade na qual os primeiros sintomas da Doença de Alzheimer aparecem. Sabemos há muito tempo que o risco dessa doença é mais baixo entre as pessoas que foram estimuladas durante a infância, um fenômeno que se acredita ligado à criação de uma quantidade elevada de conexões neuronais, uma "reserva cognitiva" que permite contrabalançar a degenerescência que ocorre em idade avançada. Esse efeito benéfico, entretanto, não se restringe à infância: os adultos que apresentam um nível elevado de atividades mentais, no âmbito do trabalho ou do lazer, também têm um risco reduzido de Doença de Alzheimer. É provável que a estimulação intelectual constante reforce as conexões neuronais, especialmente no nível das zonas da memória (hipocampo), e assim oponha uma resistência feroz à destruição dos neurônios associada ao envelhecimento.

A atividade física regular constitui também um fator preventivo importante, e estima-se que, sozinho, o exercício poderia reduzir em 30% o risco de Doença de Alzheimer. Nunca é tarde para começar: as pessoas idosas que são fisicamente inativas podem diminuir consideravelmente o risco de serem atingidas pela Doença de Alzheimer aumentando o seu nível de atividade física diária. Como dizia John Adams, segundo presidente dos Estados Unidos: "Os velhos espíritos são como os cavalos velhos; se quisermos que eles permaneçam em forma, é preciso exercitá-los!"

Em resumo

- Como todas as doenças crônicas, o desenvolvimento da Doença de Alzheimer é fortemente influenciado pelos hábitos de vida, especialmente pelos fatores de risco vascular (hipertensão arterial, aterosclerose, diabetes, obesidade, tabagismo), pela alimentação e pela atividade física.
- Privilegiar uma alimentação rica em frutas, legumes e peixes (ômega 3), e em alimentos que possuam uma forte atividade anti-inflamatória (vegetais, cúrcuma), mantendo a atividade física e intelectual, constitui uma maneira simples e eficaz de reduzir consideravelmente o risco de ser afetado por essa doença.

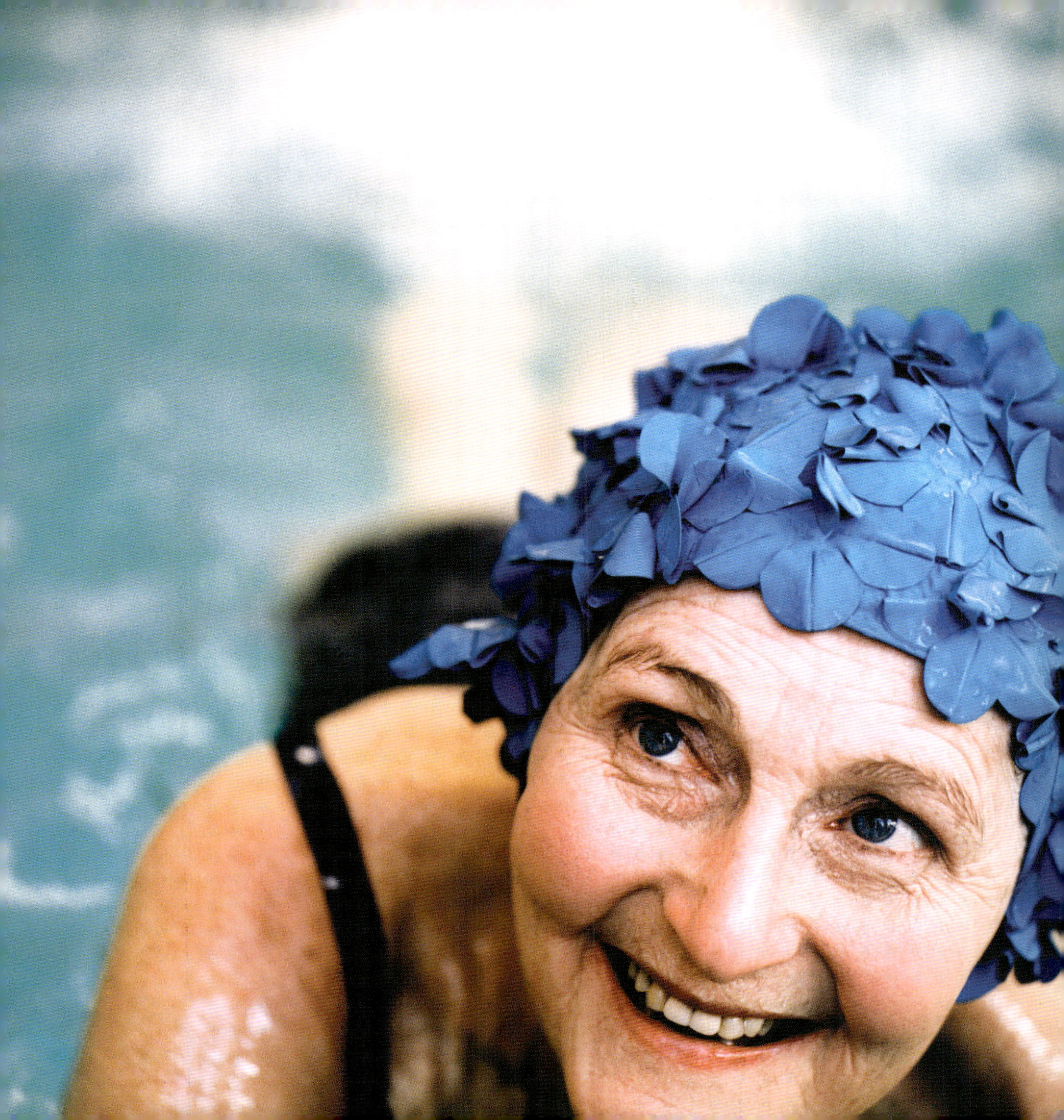

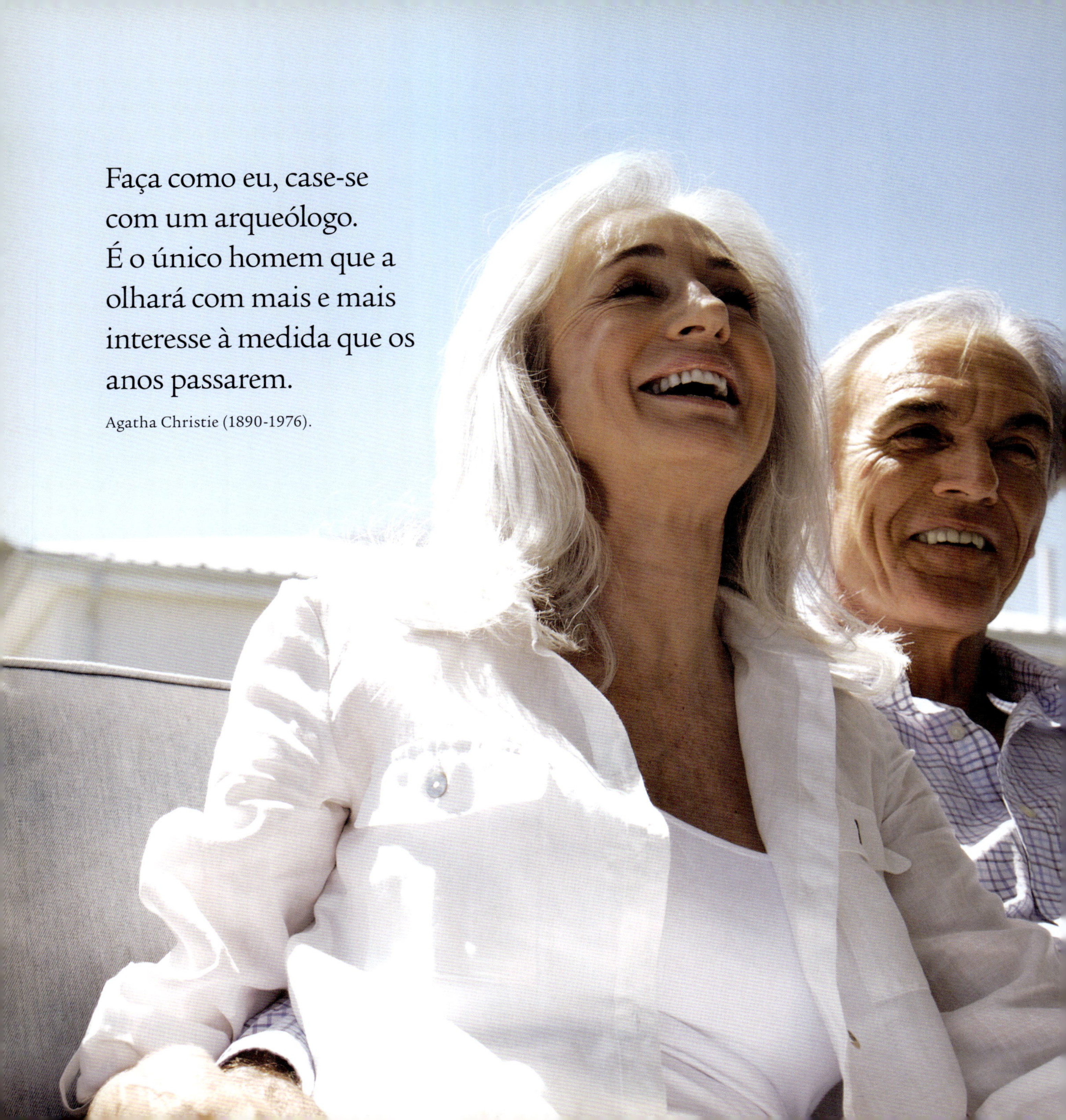

Faça como eu, case-se com um arqueólogo. É o único homem que a olhará com mais e mais interesse à medida que os anos passarem.

Agatha Christie (1890-1976).

Capítulo 9

Envelhecer com saúde... e com beleza

A perda gradual das funções biológicas que acompanha o envelhecimento é uma consequência inevitável da incrível quantidade de energia que as células do nosso corpo devem despender ao longo da nossa existência. O consumo desenfreado de oxigênio necessário à manutenção das funções celulares está associado à produção de importantes quantidades de radicais livres, moléculas altamente reativas que provocam inúmeros desgastes nos principais constituintes das nossas células. Como vimos nos capítulos precedentes, a adoção de hábitos saudáveis de vida contrabalança em grande parte os danos causados por essas moléculas e permite assim ao processo de envelhecimento desenrolar-se normalmente, isto é, com uma perda progressiva das funções celulares que não está associada ao aparecimento de doenças crônicas. Inversamente, um estilo de vida insalubre acentua os efeitos negativos desse *stress* metabólico, o que leva muitas vezes ao desenvolvimento precipitado de doenças graves que diminuem a duração

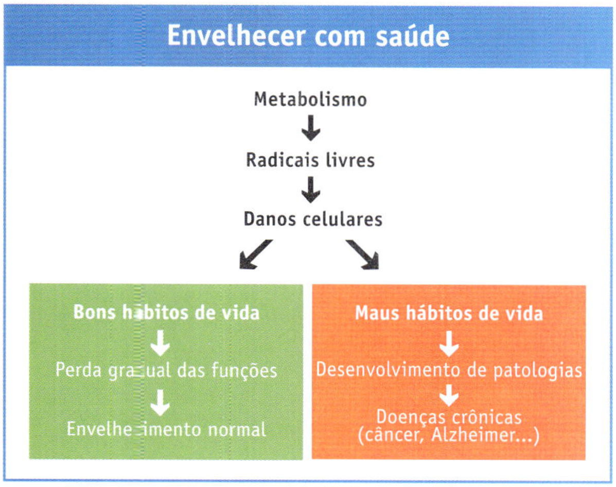

Figura 1

da existência (fig. 1). Procurar envelhecer com saúde não deve ser confundido com uma busca de imortalidade; mesmo que o envelhecimento continue sendo "a única doença da qual não se pode esperar a cura" (Orson Welles), trata-se de evitar que o processo de envelhecimento normal seja interrompido prematuramente pelo aparecimento de doenças graves e conseguir assim aproveitar a vida ao máximo.

A aplicação dos bons hábitos de vida essenciais a um envelhecimento com saúde deveria constituir uma prioridade absoluta para toda pessoa interessada em aproveitar a existência ao máximo. Entretanto, constata-se paradoxalmente que, muitas vezes, nós nos preocupamos muito mais com os efeitos visíveis do envelhecimento - isto é, nossa aparência externa, principalmente da pele - do que com as suas repercussões no próprio funcionamento do organismo. Assim, ao passo que os principais aspectos do estilo de vida que podem prevenir o desenvolvimento das doenças crônicas são adotados apenas por uma minoria da população, a procura de meios para frear ou pelo menos atenuar os sinais do envelhecimento exterior nunca foi tão popular: estima-se que a indústria dos cosméticos gera lucros anuais de cerca de 200 bilhões de dólares, uma proporção sempre crescente desses lucros sendo proveniente das vendas de diversos produtos "anti-idade", assim como de inúmeras técnicas não cirúrgicas destinadas a diminuir os sinais exteriores associados à passagem do tempo (fig. 2).

Vivemos pois numa sociedade em que a aparência vale mais que o bem-estar interior e na qual "parecer mais jovem que a idade real", a qualquer preço, é uma preocupação mais importante do que a prevenção de males tão graves quanto o câncer ou a Doença de Alzheimer.

Entretanto, a prevenção das doenças não é incompatível com a manutenção de uma bela aparência, muito pelo contrário. Sabemos há muito tempo que a nossa pele ou o nosso aspecto exterior geral fornece muitas vezes indícios infalíveis

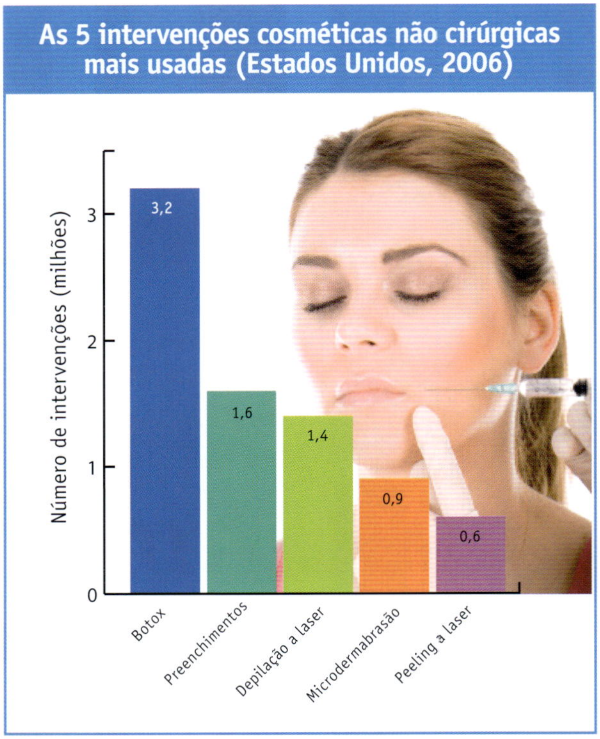

Figura 2

sobre o nosso estado de saúde; historicamente, o aspecto da pele reflete muitas vezes graves carências nutricionais de vitaminas ou de ácidos graxos essenciais, e certos estudos até mostraram que "parecer mais velho do que a idade" estava ligado a uma alta do risco de morte prematura. Essa relação não é surpreendente, pois sabemos agora que vários fatores do estilo de vida que participam da prevenção das doenças crônicas também podem ter um impacto determinante na aparência da pele. Em resumo, saúde pode ser sinônimo de beleza!

A pele, o maior órgão do corpo humano

Longe de ser uma simples camada protetora, a pele é o maior órgão do corpo humano, cobrindo uma superfície que varia entre 1,5 e $2m^2$ e representando cerca de 15% do peso corporal. Constituída de três camadas principais, a epiderme, a derme e a hipoderme (fig. 3), a espessura da pele pode variar consideravelmente segundo a região do corpo, medindo menos de 0,5mm nas pálpebras e mais de 6mm na planta dos pés. Cada uma dessas camadas tem um papel importante nas múltiplas funções da pele, seja como barreira química, física ou biológica, que protege os outros órgãos do ambiente, na excreção dos detritos, no controle da temperatura corporal ou ainda na percepção tátil (fig. 4).

Representação esquemática da pele

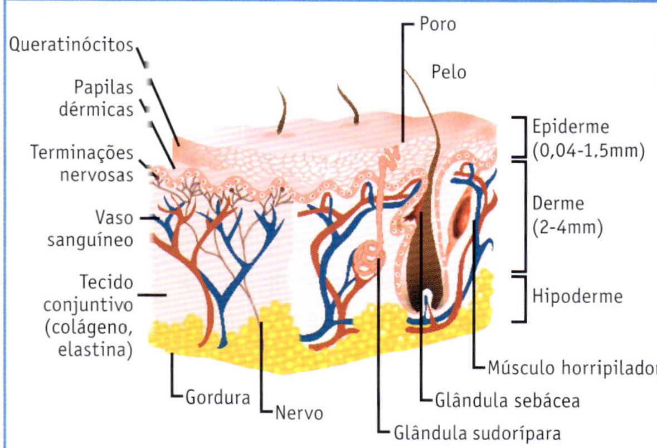

Figura 3 *Fonte*: uk.encarta.msn.com

O envelhecimento da pele: causas

Como todos os órgãos do corpo, a pele sofre múltiplas alterações durante a existência, um envelhecimento que é facilmente reconhecível pelas modificações importantes, tanto na aparência quanto na cor e na textura. Durante o envelhecimento, a renovação das células cutâneas diminui de modo significativo, o que cria um desequilíbrio entre o crescimento celular normal e a eliminação das células mortas na superfície da pele. No interior da derme, as fibras de colágeno e de elastina começam a fragmentar-se por volta da idade de 30 anos, produzindo uma diminuição da resistência e da elasticidade, assim como uma perda de apoio para a pele que acarreta um relaxamento cutâneo facilmente detectável pelo

Principais componentes da pele

Componentes		Funções e características
Epiderme	**Queratinócitos**	• Principais células da pele (90%), formam uma barreira que impede a penetração de elementos externos(micróbios, poeira, etc.) • A cada minuto, 30.000 queratinócitos são eliminados da superfície da pele (películas) e a epiderme é constantemente renovada a cada 25 a 40 dias.
	Melanócitos	• Fabricam a melanina, um pigmento que é absorvido pelos queratinócitos e protege as células contra os raios ultravioleta do sol. Existem dois tipos de melanina: a eumelanina, que dá a pele e os cabelos negros, e a feomelanina, que dá os cabelos ruivos, as cores de peles asiáticas e as sardas. • A eumelanina é muito mais eficaz do que a feomelanina contra os UV, o que explica a fragilidade das pessoas ruivas diante do sol.
Derme	**Papilas dérmicas**	• Levam o oxigênio e os nutrientes às camadas internas da epiderme e nutrem os folículos dos pelos. • Formam linhas que criam os motivos da pele, principalmente as impressões digitais. • Contêm terminações nervosas que permitem as sensações táteis.
	Tecido conjuntivo	• Formado de colágeno e de elastina, confere à pele a resistência e a elasticidade necessárias para adaptar-se aos movimentos das estruturas subjacentes (músculos, tendões) e também para proteger o organismo. • A destruição das proteínas desse tecido é o grande responsável pela formação das rugas e sulcos ao envelhecer.
	Glândulas	• Sudoríparas: o suor permite um controle da temperatura e a eliminação de detritos (ureia). • Sebáceas: produzem o sebum, uma secreção gordurosa que protege a pele e lhe confere flexibilidade.
Hipoderme		• Constituída de gordura, tem um papel de reserva energética e isolante térmico. • As gorduras da hipoderme têm tendência a se acumular na região do ventre e dos ombros no homem, e na região das coxas, quadris e nádegas na mulher.

Figura 4

aparecimento de linhas e rugas, especialmente na região das linhas de expressão facial (fig. 5). Se esse processo é absolutamente normal, ele pode ser consideravelmente acelerado por fatores extrínsecos ao envelhecimento e fazer com que possamos ter uma aparência mais velha do que a nossa idade real (fig. 6).

Os raios UV – A exposição excessiva ao sol é sem dúvida alguma o principal fator implicado no envelhecimento prematuro da pele, um fenômeno conhecido sob o nome de fotoenvelhecimento. Praticamente todas as pessoas de raça branca mostram, desde a idade de 15 anos, sinais precursores de envelhecimento cutâneo das regiões expostas ao sol, enquanto esses sinais só aparecem normalmente em torno da idade de 30 anos nos locais não expostos.

Esse impacto negativo do sol se deve aos efeitos nefastos dos raios ultravioleta A e B (UVA e UVB), dois tipos de radiações que induzem múltiplas alterações dos constituintes da pele (fig. 7). Os UVB, que representam apenas cerca de 5% dos raios ultravioleta, são talvez os mais conheci-

As rugas: um rebaixamento da estrutura das fibras de colágeno

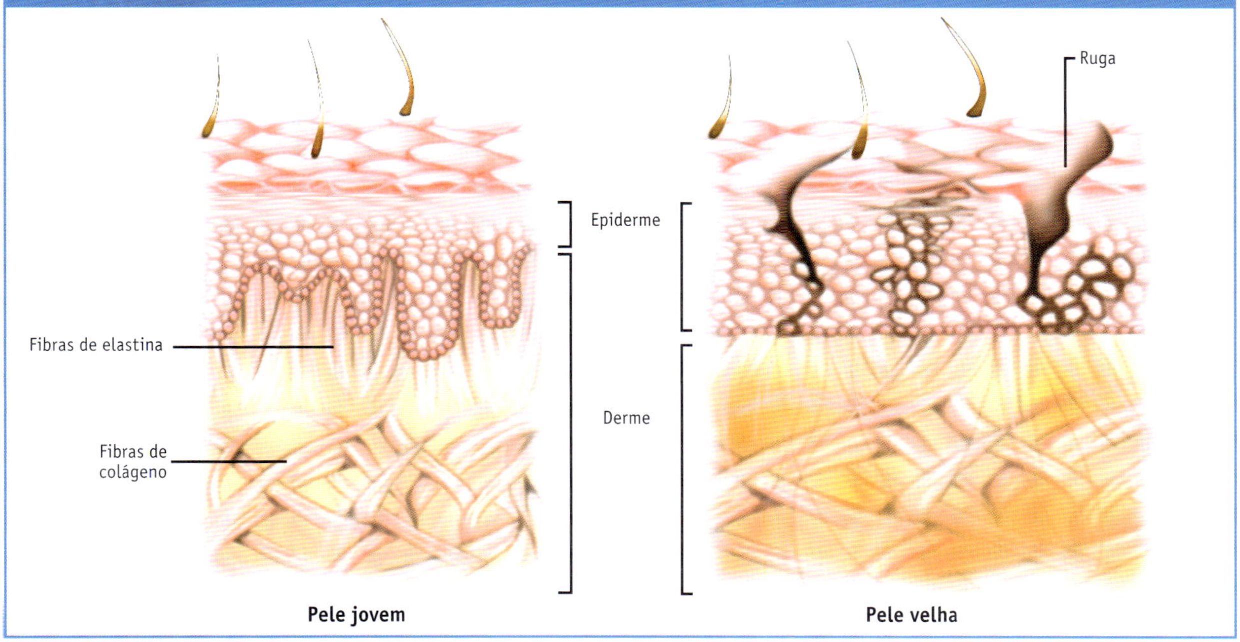

Figura 5

Fonte: www.jouviance.com/eng/images/aged_skin.jpg

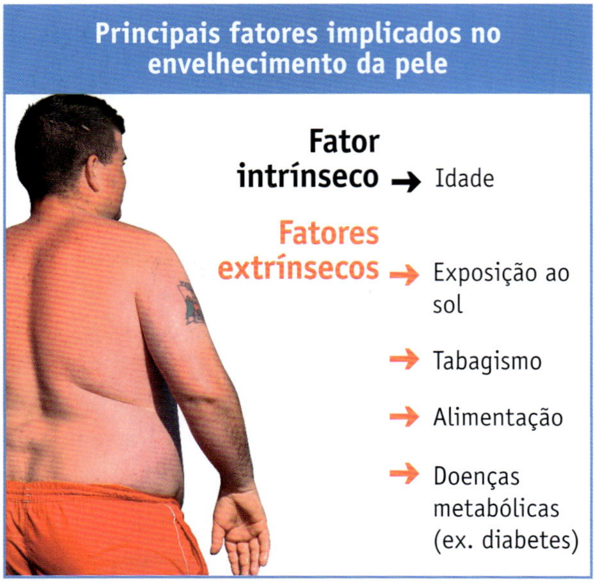

Figura 6

dos, tanto por sua capacidade de provocar as irritações (eritemas) características das exposições excessivas ao sol quanto por seu papel no desenvolvimento do câncer de pele, principalmente o melanoma. Agindo na epiderme, esses raios afetam diretamente o material genético das células da pele, provocando alterações que favorecem o aparecimento de células mutantes, primeira etapa da carcinogênese. A superexposição a esses raios também causa a formação de radicais livres e a inflamação, dois processos que fornecem a essas células pré-cancerosas um ambiente propício ao seu desenvolvimento. Os raios UVB constituem, pois, um agente cancerígeno "por excelência", capaz de provocar, ao mesmo tempo, as

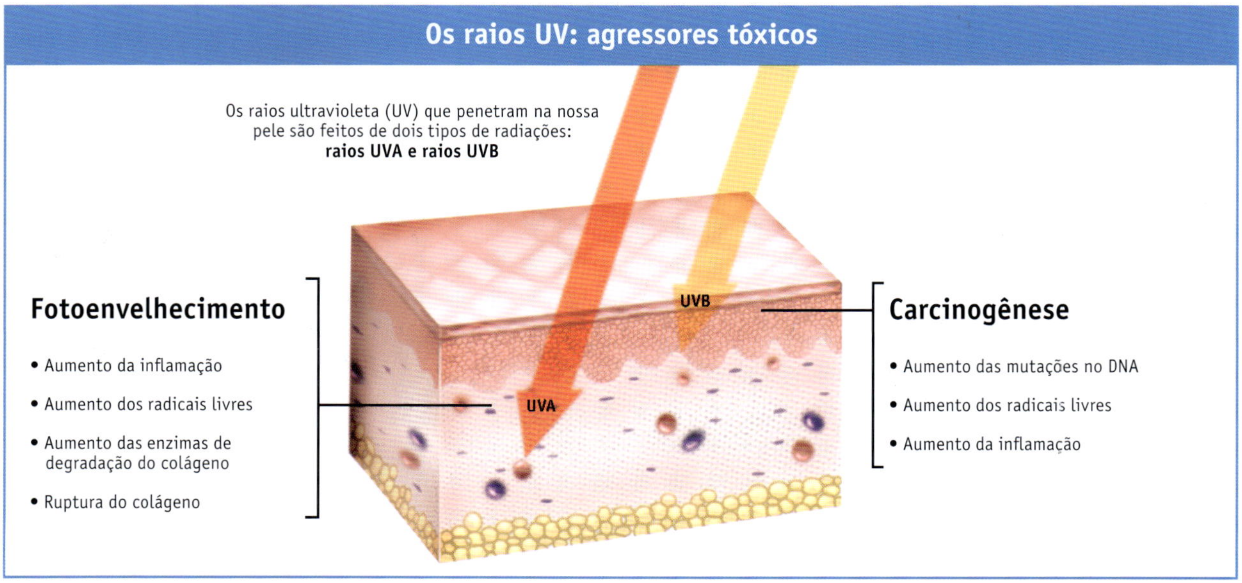

Figura 7

Fonte: Adaptado de www.fda.gov

mutações necessárias ao aparecimento de células cancerosas e de modular o ambiente celular para favorecer a progressão destas.

Muito mais abundantes do que os UVB, os raios UVA (95% dos raios solares) foram considerados durante muito tempo como inofensivos para a pele, pelo seu nível mais baixo de energia. Entretanto, sabemos agora que esses raios penetram mais profundamente na pele e causam danos importantes, desencadeando uma cascata de ocorrências que leva a uma profunda desorganização do tecido conjuntivo. Na verdade, os UVA causam a formação de radicais livres na derme, induzindo uma resposta inflamatória que culmina com a produção de enzimas (as metaloproteinases), que degradam a matriz de colágeno e desencadeiam o acúmulo de fragmentos não funcionais. Esse impacto é bem ilustrado pelo exame ao microscópio eletrônico das fibras de colágeno de peles expostas ao sol durante vários anos e que mostra uma degradação importante dessas fibras (fig. 8). Essa destruição da matriz da derme acarreta também um alargamento dos vasos sanguíneos, que podem então tornar-se visíveis na superfície da pele, um fenômeno conhecido pelo nome de telangiectasia ("vasinhos").

Visualização por microscopia eletrônica do impacto do sol na estrutura do colágeno da pele

Pele protegida (quadril) | **Pele superexposta (antebraço)**

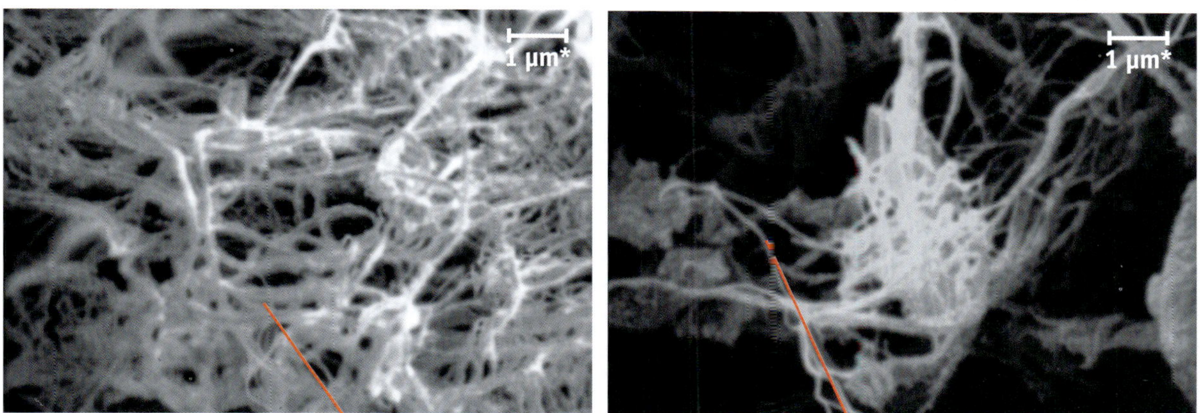

* 1 µm = um milésimo de milímetro

Distribuição uniforme das fibras de colágeno

Fibras de colágeno quebradas

Figura 8

Fonte: *J. Invest. Derm.*, 120, 2003, p. 842-884.

A ação sinérgica dos raios UVA e UVB na pele faz do sol um agressor temível, tanto do ponto de vista do envelhecimento prematuro da pele quanto pelo desencadeamento do câncer. Esses fenômenos estão intimamente ligados: na verdade, o câncer de pele se desenvolve muitas vezes a partir de peles que sofreram um fotoenvelhecimento.

O tabagismo – Se agora todos estão conscientes de que o uso do tabaco é um dos principais fatores implicados no desenvolvimento da maioria das doenças crônicas, poucos sabem que o tabagismo constitui também uma das principais causas de envelhecimento prematuro da pele. Por exemplo, os fumantes têm o risco de exibir um excesso de rugas 300% maior do que os não fumantes, sendo esse efeito já visível dez anos depois do início do uso regular do tabaco. Os efeitos do tabaco são especialmente devastadores quando se combinam com uma exposição abusiva ao sol: assim, uma pessoa de 65 anos que fuma desde os 15 anos e que se expõe regularmente ao sol tem o risco de ficar excessivamente enrugada doze vezes maior do que um não fumante (fig. 9). Essa aceleração do envelhecimento se deve principalmente aos efeitos vasculares do tabaco: reduzindo a circulação sanguínea no nível dos capilares da pele, o tabaco causa uma queda do aporte de oxigênio e de nutrientes, interferindo, consequentemente, na renovação das células da pele, o que contribui para a formação das rugas. Esse efeito é ainda mais acentuado, pois a fumaça do cigarro danifica também as fibras de colágeno e de elastina da derme, reduzindo a elasticidade do tecido, um fator-chave do envelhecimento prematuro da pele.

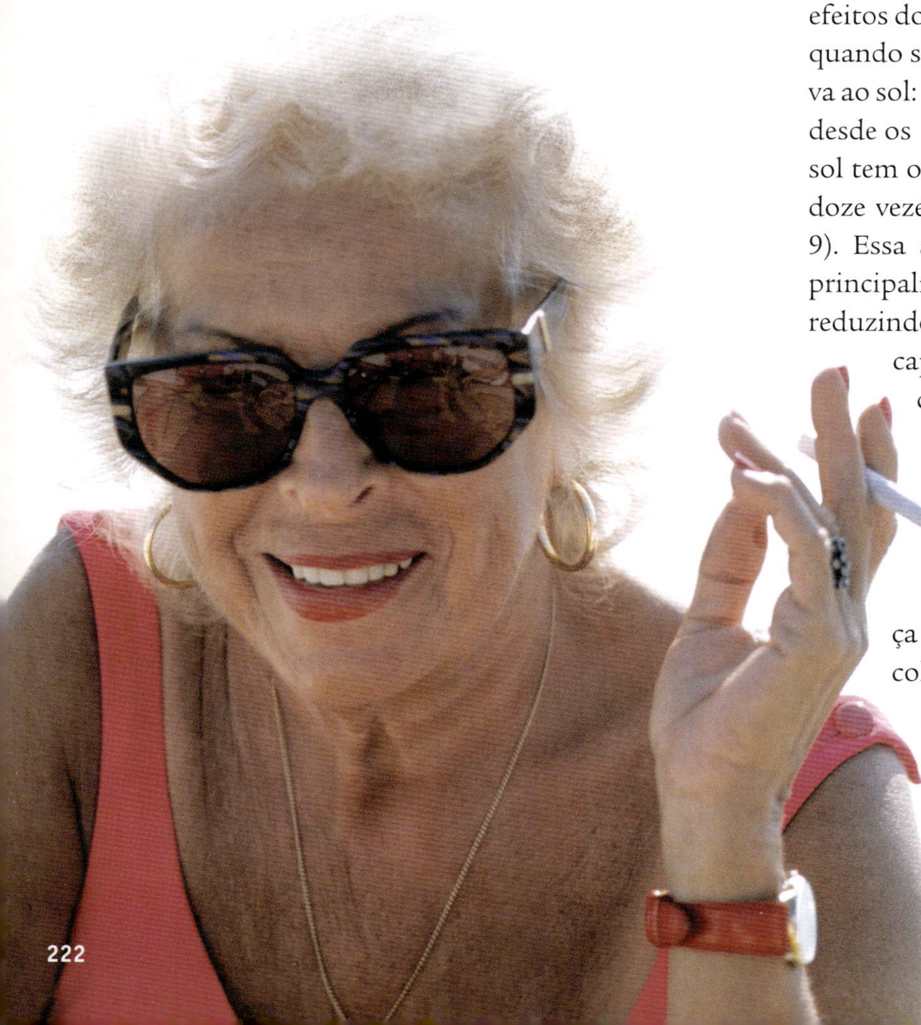

Entretanto, os fenômenos do envelhecimento acelerado da pele causado pelos raios UV e pelo tabagismo não devem ser considerados apenas sob um ângulo estético. Efetivamente, esse envelhecimento cutâneo também está associado a um declínio das funções de defesa, de cicatrização, de percepção e de termorregulação da pele, assim como a um aumento acentuado do risco de câncer. Prevenir o fotoenvelhecimento graças aos filtros solares cobrindo simultaneamente os UVB e os UVA e deixando de fumar tem pois consequências não só na aparência externa mas também na saúde da pele em geral.

Tabaco e sol: uma mistura explosiva!

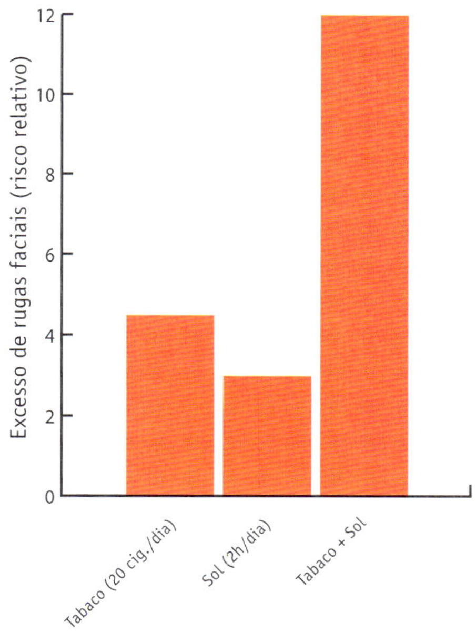

Figura 9 *Fonte: Ann. Intern. Med., 114, 1991, p. 840-884.*

As soluções: prevenir o envelhecimento prematuro da pele

Já que o envelhecimento da pele implica os mesmos mecanismos que agem nos outros órgãos, não é surpreendente que vários dos alimentos benéficos capazes de atrasar o envelhecimento da pele sejam os mesmos que favorecem a prevenção das doenças crônicas. Por exemplo, um estudo realizado com pessoas expostas repetidamente ao sol, durante as suas atividades diárias, mostrou que o consumo de produtos ricos em gorduras saturadas (manteiga, derivados do leite integral), assim como em açúcar estava ligado a uma maior incidência de rugas. Ao contrário, as pessoas que consumiam muitos legumes, óleo de oliva, leguminosas ou peixe tendiam a ser menos enrugadas (fig. 10). O papel da alimentação na aparência e na saúde da pele constitui uma outra demonstração cabal do impacto extraordinário que nossas escolhas alimentares podem ter sobre a saúde do organismo em geral.

Embora a relação entre a alimentação e a aparência da pele continue sendo um tema relativamente pouco estudado, certos alimentos parecem especialmente ativos na prevenção do envelhecimento cutâneo.

O chá-verde – O chá-verde é, sem dúvida, o alimento de origem vegetal cujos efeitos benéficos para a pele são mais caracterizados. Efetivamente, vários estudos mostraram que a adição de chá-verde ao regime alimentar de animais de laboratório prevenia o fotoenvelhecimento assim como o câncer de pele, um efeito protetor em grande parte devido à ação inibidora da epigalocatequina galato (EGCG), principal polifenol do chá-verde, sobre vários fatores implicados nesses fenômenos. Além da sua ação antioxidante e anti-inflamatória, que é crucial na prevenção da carcinogênese induzida pelos raios UV, a EGCG bloqueia a produção das enzimas de degradação do colágeno (as metaloproteinases) induzida pela exposição repetida aos UVA, o que previne a perda de colágeno estreitamente ligada ao fenômeno do envelhecimento. Mesmo que esse efeito do chá-verde ainda não esteja bem caracterizado, parece que essa bebida possui uma ação benéfica, tanto no fotoenvelhecimento quanto no processo de carcinogênese induzido pelos raios UV.

As "superfrutas" - O conteúdo excepcional de antioxidantes de certas frutas poderia também contribuir para retardar o envelhecimento da pele. Por exemplo, extratos de romã (*Punica granatum*), uma fruta há muito tempo usada no Oriente Médio, na Índia e no Irã para tratar as inflamações cutâneas, bloqueiam a inflamação induzida pelos UVA e UVB no nível das células da pele e previnem o desenvolvimento de lesões cutâneas induzidas por esses raios. Assim também a adição de extratos de uva ao regime alimentar de animais de laboratório se opõe aos danos à pele causados pelos UV, um efeito que se deve, pelo menos em parte, à presença de resveratrol nessas frutas. Efetivamente, a forte atividade antioxidante e anti-inflamatória dessa molécula interfere na ação nefasta dos radicais livres na pele e impede assim

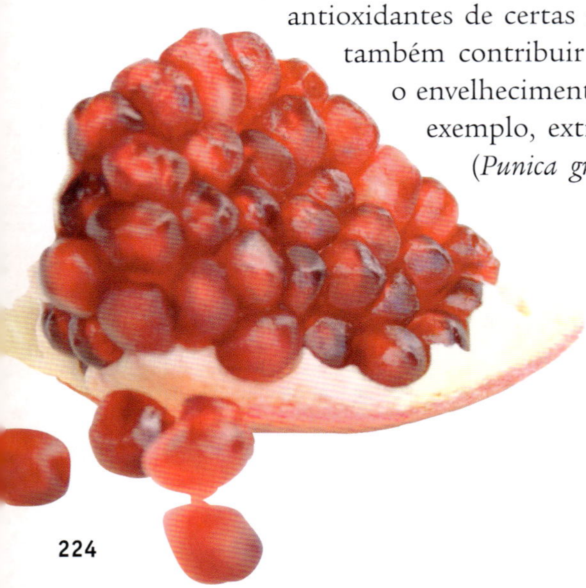

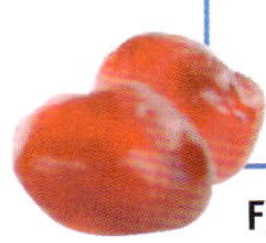

Correlação entre o consumo de certos alimentos e a formação de rugas

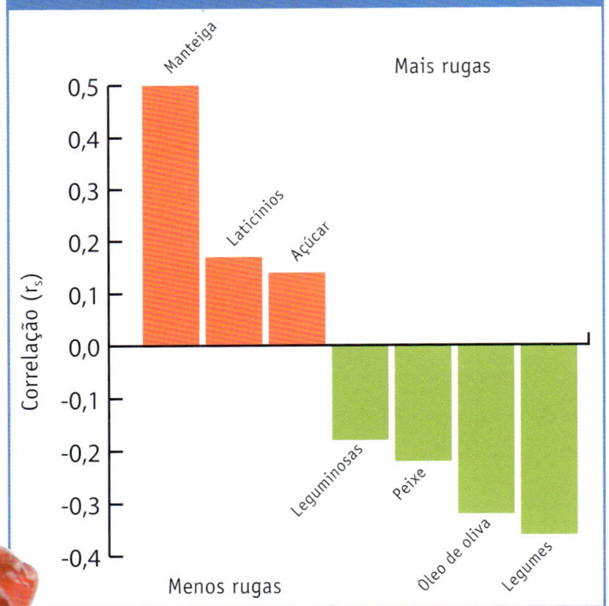

Figura 10 *Fonte: J. Am. Coll. Nutr.*, 20, 2001, p. 71-80.

a ativação dos processos implicados no fotoenvelhecimento. O resveratrol tem efeitos ainda mais positivos, pois essa molécula possui uma atividade anticancerígena fora do comum, que consiste em bloquear o crescimento de um grande número de células cancerosas, entre as quais as provenientes da pele.

O óleo de oliva – Além do seu papel essencial na alimentação dos povos da Bacia Mediterrânea, o óleo de oliva sempre foi considerado como uma substância benéfica para a pele (na Antiguidade os gregos até se banhavam em óleo de oliva para preservar a beleza!). Esse efeito não parece restrito ao uso tópico do óleo, mas também poderia aplicar-se ao óleo consumido na alimentação. Na verdade, o conteúdo elevado de polifenóis antioxidantes e anti-inflamatórios no óleo de oliva protege contra o *stress oxidante* e poderia assim reduzir o impacto dos radicais livres na estrutura da fibras da pele.

Os legumes – Certas classes de moléculas que se encontram em grandes quantidades nos legumes têm a propriedade de tornar mais lento o envelhecimento da pele, interferindo com a produção de radicais livres. O exemplo mais característico é certamente o dos carotenoides, pigmentos responsáveis pela cor laranja, amarela ou vermelha de vários vegetais (fig. 11). Estudos revelaram que um aporte aumentado de alimentos ricos em carotenoides estava associado a uma melhor proteção contra os raios UV. Realmente, os carotenoides, que constituem a principal fonte de moléculas antioxidantes, são encontrados em grandes quantidades na pele. De todos os carotenoides, o licopeno, uma molécula presente em grande quantidade no tomate, é de longe a mais eficaz para neutralizar os radicais livres produzidos pela ação dos raios UV, e sua influência poderia atrasar o envelhecimento da pele. Por exemplo, um estudo mostrou que o consumo diário de massa de tomate estava associado a um aumento de cerca de 30% do grau de proteção da pele contra o sol, assim como a uma alta importante dos níveis de colágeno, dois fatores cruciais para a manutenção da integridade da pele.

Os principais carotenoides

Carotenoides	Principais fontes
β-caroteno	Cenoura, batata-doce, agrião
Licopeno	Tomate
Zeaxantina	Milho, legumes verdes
Neoxantina	Espinafre
Fucoxantina	Algas marinhas
Capsantina	Pimentão vermelho
Luteína	Legumes verdes

Figura 11

A identificação de outras substâncias nos vegetais, que poderiam também contribuir para frear o fotoenvelhecimento, está apenas no início, mas os resultados já são promissores. A silibinina, molécula presente na alcachofra, que é há muito tempo reconhecida como um agente eficaz na prevenção do câncer do fígado, é certamente um bom exemplo. Pesquisas mostraram que essa molécula também tem uma atividade excepcional de prevenção da carcinogênese da pele induzida pelos UVB, o que ilustra mais uma vez a que ponto os efeitos preventivos dos alimentos de origem vegetal contra o desenvolvimento de patologias dos órgãos internos também podem revelar-se como armas extremamente interessantes para a prevenção dos danos exteriores, no nível cutâneo.

Wabi-sabi

Nossa preocupação com a aparência – herdeira dos ideais de beleza e de perfeição da civilização grega – nos faz muitas vezes esquecer a importância do bem-estar interior na conquista da beleza exterior. Nesse sentido, a prevenção do envelhecimento prematuro da pele através da adoção de um estilo de vida saudável vem lembrar que essas duas vertentes são indissociáveis e que a aparência exterior é, muitas vezes, apenas a manifestação de um equilíbrio interior, de uma boa saúde que decorre de uma alimentação de qualidade conjugada com a ausência de agressores tóxicos do ambiente, como os raios UV ou a fumaça do cigarro. Nesse sentido, devemos pois considerar a prevenção do envelhecimento cutâneo não como um objetivo em si, mas, antes, como um "efeito secundário" muito interessante, intimamente ligado à adoção de um estilo de vida destinado à prevenção das doenças crônicas.

Ter consciência da existência de uma estreita ligação entre a nossa aparência exterior e o envelhecimento do nosso corpo em geral permite aceitar melhor as mudanças físicas que ocorrem ao envelhecermos e apreciar essas imperfeições, sinais inegáveis do nosso lento, mas gradual encaminhamento do nascimento para a morte. Nesse sentido, podemos inspirar-nos no *wabi-sabi*, a própria essência da estética japonesa, segundo a qual a beleza dos objetos e dos indivíduos reside na sua imperfeição, na sua impermanência e no seu caráter incompleto. O envelhecimento, associado à pátina do tempo, é considerado com admiração e respeito, como um sinal de maturidade, sabedoria e experiência. Essa visão do mundo permite aceitar os processos naturais de crescimento, degenerescência e morte, e assim considerar os sinais exteriores do nosso envelhecimento não como defeitos, mas, antes, como as marcas indeléveis da riqueza da experiência humana.

Em resumo

- A pele, como todos os órgãos do corpo, sofre múltiplas alterações durante o envelhecimento, e infelizmente esse processo é acelerado consideravelmente pelo uso do tabaco e pela exposição prolongada ao sol.
- A adoção de um estilo de vida saudável, baseado em uma alimentação rica em frutas e legumes, combinada à ausência do tabagismo e a uma exposição moderada ao sol, constitui a melhor defesa contra o envelhecimento prematuro da pele.

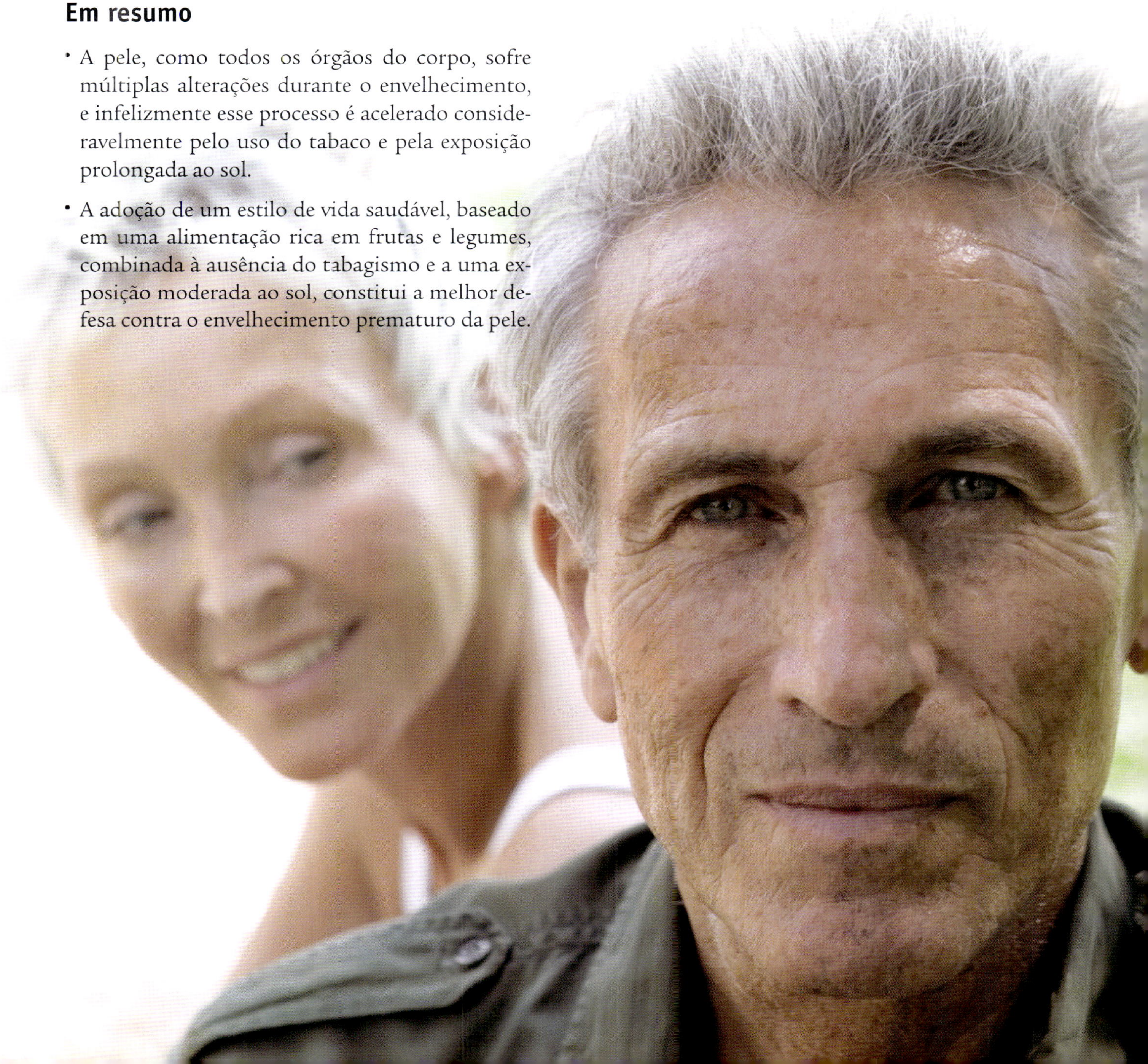

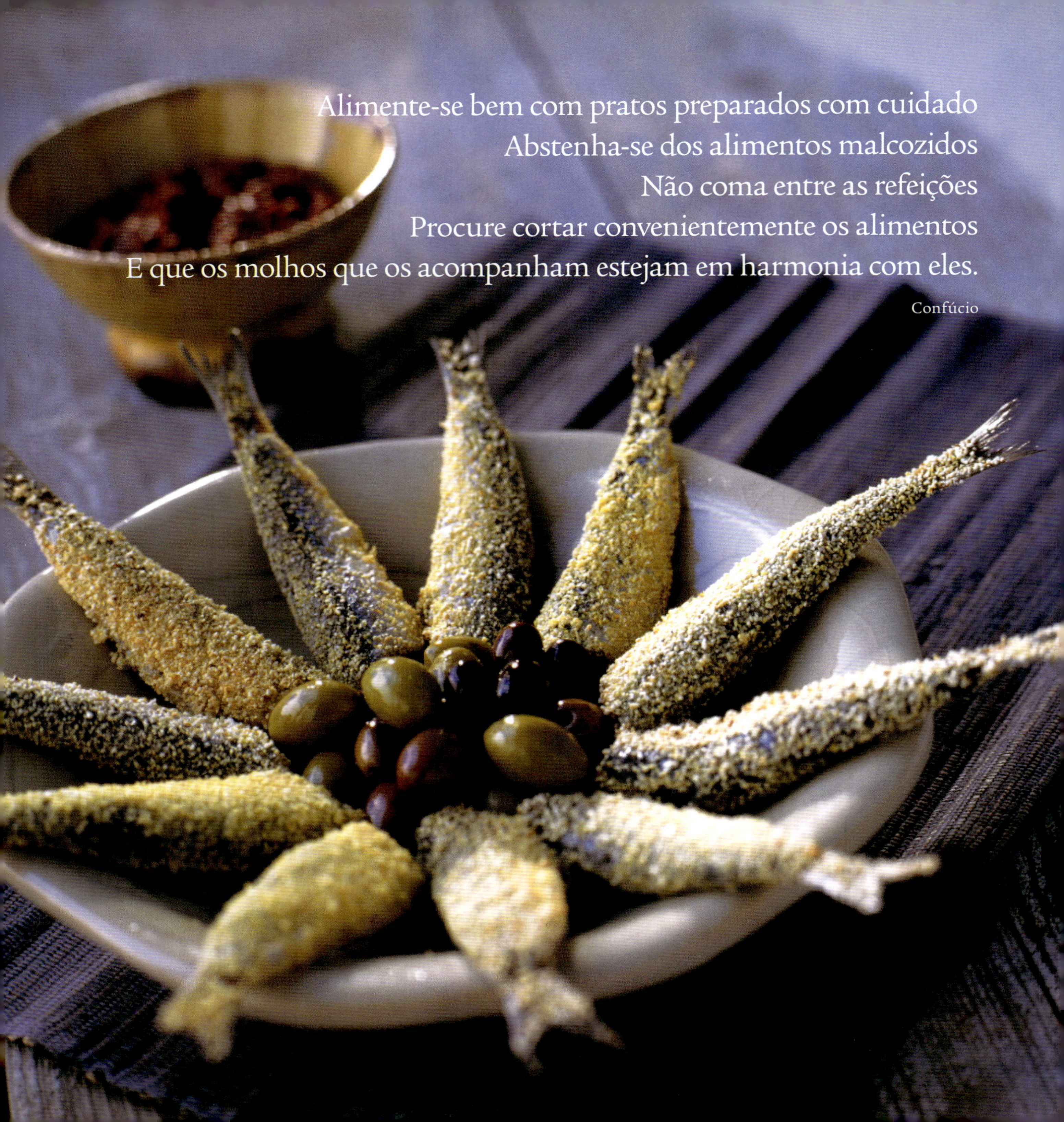

Alimente-se bem com pratos preparados com cuidado
Abstenha-se dos alimentos malcozidos
Não coma entre as refeições
Procure cortar convenientemente os alimentos
E que os molhos que os acompanham estejam em harmonia com eles.

Confúcio

Capítulo 10

Viver para comer: a cozinha, cultura da humanidade

As principais doenças crônicas que nos afetam – doenças cardiovasculares, diabetes tipo 2, câncer ou Doença de Alzheimer – são muitas vezes percebidas como consequências inevitáveis do envelhecimento, uma espécie de "preço a pagar" pelo aumento notável da esperança de vida que conhecemos durante o último século. Segundo essa abordagem fatalista, envelhecer está necessariamente associado a um declínio do nosso estado de saúde e a uma perda da qualidade de vida, fenômeno contra o qual não podemos fazer nada, senão esperar que os milagres da medicina consigam aliviar os males ligados a essas doenças e acrescentar assim alguns anos de vida suplementares à nossa existência.

Como vimos ao longo deste livro, essa visão pessimista é inexata: mesmo que seja inegável que o envelhecimento está associado a uma diminuição progressiva das funções do organismo, é possível prevenir em grande parte o desenvolvimento dessas doenças crônicas, dando uma atenção especial a certos aspectos do nosso estilo de vida, principalmente aos nossos hábitos alimentares. Aliada aos meios extraordinários de que dispõe a medicina curativa, essa abordagem preventiva representa, pois, a melhor arma para combinar a longevidade e a qualidade de vida, e assim poder aproveitar ao máximo a riqueza da existência humana.

O dia a dia de Matusalém

Viver mais de cem anos sempre representou um fenômeno excepcional na história da humanidade, uma façanha raríssima considerada com curiosidade, fascínio e respeito. Em certos casos, essa longevidade excepcional até adquiriu uma dimensão lendária, como mostram vários personagens centrais da tradição judaico-cristã, notadamente Adão (930 anos), Set (912 anos) e Matusalém (969 anos).

Tal característica ainda hoje é fascinante e não se conta mais o número de publicações que descreveram a longevidade extraordinária dos habitantes do arquipélago de Okinawa no Japão, das ilhas de Creta na Grécia, da Sardenha na Itália, da Península de Nicoya em Costa Rica ou ainda da pequena localidade adventista de Loma Linda na Califórnia. Muitas vezes, procuramos associar a esperança de vida excepcional dessas populações a um "segredo" qualquer, a um alimento ou a uma dieta "milagrosos" que protegeriam essas pessoas da doença, mas sabemos agora que esse aumento da longevidade é, antes, ligado a um conjunto de fatores associados ao estilo de vida. Todos os povos que apresentam longevidades excepcionais têm como característica comum ter um estilo de vida ótimo, isto é, baseado nos cinco princípios enunciados na introdução deste livro:

- ausência de tabagismo;
- manutenção de um peso corporal saudável;
- consumo abundante de produtos vegetais como frutas, legumes e grãos integrais;
- atividade física regular;
- consumo mínimo de alimentos ricos em gorduras saturadas (carnes vermelhas, derivados de leite integral), em açúcares simples (doces, balas, sobremesas), assim como de alimentos industriais transformados ricos em calorias, como os produtos da indústria da má alimentação (*fast food*).

De todos esses princípios, a alimentação é, sem dúvida alguma, um daqueles que exercem a maior influência no risco de doenças e, indiretamente, na probabilidade de viver mais tempo com boa saúde. Entre os modos de alimentação reconhecidos como benéficos para a saúde, devemos observar o lugar primordial ocupado pelos produtos de origem vegetal. Quer se trate de frutas e legumes, de cereais integrais, de especiarias e plantas aromáticas, do óleo de oliva, do chocolate amargo ou ainda de certas bebidas como o chá-verde ou o vinho tinto, o conteúdo excepcional de todos esses alimentos de origem vegetal em várias moléculas fitoquímicas protetoras desempenha um papel extremamente importante na manutenção de uma boa saúde física e mental. Acredita-se em geral – o que é um erro – que existe apenas uma boa maneira de alimentar-se para conseguir prevenir com eficiência o desenvolvimento das principais doenças crônicas; muito pelo contrário, existem não apenas um, mas vários regimes benéficos para a saúde! Na prática, a onipresença dos vegetais nesses modos de alimentação permite uma infinidade de combinações possíveis: por exemplo, enquanto na alimentação tradicional de Okinawa mais de 90% das calorias provêm dos glicídios presentes nos vegetais, essa proporção é completamente diferente na alimentação típica da Bacia Mediterrânea (Creta, Sardenha), onde o óleo de oliva representa quase a metade das calorias diárias. Não devemos, pois, deter-nos excessivamente no cálculo das proporções de glicídios, lipídios ou proteínas da alimentação, mas, antes, garantir que esses nutrientes provenham principalmente de alimentos de fonte vegetal, de preferência à animal (fig. 1).

Ao contrário, os alimentos ricos em gorduras saturadas e/ou em açúcares simples, assim como os produtos industriais sobrecarregados de calorias provocam múltiplos desequilíbrios das funções fisiológicas, que favorecem o desenvolvimento das doenças crônicas, e esses alimentos deveriam ocupar apenas um lugar menor na alimentação.

É óbvio que esse modo de alimentação é diametralmente oposto àquele atualmente em voga no Ocidente, e essa diferença tem um papel importante na forte incidência de várias doenças crônicas características das nossas sociedades. O impacto devastador associado a essas diferenças não tem nada de abstrato ou de teórico: por exemplo, enquanto os habitantes de Okinawa que vivem à maneira tradicional têm uma das maiores esperanças de vida do mundo (81 anos) e

Principais grupos de alimentos que participam da prevenção das doenças crônicas

- Legumes e frutas
- Cereais e grãos integrais
- Óleo de oliva
- Leguminosas
- Nozes e sementes
- Peixes gordos (salmão, sardinha)
- Especiarias e aromáticos
- Chá-verde
- Vinho tinto
- Chocolate amargo

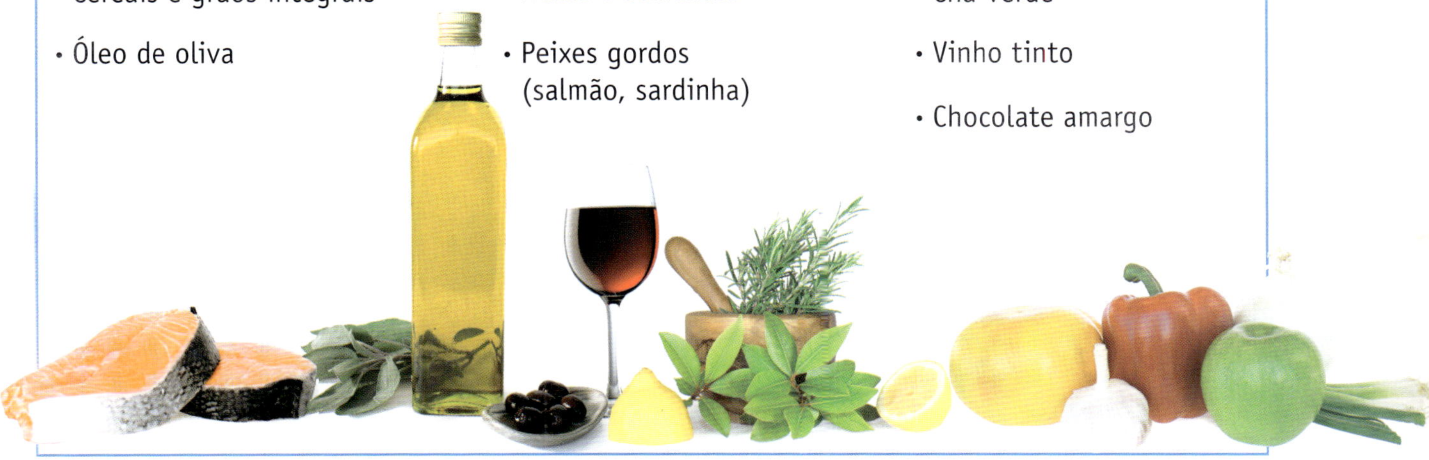

Figura 1

o recorde absoluto de indivíduos centenários (35 para 100.000 habitantes, ou seja, cerca de quatro vezes mais do que nos Estados Unidos), modificações sem precedentes nos hábitos alimentares dos habitantes dessa região estão em processo de reversão dessa tendência. Assim, os habitantes jovens da ilha se tornaram, ao longo dos anos, grandes apreciadores dos alimentos oferecidos pelas cadeias de *fast food* situadas nas proximidades das bases militares americanas, tendo como resultado que essas pessoas têm agora níveis de obesidade e de doenças cardiovasculares comparáveis aos dos países ocidentais. Infelizmente, a consequência é que a esperança de vida dos habitantes masculinos de Okinawa caiu do 1° para o 26° lugar na classificação nacional... O mesmo fenômeno se observa em Creta, onde a mudança do regime alimentar tradicional para uma alimentação ocidental acarretou um aumento fenomenal da obesidade e das doenças que lhe são associadas. Em outras palavras, se existem várias maneiras de comer bem a fim de prevenir o desenvolvimento das doenças, a alimentação hoje em voga nos países ocidentais não está certamente incluída nesse número e representa, pelo contrário, um importante fator de risco que leva invariavelmente a problemas de saúde.

Considerando-se a contribuição fenomenal do estilo de vida ocidental para o desenvolvimento de todas as doenças crônicas discutidas neste livro, é claro que a modificação de certos aspectos desse estilo de vida é absolutamente essencial para reduzir significativamente a incidência dessas doenças. Felizmente, as pessoas que desejam assumir o seu destino e melhorar a sua esperança de vida podem tirar proveito da multidão de estudos realizados durante os últimos anos para adotar novos hábitos, que podem ter repercussões extraordinárias sobre a saúde.

Os danos causados pelo tabagismo

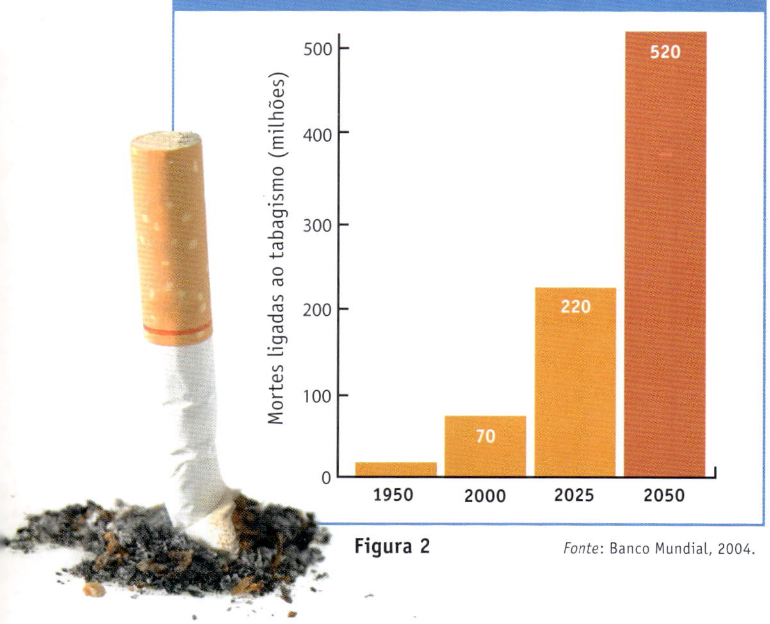

Figura 2 *Fonte*: Banco Mundial, 2004.

O tabaco: "detone" o seu cigarro

Estima-se que mais de 500 milhões de pessoas morrerão nos próximos anos de doenças associadas ao tabagismo, causa principal de mortalidade em escala mundial (fig. 2). Essas estatísticas são ainda mais alarmantes, pois na metade dos casos essas mortes são de indivíduos na força da idade e podem assim amputar de 20 a 25 anos a esperança de vida para essas pessoas. Os efeitos devastadores do tabaco se devem ao aumento fulgurante do risco de ser afetado por várias doenças graves, principalmente cardíacas e pulmonares. Por exemplo, entre os grandes fumantes (35 cigarros por dia e mais), o risco de doenças cardiovasculares aumentou 4 vezes, o de câncer do pulmão 40 vezes, e o de doenças pulmonares (obstrução crônica, enfisema...) 115 vezes! A alta do risco de câncer associada ao tabagismo é particularmente perturbadora: além do câncer de pulmão, o cigarro aumenta o risco de 14 tipos diferentes de câncer! No conjunto, estima-se que o cigarro é a causa direta de 65% de todos os óbitos das pessoas que fumam.

Se os muitos efeitos nefastos ligados ao tabagismo são bem conhecidos, o que sabemos menos é a que ponto é possível reverter rapidamente os danos causados pelo cigarro ao deixar de fumar. Por exemplo, estudos recentes indicam que a alta da mortalidade que se deve às doenças cardiovasculares observada entre as mulheres fumantes é consideravelmente reduzida (queda de 60%) cinco anos apenas depois do abandono do tabaco. Para as doenças pulmonares e o câncer de pulmão, o impacto da parada é real, com 20% de redução do risco cinco anos apenas depois de ter apagado o último cigarro. Mais interessante ainda, em mais longo prazo, isto é, 20 anos depois do abandono do tabaco, o risco dos ex-fumantes de desenvolverem essas doenças se torna praticamente idêntico ao das pessoas que nunca fumaram. Essas observações ilustram bem a incrível força de recuperação do corpo humano, capaz em alguns anos de reverter os enormes danos causados pelas substâncias extremamente tóxicas presentes na fumaça do cigarro. Parar de fumar não é, pois, apenas um meio de pôr termo a um mau (e dispendioso) hábito; é também a decisão que tem mais efeitos positivos na esperança de vida.

O controle do peso: "domesticar" o obeso que dorme em nós

Sempre é divertido lançar um olhar sobre as velhas fotografias dos anos 1980 ou mais e constatar a que ponto a moda vestimentar, o corte dos cabelos ou ainda a aparência dos carros se modificaram ao longo dos anos. O que é menos divertido, entretanto, é ver como as pessoas dessa época eram mais esbeltas do que hoje! Na verdade, fenômenos outrora marginais, o sobrepeso e a obesidade tiveram um aumento considerável durante o último quarto de século, de modo que atualmente dois terços dos habitantes dos países ocidentais vivem com excesso de peso.

O sobrepeso e a obesidade que estão ligados ao consumo excessivo de calorias são a melhor ilustração dos perigos ligados à alimentação industrial atual. Ainda nos preocupamos muito apenas com os aspectos *exteriores* do acúmulo de gordura, e são inúmeros os artigos e obras que discutem os aspectos estéticos e psicológicos do excesso de peso. Entretanto, as observações científicas acumuladas durante os últimos anos a respeito das consequências do excesso de gordura para o funcionamento do corpo mostram que é hora de nos preocuparmos também com os efeitos *interiores* de suas repercussões na saúde (cf. box p. 135). O sobrepeso representa um fator importante no aparecimento de todas as doenças crônicas que atacam em cheio a população, como o diabetes tipo 2, as doenças cardiovasculares, vários tipos de câncer ou ainda a Doença de Alzheimer. Do mesmo modo que defendemos parar de fumar, manter um peso corporal normal, isto é, um IMC em torno de 23, representa um objetivo primordial para a prevenção do conjunto das doenças crônicas.

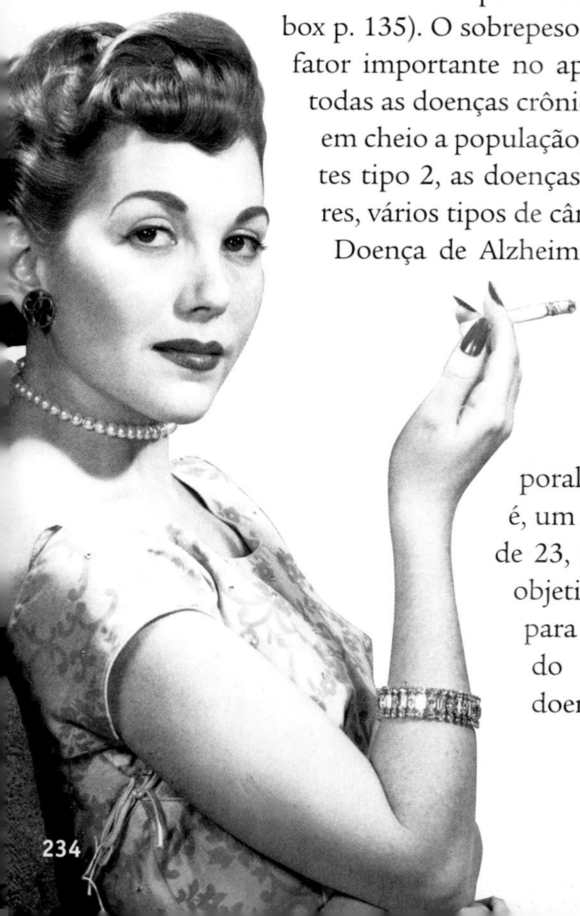

A massa adiposa não é algo inerte ou estático, que só serve para acumular o excesso de energia da alimentação; pelo contrário, trata-se de um órgão extremamente dinâmico, uma glândula que produz quantidades importantes de hormônios e de moléculas inflamatórias que influenciam o funcionamento de todos os órgãos do corpo. Assim como nos preocupamos (com razão) com o aparecimento de um nódulo em qualquer parte do nosso corpo, o crescimento excessivo da massa adiposa deve ser percebido como a manifestação visível de profundas modificações no equilíbrio das nossas funções vitais, sinal de alterações metabólicas importantes com numerosas ramificações para o desenvolvimento de várias doenças.

A pressão pela sobrevivência, ao longo da evolução da espécie humana, que nos leva a estocar muito eficientemente a energia contida nos alimentos sob forma de gordura, nos predispõe à obesidade pela natureza do ambiente obesogênico no qual vivemos. Esse superconsumo de alimentos sobrecarregados de calorias produz um excesso de energia praticamente impossível de contrabalançar pela atividade física, principalmente em uma época em que nós nos tornamos cada vez mais sedentários. Por exemplo, para "queimar" as calorias contidas num simples lanche composto de refrigerante, um saco de petiscos e uma guloseima com chocolate, é preciso caminhar mais de duas horas e meia ou ainda andar de bicicleta uma hora e meia! Vamos admitir que é um preço caro para um lanche que tomamos em menos de dez minutos...

O tabaco do século XXI

Existe uma grande analogia entre a crise de obesidade atual e a situação que prevalecia há 40 anos em relação ao tabaco. Nessa época, já se sabia que o tabagismo aumentava de modo dramático o risco de câncer do pulmão, e vários cientistas começaram a dar o alarme, tentando sensibilizar a população para os perigos associados a esse mau hábito. Diante de uma indústria muito poderosa, foi só graças a um longo trabalho que esses esforços resultaram progressivamente na abolição da publicidade destinada à promoção desses produtos e, finalmente, a um consenso social quanto à necessidade de enquadrar severamente a sua utilização, através de um acentuado agravamento da legislação. A forte queda da proporção de fumantes na população mostra que esses esforços não foram inúteis, e não há nenhuma dúvida de que os efeitos positivos dessa redução do tabagismo se farão sentir durante as próximas décadas.

Os dados científicos referentes aos efeitos catastróficos da obesidade na saúde são atualmente tão sólidos quanto aqueles que existiam na época dos malefícios do tabagismo. Entretanto, se hoje é impossível imaginar uma publicidade que elogiaria uma marca de cigarros em uma hora de grande audiência televisiva, assistimos sem reação à divulgação extremamente agressiva de produtos alimentares sobrecarregados de açúcar e de gordura, cujo consumo só pode favorecer o excesso de peso e levar, finalmente, ao aparecimento da obesidade e às doenças crônicas que lhe são associadas. Essa situação é ainda mais paradoxal, pois essa publicidade visa em grande parte as crianças, o próprio futuro da nossa sociedade, ao passo que sabemos que o aumento alarmante da obesidade infantil comprometerá a saúde a mais longo prazo e nos privará, por isso mesmo, de uma parte do seu dinamismo e do seu saber.

A solução para combater a influência desse ambiente obesogênico não é "sacrificar-se", fazendo algum dos inúmeros regimes para emagrecer da moda: em geral, esses regimes hipocalóricos geram um intenso sentimento de fome, que pode ser reprimido no curto prazo, mas que, a longo prazo, só gera desânimo e frustração. Não só esses regimes são geralmente ineficazes para perder peso, por causa da nossa extraordinária capacidade genética de extrair a menor parcela de energia contida nos alimentos, mas – o que é mais importante – acabam destruindo, finalmente, a nossa relação privilegiada com a comida, criando um sentimento de culpa e, por isso mesmo, estragando o prazer de comer.

A única abordagem realista para manter um peso ideal consiste em não se submeter à influência desses alimentos industriais hipercalóricos e em adotar uma alimentação para a qual o nosso metabolismo se adaptou durante a evolução, isto é, uma alimentação principalmente composta de produtos vegetais como frutas, legumes e grãos integrais. Pedra fundamental de todas as cozinhas do mundo, essa combinação de alimentos vegetais permite aos nossos mecanismos internos implicados no controle do apetite funcionar de modo ideal e assim evitar a sobrecarga de energia que está infalivelmente associada aos alimentos transformados.

Os vegetais: quando a natureza quer o nosso bem

As frutas e os legumes: bons parceiros

Só podemos ficar maravilhados com a diversidade, a abundância e as cores extraordinárias das frutas e dos legumes oferecidos pelos nossos mercados, especialmente durante a época da colheita. Os brócolis e os diversos tipos de couves de um verde opulento rivalizam com o vermelho alegre dos tomates para atrair o olhar; mais longe, as variedades de abóbora enchem as barracas com suas formas oblongas e irregulares, forçando os pepinos e as beringelas a abrigarem-se junto aos pimentões multicores, cujo brilho ofuscante só se iguala ao do alho poró, que acaba de sair do solo. Todos esses fabulosos vegetais são a manifestação tangível da incrível fertilidade da terra e nos lembram até que ponto esses alimentos tiveram, e continuam a ter, um papel importante na alimentação humana.

Os alimentos de origem vegetal são verdadeiramente uma classe à parte na prevenção das doenças, por seu conteúdo excepcional de vitaminas, minerais, fibras, antioxidantes e outros compostos fitoquímicos. Todas as doenças crônicas que afetam atualmente a população estão ligadas, de perto ou de longe, a uma carência de vegetais, efeito que é ainda mais acentuado, pois se acompanha, paralelamente, de um superconsumo de alimentos industriais que favorecem a obesidade. Essa combinação representa verdadeiramente o pior cenário possível para a saúde, pois os desequilíbrios metabólicos causados pela sobrecarga calórica favorecem a criação de um clima inflamatório propício ao desenvolvimento das doenças crônicas, efeito que não pode ser compensado por causa da perda de uma preciosa fonte de moléculas antioxidantes e anti-inflamatórias causada pela ausência de vegetais na alimentação.

Se todos os vegetais são alimentos benéficos para a saúde, alguns deles se distinguem por seus efeitos extremamente positivos. Os legumes crucíferos, por exemplo, são verdadeiramente especiais na prevenção de vários tipos de câncer e constituem assim ferramentas indispensáveis à

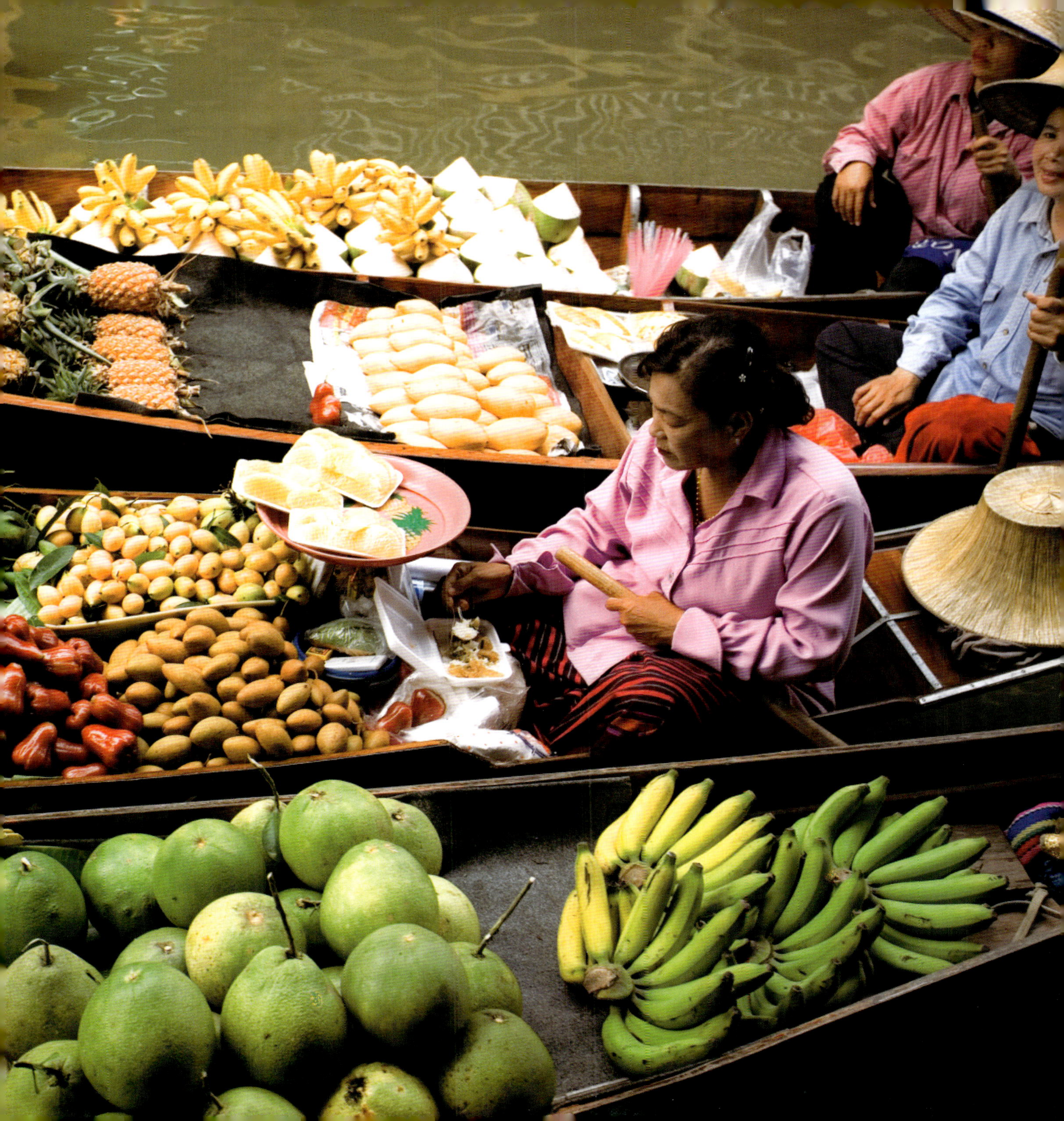

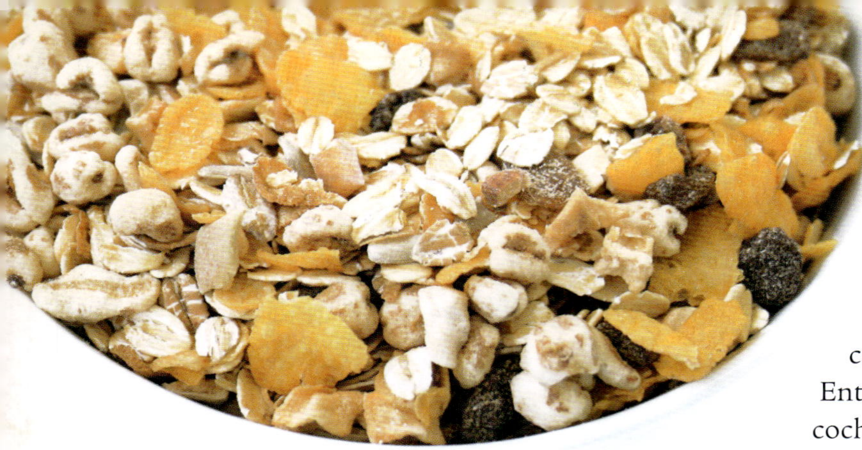

manutenção de uma boa saúde. As frutas ricas em antioxidantes também merecem uma atenção particular em toda estratégia de prevenção das doenças pela alimentação, em razão da sua grande capacidade de neutralizar os impactos negativos dos radicais livres, sem dúvida uma das principais agressões que o nosso organismo deve enfrentar ao longo da existência.

Apesar de todas as suas qualidades, ainda hoje os vegetais são menosprezados por um amplo segmento da população. Apenas 35% das pessoas consomem o mínimo de cinco porções diárias de frutas e legumes. Paradoxalmente, essa situação se explica pelo conteúdo elevado desses alimentos em moléculas benéficas para a saúde: ao contrário de outras substâncias essenciais ao funcionamento do corpo humano, como o açúcar, a gordura e o sal, cujos sabores são reconhecidos favoravelmente pelo nosso cérebro, as moléculas benéficas associadas aos vegetais conferem a esses alimentos um gosto amargo que é interpretado negativamente pelos nossos instintos primitivos, herdeiros do nosso longínquo passado evolutivo (cérebro reptiliano). Essa repulsa ao amargo decorre do fato de que a maioria dos venenos vegetais são amargos e tivemos de desenvolver muito cedo, na evolução, mecanismos de defesa para evitar esses perigos. Entretanto, é possível domar esse "lagarto" que cochila em nós, combinando o amargo desses alimentos com outros sabores, como acontece, aliás, em todas as grandes cozinhas do mundo.

É muito necessário tirar proveito da paixão e da técnica dos nossos agricultores para dar um lugar maior a esses alimentos extraordinários, tanto por seus efeitos benéficos para a saúde quanto por suas qualidades gastronômicas fora do comum.

Os grãos integrais: uma volta às fontes

Nosso paladar se habituou tanto aos produtos fabricados a partir de farinhas refinadas que esquecemos como esses alimentos têm pouco em comum com os cereais de que são provenientes. Sob a sua forma integral, os cereais constituem alimentos muito ricos em vários nutrientes essenciais para a saúde, e é justamente por sua capacidade de assegurar a sobrevivência que essas plantas foram selecionadas pelos primeiros agricultores há 10.000 anos. A agricultura, tal como a conhecemos hoje, nunca teria existido se as colheitas tivessem sido usadas para produzir pão branco, pois a ausência desses nutrientes teria provocado, rapidamente, graves carências e ameaçado a sobrevivência dos humanos... Se a diversidade da nossa alimentação nos permite hoje consumir farinhas refinadas sem sofrer dessas carências, devemos entretanto ter em mente que esses alimentos são essencialmente uma fonte de amido (e logo de açúcar), desprovidos dos principais elementos que tornam os grãos integrais tão atraentes.

Aliás, além do seu elevado conteúdo de fibras e nutrientes, a principal vantagem dos produtos fabricados com grãos integrais é retardar a absorção do açúcar a partir do amido dos cereais e assim permitir uma glicemia estável. Essa propriedade é importante, pois as grandes flutuações da glicemia provocadas pelos produtos à base de farinhas refinadas induzem muitas alterações do metabolismo, que podem favorecer o excesso de peso e o desenvolvimento de várias doenças crônicas, notadamente o diabetes tipo 2.

Incluir, tanto quanto possível, os produtos à base de grãos integrais na alimentação diária constitui uma das modificações do estilo de vida que pode ter mais impacto positivo na nossa saúde e no nosso bem-estar.

As leguminosas: vegetais fora do comum

Com os cereais integrais, as leguminosas são as primeiras plantas domesticadas pelos humanos. Do ponto de vista nutricional, essa combinação é crucial, pois proporciona ao organismo o conjunto dos ácidos aminados essenciais: as leguminosas oferecem a lisina, enquanto os cereais dão um aporte de metionina. Nesse aspecto, é interessante constatar que os benefícios da combinação cereais-leguminosas foram descobertos empiricamente por todos os povos que dependiam desses alimentos para a sua sobrevivência: grão-de-bico e sêmola de trigo (cuscuz) no Mediterrâneo, arroz e lentilha na Índia, arroz e soja na Ásia, ou ainda milho e feijão na América Central[1].

O conteúdo excepcional das leguminosas em proteínas, fibras, vitaminas e compostos fitoquímicos faz desses vegetais fora do comum alimentos extremamente interessantes para a saúde.

O óleo de oliva: o ouro do Mediterrâneo

Apreciado há mais de 5.000 anos pelos habitantes dos países às margens do Mediterrâneo por suas qualidades gustativas, o óleo de oliva é hoje considerado não só como um ingrediente culinário essencial, mas também como um dos corpos graxos que tem mais efeitos positivos na manutenção da saúde em geral. O óleo de oliva é um óleo verdadeiramente único no gênero, tanto por seu conteúdo excepcional em gorduras monoinsaturadas quanto pela presença de certos compostos fenólicos que possuem uma forte atividade antioxidante. Recentemente, pesqui-

[1] Sem esquecer o tradicional "arroz com feijão" brasileiro [N.T.].

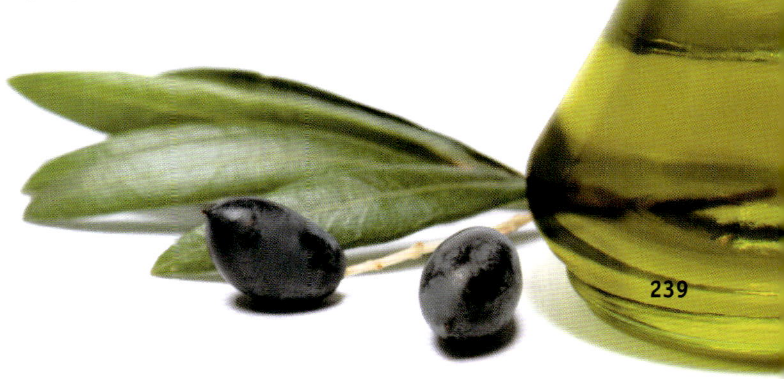

sadores identificaram no óleo de oliva a presença de oleocantal, uma molécula anti-inflamatória semelhante ao ibuprofeno (Motrin, Advil)!

O óleo de oliva tem um papel-chave na prevenção das doenças cardiovasculares e representa um dos principais fatores responsáveis pela maior longevidade dos habitantes dos países mediterrâneos. Considerando-se os efeitos positivos do óleo de oliva na saúde, só podemos aplaudir a grande variedade de óleos que são atualmente apresentados nas prateleiras dos nossos mercados. Se a escolha de um óleo de oliva é principalmente uma questão de gosto pessoal (e de preço...), é importante privilegiar o óleo de oliva virgem ou extravirgem, tanto por seu sabor superior quanto por sua influência sobre a saúde. Na verdade, esses óleos são provenientes de um sistema de extração mecânica que conserva o sabor, o aroma, as vitaminas e os antioxidantes presentes nos óleos originais. Ao contrário, quando a garrafa ou lata tem apenas a menção "óleo de oliva", trata-se de um óleo de qualidade inferior, produzido por um refino industrial que faz a extração por meio de solventes orgânicos, que destrói uma parte das moléculas antioxidantes presentes naturalmente na azeitona.

A carne vermelha: vantagens da moderação

Consideradas outrora como produtos de luxo, reservados às festas e ocasiões especiais, as carnes vermelhas ocupam hoje um lugar predominante na alimentação ocidental. Por exemplo, um americano consome em média 123kg de carne por ano, enquanto um indiano consome apenas 5kg! Esse excesso de carne vermelha pode prejudicar a saúde, não só porque provoca a absorção de gorduras saturadas, de um excesso de calorias e aumenta obrigatoriamente o risco de sobrepeso, mas também porque favorece o desenvolvimento de certas doenças graves, especialmente o câncer de cólon. Assim, o Fundo Mundial de Pesquisa contra o Câncer recomenda, no seu último relatório, que se limite o consumo de carnes vermelhas a 500g por semana.

Em todas as tradições culinárias do mundo, o gosto saboroso das carnes é usado há milênios para completar o sabor dos pratos de legumes, como no cuscuz, no cozido ou ainda nos diversos

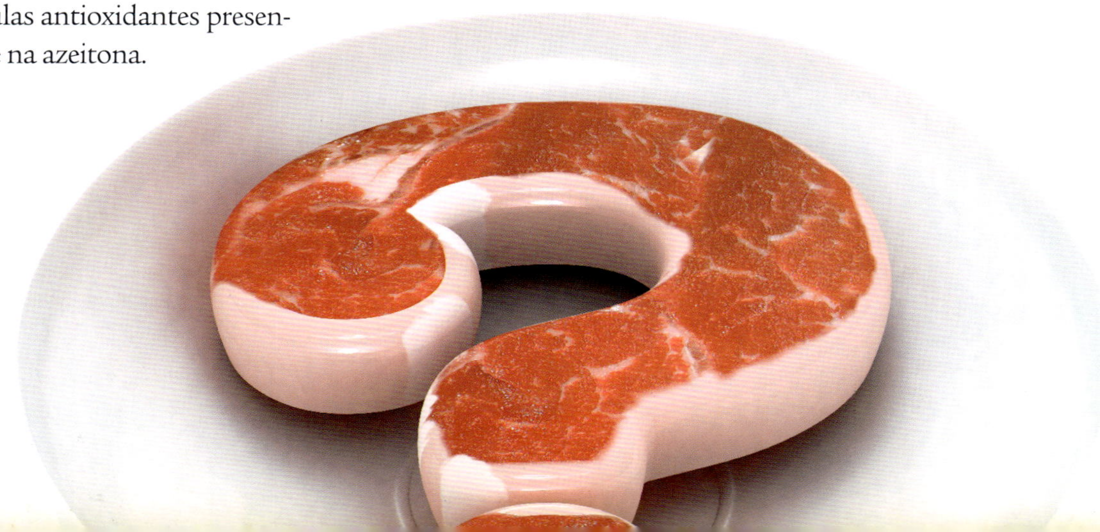

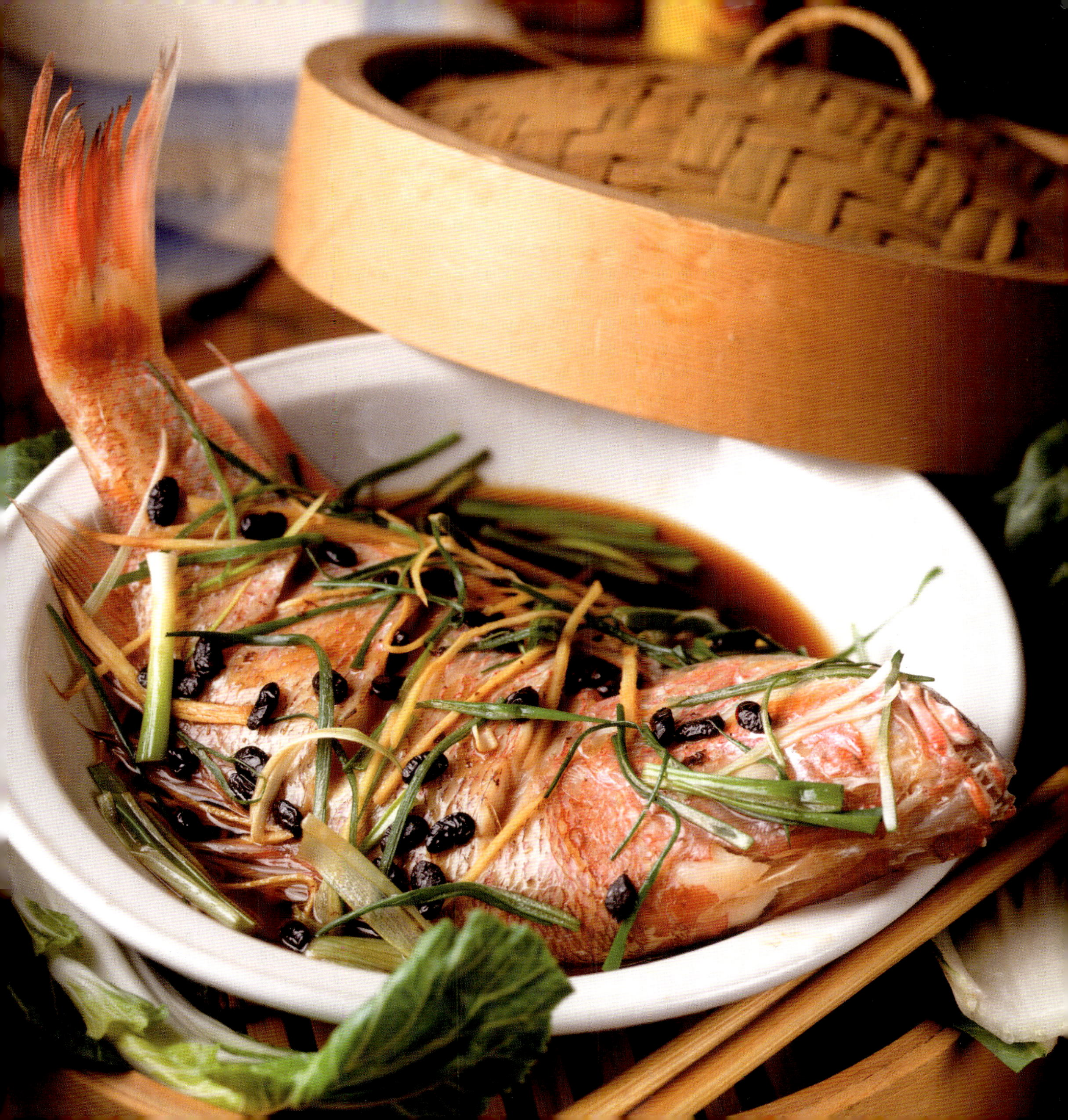

pratos refogados asiáticos, e a riqueza de sabores (*umami*, entre outros) das carnes permite realçar admiravelmente o gosto dos caldos e molhos e representa uma excelente maneira de aumentar o nosso aporte de vegetais e assim diversificar a nossa alimentação.

Do ponto de vista ambiental, a redução do consumo de carne constitui uma maneira pouco conhecida de realizar uma ação concreta para a saúde do planeta. Só o gado é responsável por 18% de todos os gases que provocam o efeito estufa emitidos na atmosfera, ou seja, uma quantidade mais importante do que aqueles que são causados pelas atividades de transporte! (12%). Além do seu impacto no aquecimento climático, a criação intensiva de gado ocupa um quarto da superfície terrestre, necessitando também de cerca de 10% da água disponível. E como a produção de um quilo de carne exige sete quilos de vegetais, um terço das terras férteis do planeta são utilizadas apenas para alimentar o gado...

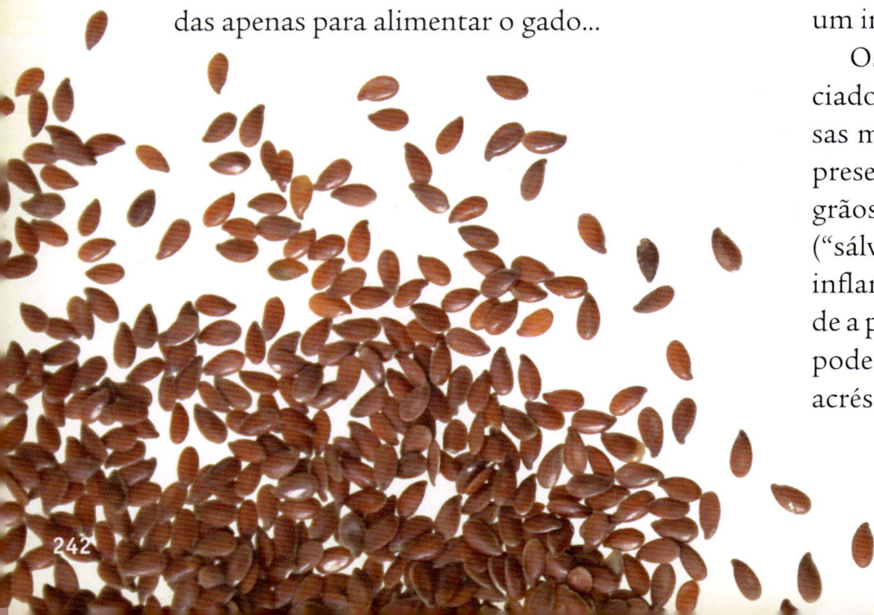

Os ômega 3: os reis das gorduras

Incluir regularmente peixes gordos como o salmão, a sardinha ou a cavala no cardápio não é só uma excelente maneira de diversificar a nossa alimentação; é também um meio de aproveitar o conteúdo excepcional desses peixes em EPA e DHA, dois ácidos graxos ômega 3 de cadeia longa que têm muitas funções essenciais para o bom funcionamento do nosso organismo. Poucas moléculas de origem alimentar têm tantos efeitos benéficos em vários processos essenciais à manutenção de uma boa saúde física e mental, seja no desenvolvimento e no funcionamento das células do cérebro ou na regulação do ritmo cardíaco, seja por seu efeito anti-inflamatório, que previne o desenvolvimento de muitas patologias. Já que o aporte insuficiente de ácidos graxos ômega 3 é talvez uma das principais carências alimentares que afetam atualmente os habitantes dos países industrializados, o consumo de duas ou três refeições com peixes gordos por semana pode ter um impacto considerável na saúde.

Os benefícios dos ômega 3 não estão associados apenas à forma da cadeia longa. Pesquisas mostraram que os ômega 3 de cadeia curta, presentes em quantidades extraordinárias nos grãos oleaginosos, como a linhaça ou a chia ("sálvia hispânica"), também têm efeitos anti-inflamatórios espetaculares, reduzindo à metade a produção de moléculas inflamatórias muito poderosas, como o TNF ou a interleukina 6. O acréscimo de linhaça moída na hora aos cereais

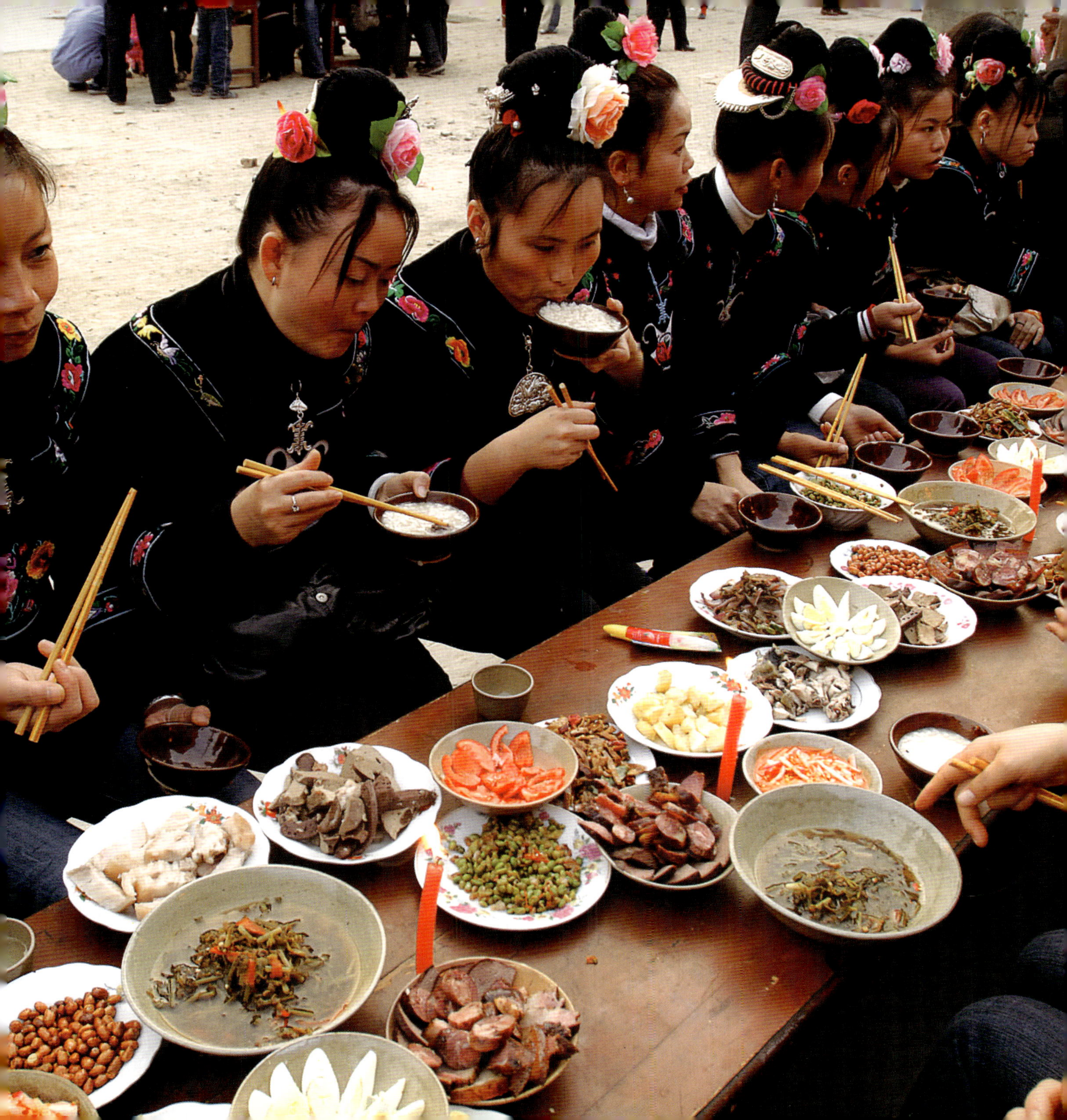

do café da manhã é uma das maneiras mais simples de aumentar significativamente o aporte de ômega 3 e aproveitar o impacto positivo dessas gorduras na prevenção das doenças crônicas.

Os grãos de chia não precisam ser moídos para serem absorvidos pelo tubo digestivo, e pode-se acrescentá-los diretamente aos cereais, ao iogurte ou às saladas. A *chia fresca* é uma bebida muito popular no México e na América Central: misture 2 colheres de chá de grãos em uma xícara de água, formando um líquido ligeiramente gelatinoso, acrescente um pouco de suco de limão e açúcar e saboreie. É uma bebida exótica e surpreendente; ótima para a saúde no verão!

As especiarias e ervas aromáticas: uma questão de bom gosto

Nada ilustra melhor a importância do prazer na alimentação humana do que o lugar essencial ocupado pelas especiarias e ervas aromáticas em todas as grandes tradições culinárias do mundo. Na verdade, a pimenta, o gengibre, o cúrcuma e os milhares de outras plantas identificadas ao longo dos séculos demonstram a atração inata dos humanos pela descoberta de novos sabores e de novas maneiras de apreciar os pratos, a fim de que eles constituam uma experiência que vá além do simples aporte de calorias. A descoberta do mundo das especiarias pelos primeiros exploradores europeus permitiu a um número crescente de pessoas aproveitarem o sabor excepcional desses produtos vegetais, que durante muito tempo foram privilégio dos habitantes do continente asiático, abrindo a porta para aquilo que representa talvez a primeira forma de "globalização dos mercados". O prestígio das especiarias, consideradas como verdadeiros tesouros, nunca mais se desmentiu: assim, em setembro de 408, quando o rei dos visigodos Alarico assediou Roma, os habitantes famintos acabaram aceitando pagar a sua libertação com 5.000 libras de ouro, 30.000 de prata, 4.000 roupas de seda, 3.000 libras de peles e 3.000 libras... de pimenta!

Tendemos a esquecer que as especiarias são principalmente produtos vegetais fabricados pela planta para se proteger contra as agressões do ambiente. Como ocorre nas frutas e nos legumes, essas moléculas possuem muitas atividades biológicas antioxidantes e anti-inflamatórias que podem combater o desenvolvimento das doenças.

Enquanto na América do Norte temos o reflexo de usar excessivamente a gordura, o açúcar ou o sal para dar gosto aos nossos alimentos, é possível modificar esses hábitos e utilizar as propriedades benéficas associadas às especiarias e ervas aromáticas, tanto para dar um perfume incomparável aos nossos alimentos diários quanto para aproveitar o seu impacto positivo na saúde. Assim, a prevenção das doenças também pode ser uma questão de bom gosto!

O chá-verde: um reflexo da cultura humana

Considerado há dois mil anos como uma bebida saudável e um símbolo de humanidade, o chá só se iguala ao vinho quando a cultura humana celebra a opulência da natureza.

Este trecho de um poema de Lu Tung (790-835), um poeta chinês chamado de "Louco por chá", celebra o prazer oferecido pelas infusões sucessivas do chá em um bule Yixing:

> *O primeiro bule acaricia os meus lábios e a minha garganta*
> *O segundo expulsa toda a minha solidão*
> *O terceiro dissipa o peso do meu espírito*
> *O quarto retira através dos meus poros a dor das aflições passadas*
> *O quinto purifica todos os elementos do meu ser, minha carne e meus ossos*
> *O sexto me torna semelhante aos imortais.*

Como fazemos com o vinho, a melhor maneira de descobrir o chá é experimentar uma grande diversidade deles. Os vinhos apresentam grandes variedades de sabores, segundo as uvas e o terreno; algumas pessoas apreciam o cabernet, outras o merlot, o tempranillo ou o syrah. A mesma diversidade se encontra nos chás: alguns são herbáceos, outros florais, terrosos, adstringentes ou condimentados. Não devemos limitar-nos aos chás em saquinhos, que muitas vezes são resíduos de produção dos chás; é melhor ampliar o nosso leque de sabores, experimentando o maior número possível de variedades de chá não embalado, disponíveis nas importadoras. Ao preço de 5 a 25 dólares por 50g, e à razão de 2g por xícara, os melhores chás do mundo custam entre 0,20 e 1 dólar por xícara, ou seja, uma fração do custo de um refrigerante ou de um café. Não hesite, pois, em explorar esse universo de prazer a preço moderado! Só os nomes dos chás já fazem sonhar: Broto de Neve, Orvalho Precioso, Grande Manto Vermelho, Poço do Dragão... Deixe-se embalar pelos eflúvios de um Anji Ba Cha, de um Giokuro, de um Tie Guan Yin ou de um Da Hong Pao.

Existem muitas maneiras de degustar o chá, segundo as culturas e as regiões do mundo. Mas foi na China e no Japão que se desenvolveram os métodos mais refinados e elegantes. Segundo o primeiro método, o chá destinado à infusão é depositado em uma xícara chamada Chung, a água é acrescentada e o recipiente tampado, para que a infusão se realize. Depois de quatro ou cinco minutos, a tampa é levemente deslocada e o chá é bebido diretamente da xícara, utilizando-se a tampa para reter as folhas. As Chung são objetos de arte, de delicada porcelana e um brilho magnífico. As folhas de chá podem expandir-se livremente nelas, liberando seus aromas de modo ideal. Pode-se fazer várias vezes a infusão com as mesmas folhas.

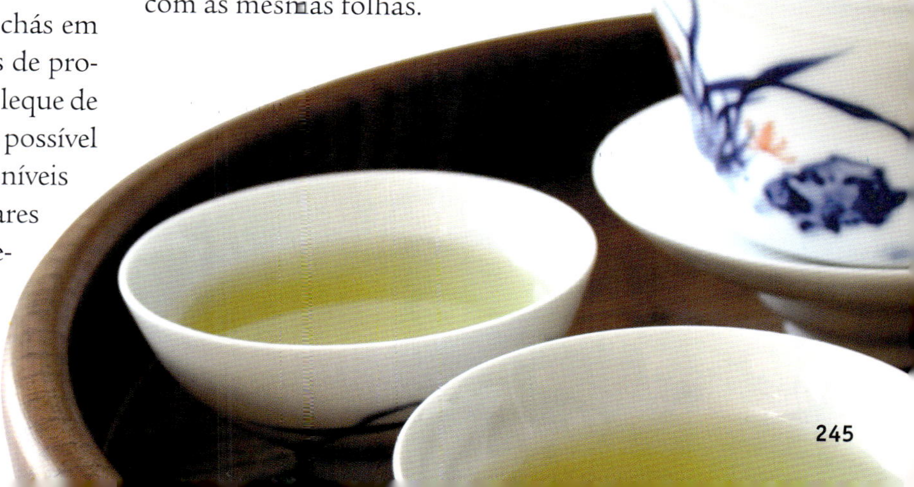

O segundo método, usado na China e no Japão, utiliza um pequeno bule de terracota ou de porcelana, de uma capacidade aproximada de 150ml. Os melhores bules, de argila de arenito, vêm de uma região da China (Jiangsu), cuja terra possui características especiais para a fabricação dos bules. Estes, chamados Yixing, são objetos de arte, de forma soberba, apresentando linhas graciosas e fluidas, diversas cores (do amarelo ao azul), mas geralmente vermelho escuro. Os japoneses preferem os bules esmaltados, igualmente elegantes, mas a ênfase estética está na beleza do verniz. Qualquer que seja o bule, nele são depositadas as folhas de chá (2g), depois a água é levada à ebulição e deixa-se de infusão de 5 a 8 minutos. O chá é inteiramente vertido em uma pequena xícara correspondendo ao volume completo do bule. Aprecie a cor da infusão, a riqueza do aroma e a complexidade do sabor. Degusta-se o chá lentamente, saboreando não só a bebida, mas também a beleza da xícara, do bule e da bandeja em que tudo foi preparado. Para servir, utiliza-se frequentemente uma bandeja sóbria de madeira, com veios aparentes, sem decorações supérfluas. A bandeja permite transportar e degustar confortavelmente o chá.

Tente criar um momento de introspecção, se você o consome sozinho, ou aprecie esse momento de amizade, se você o compartilha com um amigo. Em todas as culturas em que se bebe o chá, ele está associado à hospitalidade e ao calor da solidariedade humana. Faça dele o seu prazer diário.

Algumas sugestões práticas para aproveitar os efeitos benéficos do chá

- *Visite um comerciante de chá, pessoalmente ou pela internet; peça-lhe conselhos para iniciar-se no vasto mundo do chá.*
- *Experimente chás de origens diversas, aromas e sabores diferentes, a fim de estabelecer as suas preferências pessoais; comece com uma dúzia, para determinar qual é o seu gosto. Você preferirá alguns, seus amigos gostarão de outros; ofereça-lhes estes, guarde os seus preferidos para você.*
- *Dê a você mesmo um presente, adquirindo um lindo bule de porcelana de Yixing ou de cerâmica japonesa, bonitas e pequenas xícaras e uma bandeja para degustação.*
- *Faça a infusão de uma colher de chá rasa para 250ml, durante cerca de 7 minutos; ajuste essas medidas ao seu gosto pessoal. É normal perceber um suave amargor, que está associado aos polifenóis.*
- *Crie pausas para o chá, em casa ou no trabalho.*
- *Escolha um lugar relaxante e agradável para apreciar essa delicada bebida.*
- *Saboreie esse momento de introspecção, se você estiver sozinho.*
- *Aproveite esse momento de amizade com aquele(s) ou aquela(s) que compartilham o seu chá.*
- *Respeite esse momento de cultura e de humanidade, proveniente de vinte séculos de história.*

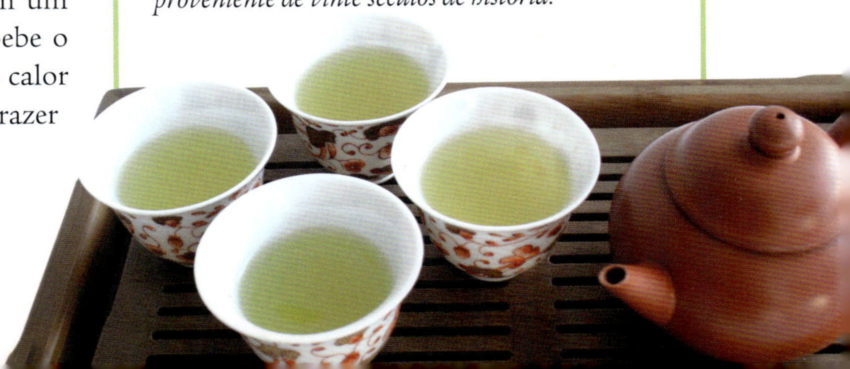

O vinho tinto: receba com requinte

Como o chocolate amargo, o consumo moderado de vinho tinto é, sem dúvida, uma das recomendações mais populares para a saúde! Esse gosto pelo vinho se explica pelo acréscimo incontestável que ele proporciona ao prazer de comer, tanto pelo casamento do seu sabor com o alimento quanto pelo clima de bem-estar e de cumplicidade que se associa à degustação de uma boa garrafa. Ninguém quer estragar um bom vinho com uma refeição medíocre, nem, aliás, uma boa refeição com um vinho medíocre, de modo que o desejo de tomar um copo de vinho ao comer está geralmente associado a uma alimentação de boa qualidade, muitas vezes preparada cuidadosamente, a partir de ingredientes frescos. O vinho é o inimigo mortal do *fast food* e da má alimentação!

Além do seu caráter festivo, um aspecto essencial do vinho tinto, que contribui para a prevenção das doenças, é o seu conteúdo excepcional de polifenóis – moléculas que têm múltiplas propriedades antioxidantes e anti-inflamatórias e que impedem a progressão das doenças crônicas. Uma dessas moléculas, o resveratrol, também possui a incrível propriedade de aumentar a longevidade de várias espécies animais, e é provável que essa característica contribua para os benefícios associados ao consumo moderado de vinho. É um verdadeiro presente da natureza que uma bebida tão deliciosa como o vinho tinto possa conter tantas moléculas de múltiplos efeitos positivos para a saúde!

O chocolate amargo: alimento dos deuses

Nenhum alimento de origem vegetal é capaz de suscitar tanta paixão quanto o chocolate, fruto do cacaueiro (*Theobroma cacao*), esse "alimento dos deuses" cultivado pelos olmecas e pelos maias há mais de 2.000 anos. Isso é ótimo, pois a massa de cacau é uma das fontes mais importantes de antioxidantes conhecida até agora!

Para aproveitar os efeitos positivos dessas moléculas é preciso, entretanto, escolher um chocolate que contenha no mínimo 70% de massa de cacau e evitar os chocolates ao leite: as proteínas do leite interagem diretamente com os antioxidantes e impedem que estes sejam absorvidos pelo intestino.

Mesmo que, ao longo dos séculos, o chocolate tenha se tornado sinônimo de doce, também é interessante descobrir outros casamentos de sabores mais representativos do chocolate, tal como era consumido pelos astecas. Derreta chocolate a 70% de cacau em banho maria, acrescente pimenta do reino, canela, divida por pequenas formas e deixe esfriar. Também se pode usar a mesma técnica acrescentando gengibre ralado na hora, raspas de casca de laranja, e até... manjericão!

O exercício físico: muito mais do que uma simples questão de músculos!

Sabemos há muito tempo que as pessoas sedentárias têm, geralmente, menos saúde do que as que fazem regularmente atividades físicas. Essa importância da atividade física para a boa saúde não é um conceito novo: ela já era mencionada nos tratados médicos chineses e indianos datando de 3.000 anos!

O sedentarismo dos habitantes das sociedades modernas é notável: estima-se que cerca de 70% da população faz menos de 30 minutos por dia de atividade física de intensidade moderada. Essa é uma situação lamentável, pois o sedentarismo aumenta o risco de pelo menos 35 distúrbios sérios de saúde, principalmente as doenças cardiovasculares, certos tipos de câncer, como os de cólon e de mama, o diabetes tipo 2, assim como outras doenças degenerativas como a Doença de Alzheimer.

Essa estreita ligação entre a falta de exercício e o desenvolvimento das doenças crônicas é causada por mecanismos similares àqueles que são responsáveis por efeitos nefastos associados à obesidade. Na verdade, a inatividade e a obesidade provocam a formação de um clima de inflamação crônica no interior do nosso corpo, caracterizado por uma superprodução de moléculas inflamatórias que perturbam a função normal de vários órgãos. Por exemplo, a inflamação dos adipócitos está ligada ao desenvolvimento da resistência à insulina e ao aparecimento do diabetes tipo 2. As moléculas inflamatórias liberadas nas proximidades da parede dos vasos sanguíneos favorecem o desenvolvimento de lesões de aterosclerose, enquanto no nível cerebral essas condições inflamatórias podem alterar o funcionamento dos neurônios e acelerar o aparecimento de doenças neurodegenerativas. Enfim, a contribuição maior da inflamação para o desenvolvimento do câncer faz com que a presença de um clima generalizado de inflamação crônica aumente consideravelmente os riscos de crescimento descontrolado de células anormais e o desenvolvimento subsequente do câncer. Fazer regularmente atividade física não é apenas um meio de permanecer em boa forma e de manter a integridade da massa muscular; trata-se, realmente, de uma verdadeira terapia de choque anti-inflamatória de consequências extremamente positivas para o conjunto do corpo.

Também não se deve subestimar o impacto capital do exercício físico sobre o nosso equilíbrio mental e psicológico. Praticar uma atividade física é talvez a melhor maneira de aprender a reconhecer os nossos limites, a saborear a vitória, mas aceitando a derrota e confrontando os medos. É uma ocasião de demonstrar coragem, perseverança e resistência.

A má alimentação e o *fast food*: menos é mais!

Preocupar-se com as repercussões da alimentação na saúde não significa que seja necessário satanizar os alimentos que não correspondem a es-

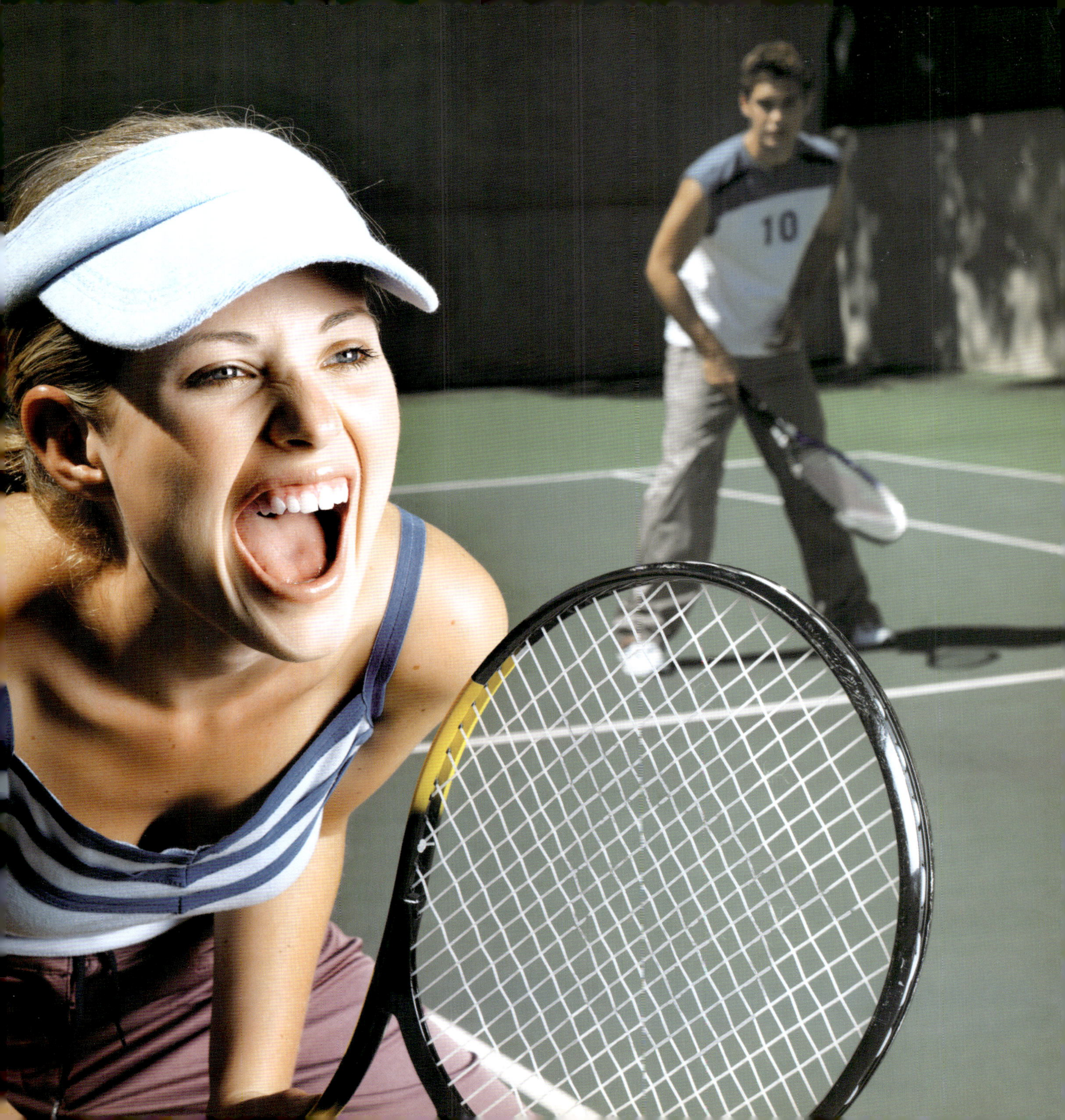
10

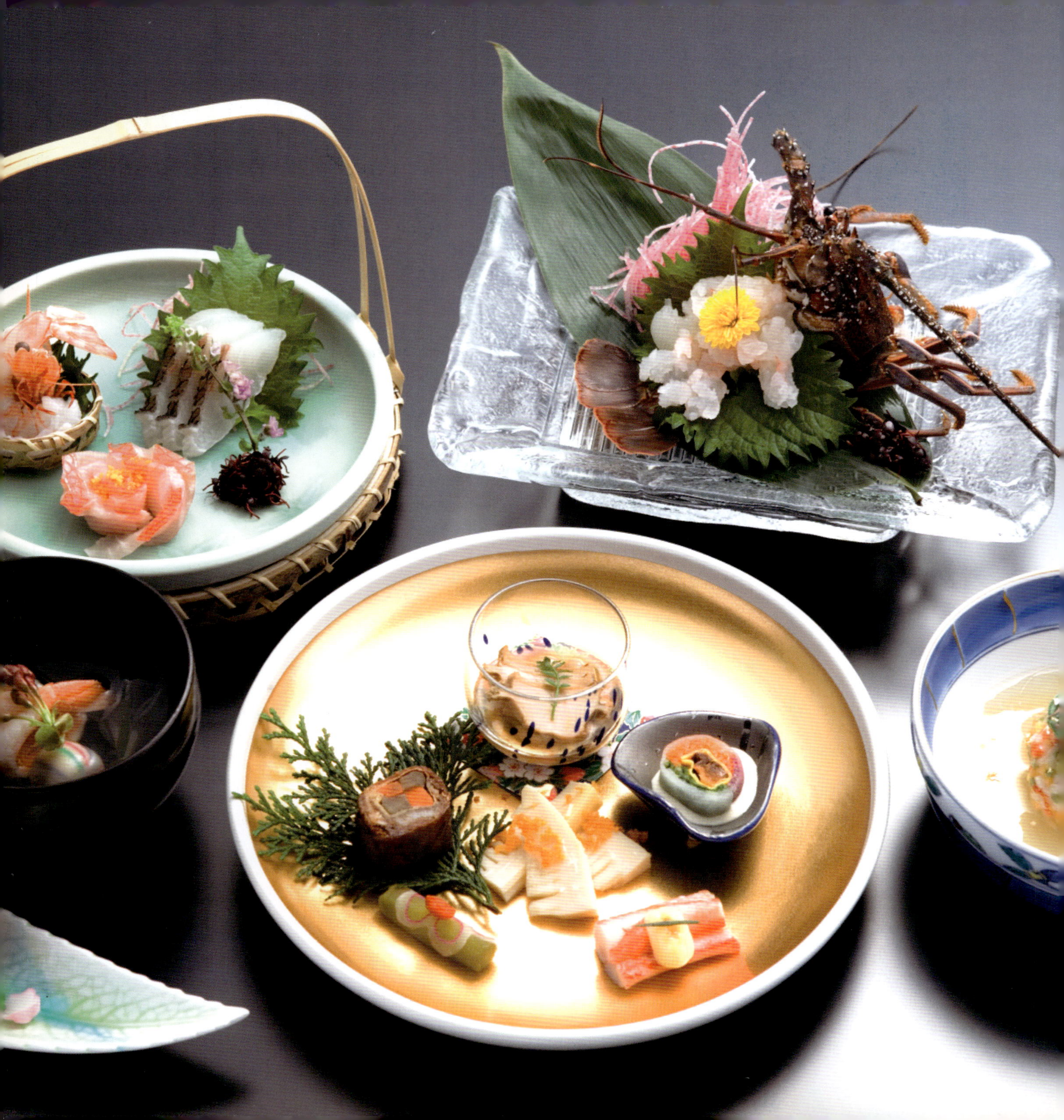

ses critérios, especialmente aqueles provenientes da indústria da má alimentação. Comer de modo saudável não significa que vamos entrar em uma espécie de "seita ortoréxica", na qual os prazeres associados à batata frita, aos cachorros-quentes e outras "delícias" são banidos para sempre! Vamos ser realistas: vivemos em um ambiente transbordante de alimentos açucarados, gordos ou salgados (algumas vezes os três ao mesmo tempo) muito atraentes, e é absolutamente saudável e normal ter esse prazer de vez em quando. É a "cronicidade" dos nossos maus hábitos que gera problemas de saúde crônicos. Não é comendo ocasionalmente um produto do *fast food* que alguém se torna obeso ou doente: se a alimentação industrial moderna é tão nefasta para a saúde, não é porque uma pessoa come três vezes por ano um cachorro-quente-fritas-refrigerante, mas porque ela faz isso três vezes por semana! Pode-se, pois, adotar uma abordagem defensiva diante da abundância dos produtos industriais que nos cercam e considerar esses alimentos como eles são: prazeres ocasionais.

Os suplementos não são a solução

Para certas indústrias, os problemas de saúde ligados à má alimentação são fáceis de resolver: trata-se simplesmente de consumir suplementos que ofereçam os elementos essenciais que faltam, sem com isso questionar a maneira de nos alimentarmos. Essa é uma boa estratégia: cerca de 50% dos norte-americanos consomem regularmente esses suplementos, gerando vendas anuais de quase 15 bilhões de dólares. Essa tendência chama a atenção, pois não existe nenhum estudo científico que mostre que os suplementos compensem uma carência crônica de frutas e de legumes. De fato, os numerosos estudos realizados há cerca de vinte anos não conseguiram demonstrar de modo convincente um real benefício desses suplementos multivitamínicos sobre a incidência de câncer; pelo contrário, observa-se, antes, um aumento do risco de desenvolver certos tipos de câncer através de altas doses de vitaminas A e E. Aliás, é por isso que o Fundo Mundial de Pesquisa contra o Câncer recomenda no seu último relatório a não utilização de suplementos para prevenir o câncer.

Uma tal medicalização da alimentação, na qual alimentos tão complexos quanto as frutas e os legumes são reduzidos a simples fontes de vitaminas, minerais ou compostos fitoquímicos facilmente substituíveis por comprimidos, é absurda: uma alimentação diversificada, rica em vegetais, pode proporcionar ao organismo até 20.000 moléculas diferentes, todas elas interagindo para manter o nosso equilíbrio fisiológico e homeostático e reduzir o risco de desenvolver doenças crônicas. A absorção e a distribuição dessas moléculas no nosso corpo são também fortemente influenciadas pela matriz do alimento, isto é, o conjunto dos outros componentes não ativos farmacologicamente, mas que modulam a absorção, a distribuição e a eliminação das moléculas bioquimicamente ativas em um produto vegetal. A natureza das gorduras, proteínas, açúcares, o conteúdo de sal, de fibras, o pH e outros parâmetros modulam a eficiência da absorção. Para a maioria dos vegetais, foi a evolução que permitiu a uma planta otimizar essa matriz. Se o ser humano consome uma planta como alimento, isso se deve não só à presença de moléculas benéficas para a saúde, mas também à existência dessa matriz que permite a absorção dessas moléculas ativas. A importância dessa "embalagem" das moléculas ativas presentes nos vegetais não é inócua: a indústria farmacêutica deve determinar os excipientes (produtos acrescentados ao invólucro, à conservação, ao gosto e à cor dos comprimidos) que permitam a melhor absorção de um medicamento. Os estudos de farmacocinética e de farmacodinâmica representam dezenas de milhões de dólares no desenvolvimento de um medicamento. É claro que essa complexidade é impossível de ser reproduzida no caso dos suplementos, o que contribui para a ineficiência deles.

Os suplementos não são uma solução para a forte incidência de doenças crônicas associadas a uma má alimentação. Apesar dos papéis essenciais dos compostos fitoquímicos, dos ômega 3 ou ainda das vitaminas na manutenção de uma boa saúde, a alimentação moderna não é um problema médico que pode ser resolvido simplesmente absorvendo-se algumas moléculas químicas de origem alimentar. Abordar a alimenta-

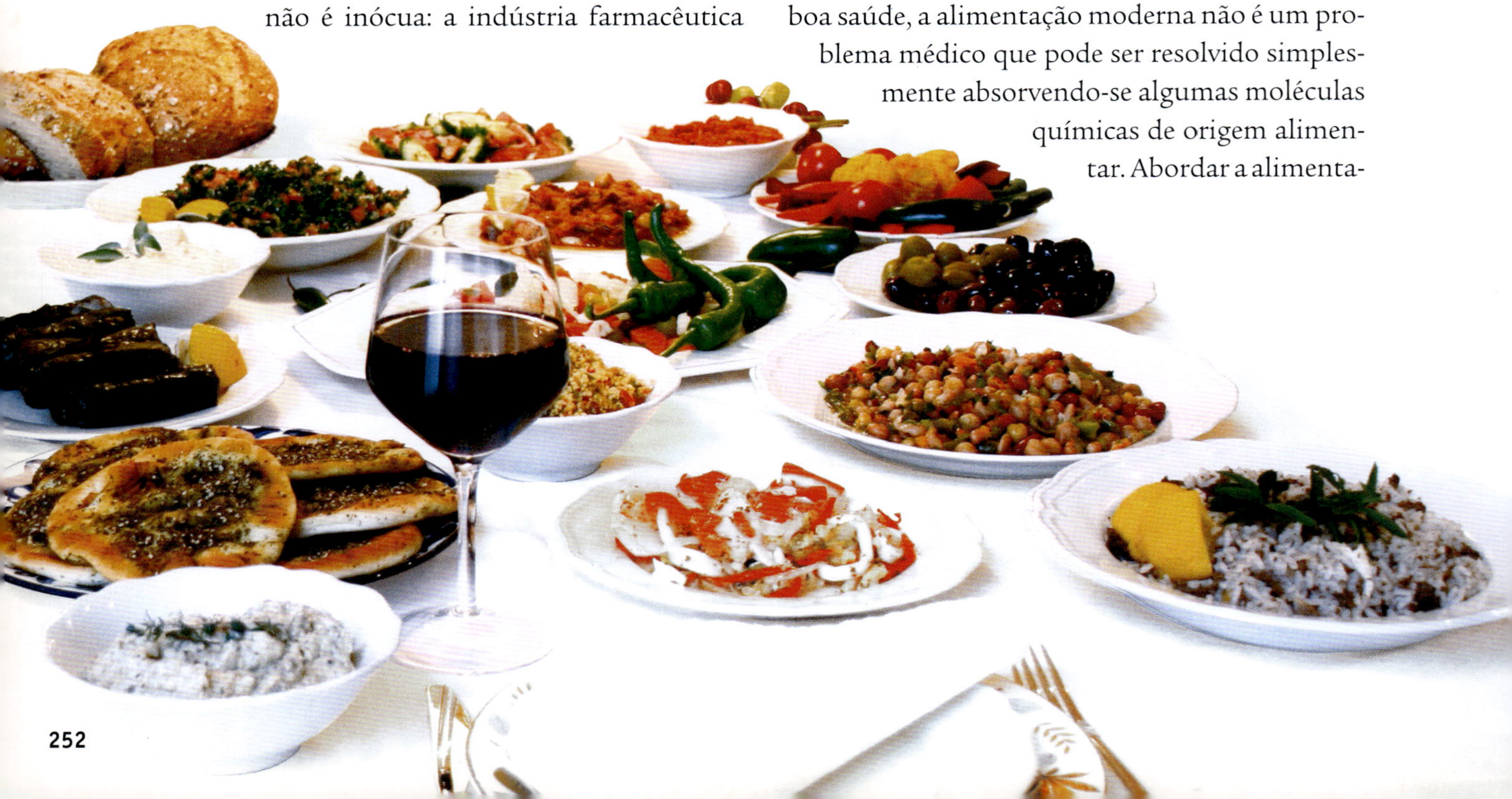

ção sob um ângulo tão reducionista é realizar um pensamento mágico, é negar a complexidade do corpo humano e o delicado equilíbrio que permite o funcionamento harmonioso das nossas funções vitais. Pior ainda, é não ter respeito pela alimentação, pelo papel capital que ela desempenha na história humana, especialmente pela incrível capacidade da nossa espécie de utilizar o alimento como fonte de prazer e símbolo cultural essencial à coesão dos povos. Talvez tenhamos evoluído comendo para sobreviver, mas é ao viver para comer que nos tornamos verdadeiramente humanos.

Viver para comer

Na China, um velho costume consiste em saudar alguém não com um "bom-dia", mas dizendo "*Chi fan le ma?*" ("Você já comeu?"). Essa simples polidez é a melhor ilustração do lugar predominante ocupado pela alimentação na vida diária dos chineses, uma preocupação que é admiravelmente refletida pelo aspecto festivo das refeições, centrados no compartilhar dos numerosos pratos em torno de mesas animadas e ruidosas.

Do ponto de vista ocidental, tendemos a perceber esse tipo de comportamento como "bizarro", uma anomalia totalmente oposta à nossa percepção do lugar que a comida deveria ocupar nas nossas vidas. Para os ocidentais, especialmente os norte-americanos, comer é um ato necessário, mas pouco importante, uma necessidade entre tantas outras, que é possível satisfazer rapidamente. Convencidos de que o conforto, a riqueza e a abundância típicos do nosso modo de vida representam uma conquista inigualável, desenvolvemos ao longo dos anos uma incompreensão, ou até uma certa arrogância diante de comportamentos que diferem dos nossos hábitos. Entretanto, é o nosso estilo de vida atual que contraria a relação que existe entre os humanos e a alimentação!

Sobrevoando as grandes etapas que marcaram a história da alimentação humana, só podemos ficar fascinados pela incrível capacidade de adaptação da nossa espécie e pelos tesouros de engenhosidade que nossos longínquos ancestrais utilizaram ao longo da evolução para conseguir obter o alimento necessário à sua sobrevivência. Quer se trate dos primeiros grandes símios que procuraram melhorar o seu destino caminhando de pé, dos primeiros hominídeos que acrescentaram carne ao seu cardápio ou ainda dos primeiros caçadores que usaram os recursos de um cérebro sempre mais atuante para se tornarem predadores temíveis apesar do seu tamanho pequeno, todas essas "inovações" destinadas a obter alimento contribuíram diretamente para a emergência da espécie humana. Essa grande curiosidade dos humanos pela comida levou à "invenção" da agricultura, permitindo a identificação de novos

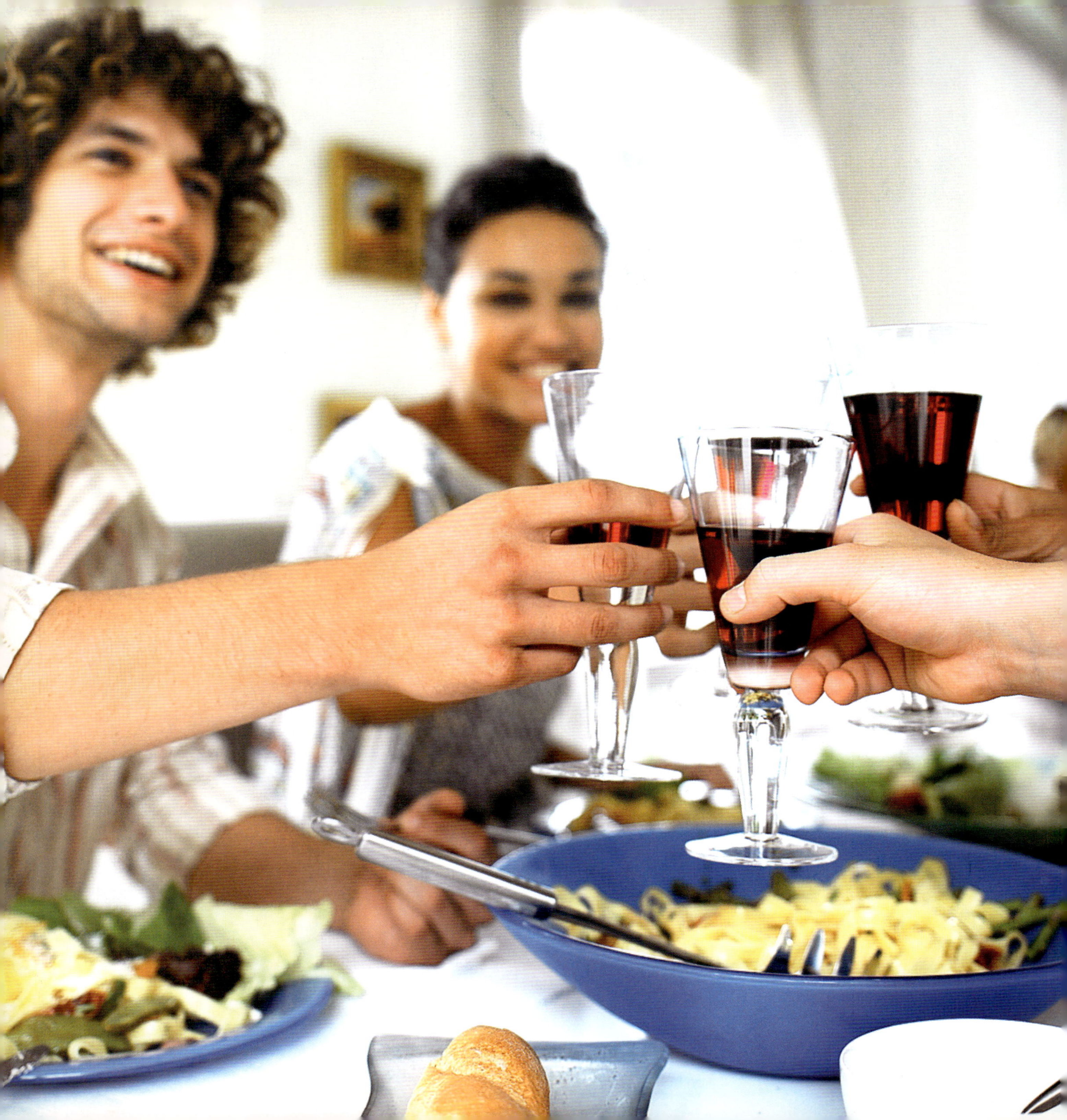

alimentos e a descoberta de combinações alimentares que oferecem o máximo prazer e os maiores benefícios para a saúde, uma nova dimensão cultural. Esse tesouro fenomenal de conhecimentos empíricos, transmitidos de geração a geração, constitui a mais fabulosa experiência realizada na terra, uma herança de valor inestimável.

A indústria da má alimentação está desperdiçando essa herança. Considerando os alimentos como produtos destinados essencialmente a suprir as necessidades de energia, a industrialização reduz a alimentação a um produto de consumo como os outros, sem pensar na sua dimensão cultural e histórica. Outrora sagrado, o ato de comer se tornou sem valor. Ocupa um lugar cada vez mais restrito nas nossas preocupações diárias e muitas vezes procura-se satisfazê-lo ao menor preço possível, comprando algum dos inúmeros produtos transformados presentes no mercado. A preparação das refeições é a primeira a sofrer com a falta de tempo que caracteriza a nossa época; entretanto, é uma desculpa que se deve muito mais à nossa falta de interesse pela alimentação do que a uma verdadeira falta de tempo: em média, os canadenses dedicam menos de uma hora por dia às refeições, porém mais de duas horas a assistir à televisão. O mesmo ocorre com os preços: custa muito mais caro alimentar-se com produtos industriais do que cozinhar alimentos não transformados. Em 2007, um estudo realizado em Montreal indicou que, para uma família composta de dois adultos e duas crianças, uma cesta básica, contendo entre outros elementos frutas, legumes, leguminosas e laticínios, representava um custo diário "exorbitante" de... 6,11 dólares por pessoa.

Não vamos nos iludir: o objetivo visado pela indústria da má alimentação está em completa contradição com aquilo que a alimentação representou ao longo da história da humanidade. O alvo dessa indústria, assumindo a responsabilidade de alimentar as pessoas, não é promover o prazer de comer bem ou enfatizar a importância de cozinhar com ingredientes não transformados como as frutas e os legumes. Ao contrário, trata-se de persuadir as pessoas de que comer é uma necessidade que é possível satisfazer rapidamente, várias vezes por dia, com produtos muito ricos em calorias, que correspondem à nossa inclinação natural pelo açúcar, pela gordura e pelo sal. Essa abordagem é especialmente devastadora para as crianças: enquanto a infância representa uma etapa essencial para explorar a multidão de odores, sabores e texturas associados aos alimentos e desenvolver assim uma relação de intimidade e de respeito para com o alimento e as maneiras de prepará-lo, a presença contínua de produtos hipercalóricos e de sabor uniforme interfere com a aquisição desses conhecimentos gastronômicos básicos. É por isso que a indústria da má alimentação visa principalmente os jovens e consegue se impor junto a eles com tanto sucesso em todas as regiões do mundo, mesmo naquelas que têm toda uma tradição culinária muito rica, como a

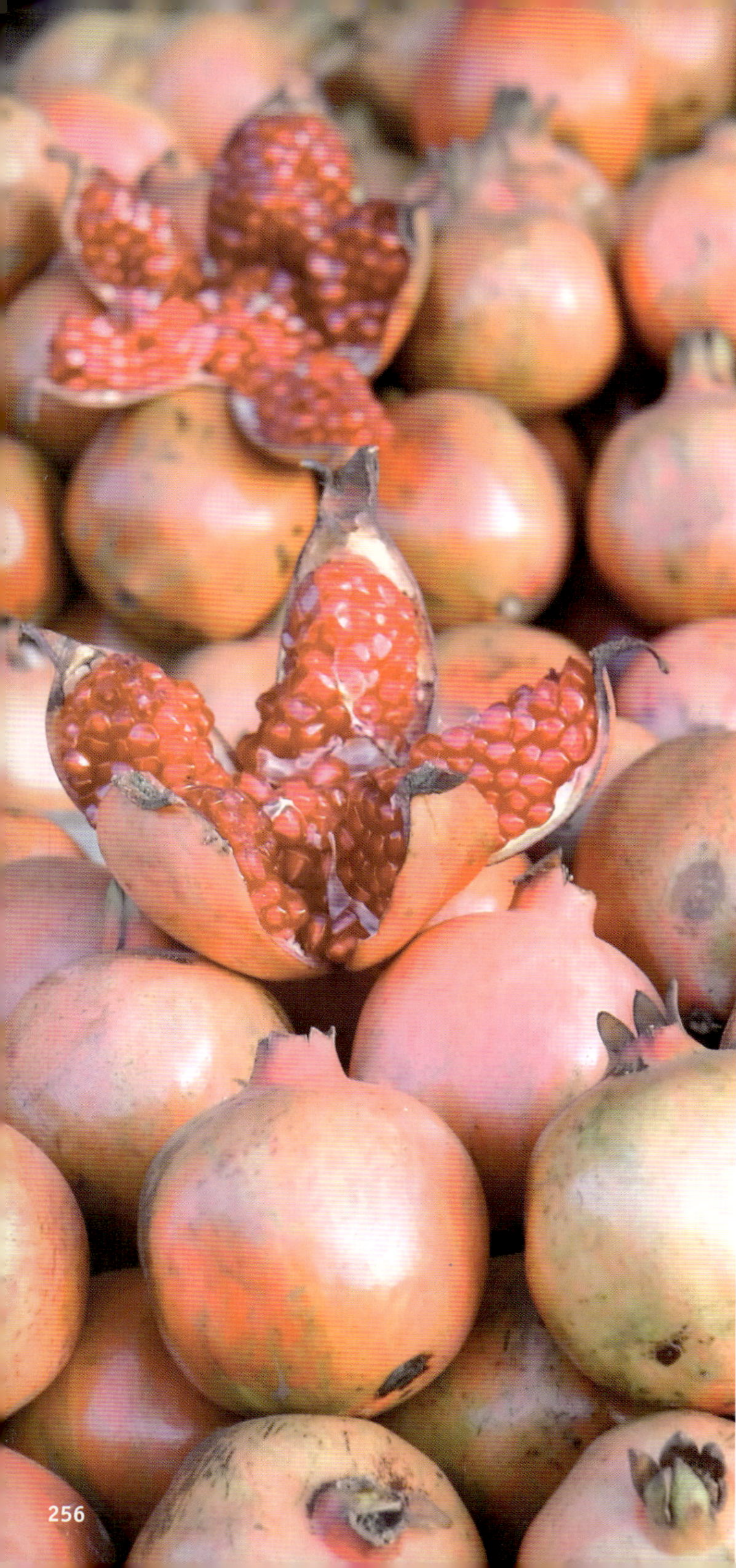

Europa e a Ásia: redefinindo as próprias noções de gosto desde a mais tenra idade, esse tipo de alimentação elimina completamente a dimensão cultural que está, há milênios, associada à comida, para substituí-la pelo prazer efêmero que decorre de um ato destinado estritamente a satisfazer as nossas necessidades vitais.

Tirar proveito da abundância

Está na natureza humana considerar o que é raro como algo precioso e desinteressar-se daquilo que é abundante. Por exemplo, no Ocidente, as especiarias da Ásia, notadamente a pimenta-do-reino, foram durante muito tempo consideradas como substâncias preciosas, reservadas ao uso dos ricos e dos poderosos, em razão da sua proveniência longínqua e da sua raridade. Disponíveis hoje em qualquer mercado de bairro, essas especiarias não evocam nada de precioso!

Uma situação similar ocorreu com a alimentação, pelo menos na parte rica do planeta. Enquanto durante milênios o principal problema que devíamos enfrentar era sobreviver aos períodos de carência e de fome, vivemos hoje, pela primeira vez na nossa história, em uma época de abundância extraordinária de comida. Entretanto, ao invés de aproveitar essa abundância para melhorar a nossa condição, nós nos desinteressamos sempre mais não só pelos alimentos em si mesmos, mas também pelos seus efeitos sobre

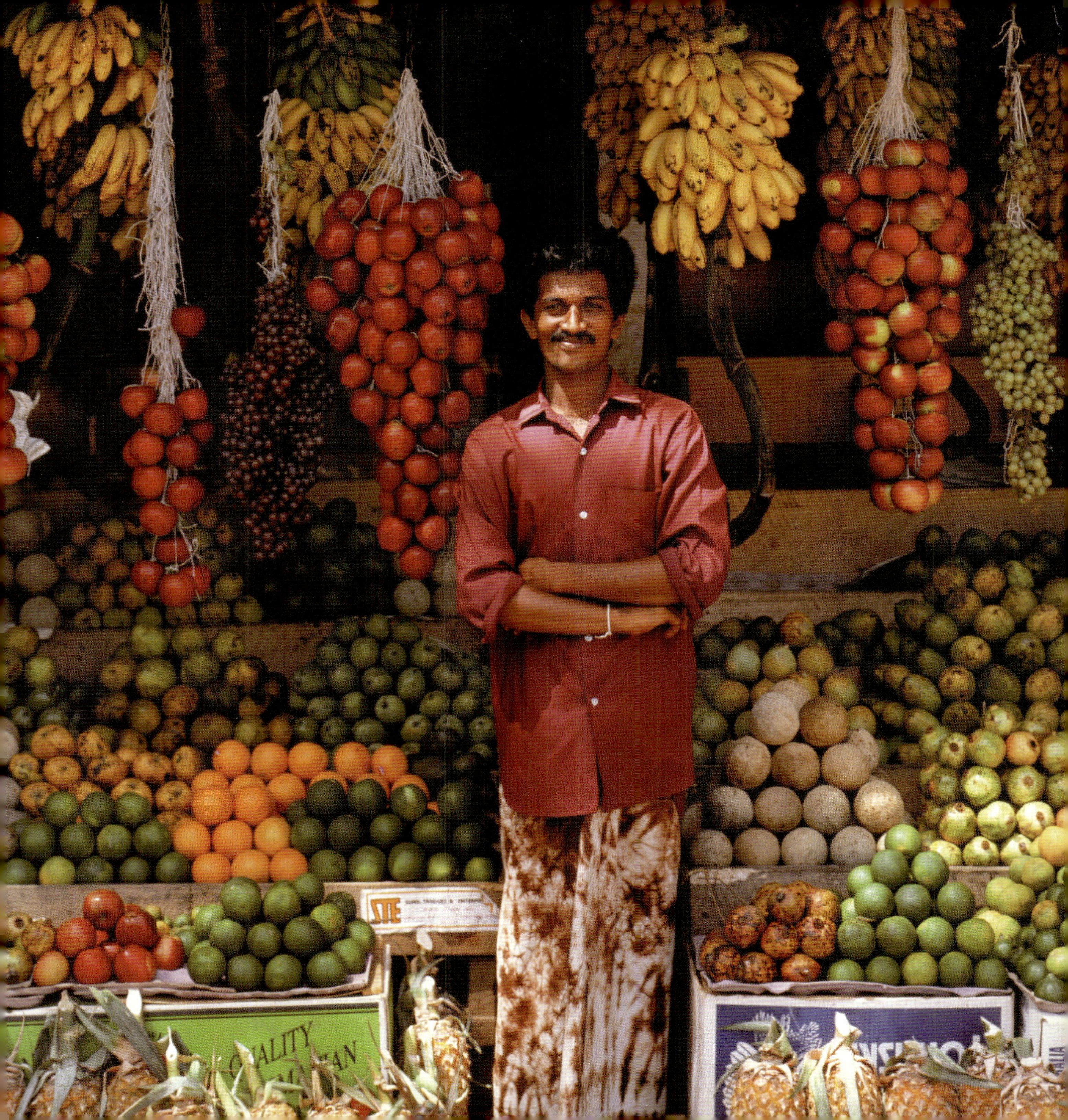
STE
QUALITY

a saúde. Entretanto, a rapidez com a qual a alimentação moderna é capaz de provocar o desenvolvimento de várias doenças graves mostra até que ponto essa abordagem é perigosa e completamente inadequada à maneira pela qual o nosso metabolismo se desenvolveu ao longo da evolução. Por mais paradoxal que possa parecer, a superabundância de alimento deve pois ser considerada como uma ameaça para a nossa saúde e o nosso bem-estar, do mesmo modo que a carência de comida. Entretanto, enquanto nosso metabolismo se adaptou pouco a pouco à escassez de alimentos, desenvolvendo mecanismos muito eficientes de utilização da energia contida neles, estamos fisiologicamente desarmados diante de uma superabundância de comida. A única maneira de neutralizar os efeitos nefastos que decorrem do superconsumo alimentar é redefinir o lugar que a alimentação ocupa nas nossas vidas, adaptar-nos culturalmente a essa superabundância, não usando-a para comer exageradamente, mas para explorar novos horizontes culinários e redescobrir o prazer de comer bem.

Comer é o ato social por excelência, um momento privilegiado que, em todos os tempos, é associado ao compartilhamento e à festa. Dos banquetes e simpósios greco-romanos às celebrações que cercam ainda hoje a colheita do tomate (Espanha), da cebola (Berna), dos mirtilos (Lac-St-Jean) e outros inúmeros produtos da terra, todas essas festas mostram a importância do laço que existe entre o homem e o alimento. A monotonia da alimentação atual, na qual o prazer de comer está associado principalmente à presença do açúcar, da gordura e do sal, nos faz esquecer como a procura de sabores e sensações novas faz parte integrante da experiência gastronômica humana. Testículos de touro na Espanha, escorpiões e outros insetos na China, répteis como o crocodilo e as cobras nos Estados Unidos, esses alimentos mostram a curiosidade e a intrepidez dos humanos para identificar novos recursos alimentares e ampliar os limites do gosto (e do desgosto). Essa exploração se faz até mesmo com risco de vida, sendo o melhor exemplo o fugu, um peixe de sabor delicioso. Considerado como um prato muito requintado no Japão, o fugu pode transformar-se em veneno se for mal preparado. Por isso, só os cozinheiros licenciados podem cozinhá-lo, pois a carne deve evitar, absolutamente, qualquer contato com certos órgãos desse peixe, que contêm um veneno muito poderoso, a tetrodoxina, um bloqueador de canais sódicos, que provoca uma morte fulminante em alguns minutos. Comer representa, pois, uma experiência complexa e estimulante, um exercício de abertura para o mundo. Só podemos admirar as explorações novas feitas pela cozinha molecular de Hervé This, os pratos fabulosos oriundos da desconstrução culinária de Ferran Adrià, a enologia molecular de François Chartier ou o talento excepcional de Mibu Ishida. A descoberta na cozinha é sempre enriquecedora e reflete a busca perpétua da

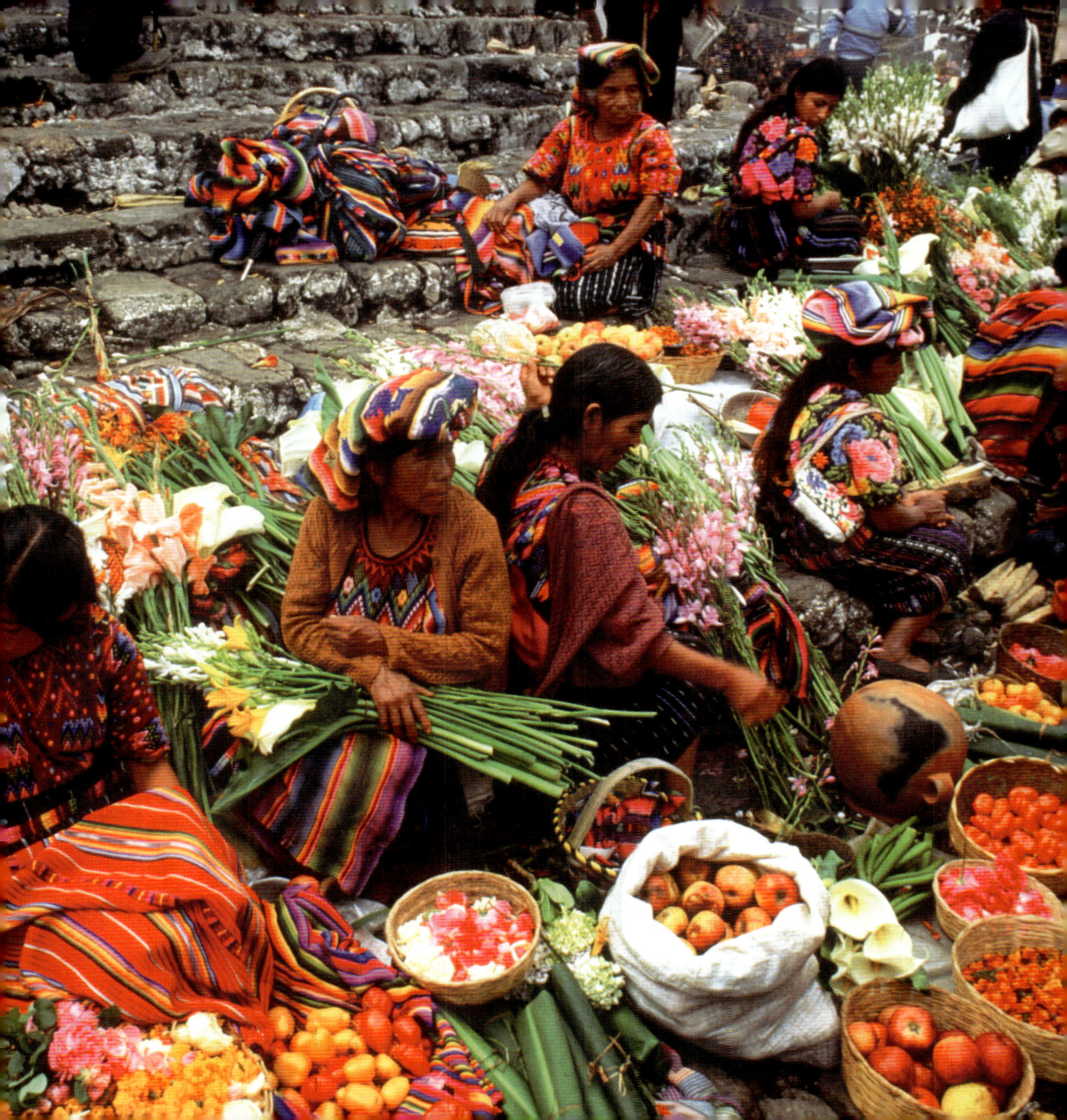

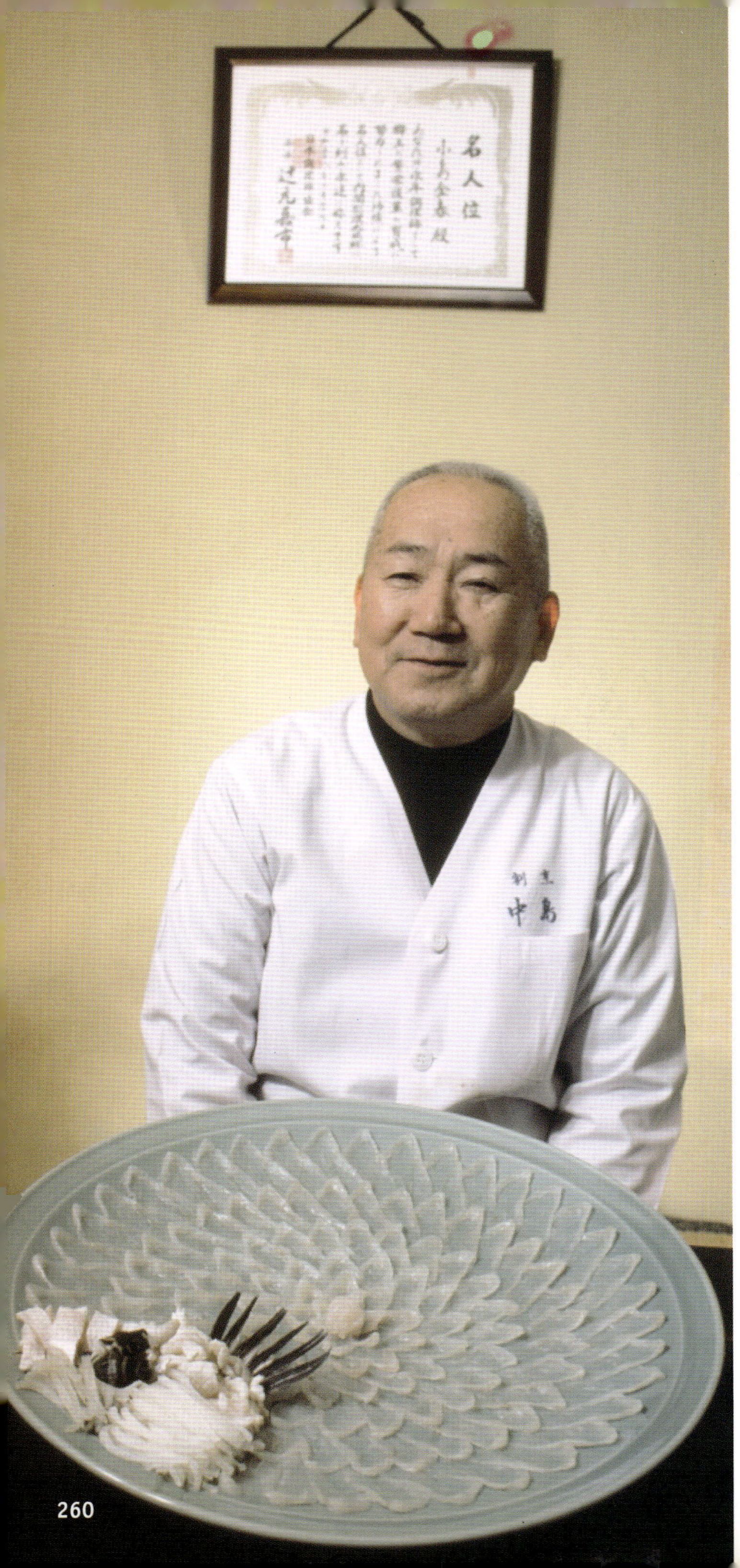

nossa espécie no aproveitamento das riquezas da natureza, para o prazer.

O ambiente em que vivemos está repleto de recursos alimentares extraordinários, que vêm dos quatro cantos do mundo. É impressionante a abundância de vegetais dos mercados de Bangkok, a diversidade das *tapas* espanholas e dos *mezze* libaneses ou ainda a beleza e a elegância dos *kaizeki* japoneses. Em todas as grandes tradições culinárias do mundo, os pratos não são apenas alimentos saudáveis e deliciosos, são verdadeiras obras de arte! É preciso celebrar essa beleza e essa riqueza, impregnar-se da história e da cultura que permitiram atingir um tal nível de requinte.

Redescobrir o prazer de comer bem é aproveitar essa incrível diversidade das mesas do mundo e assim explorar a fabulosa riqueza dos sabores e das texturas associados a essas cozinhas milenares. É mergulhar na mais formidável experiência jamais realizada pelo homem, o resultado tangível do nosso talento para melhorar constantemente o alimento diário, de modo a que ele ofereça saúde e prazer. Mais do que uma necessidade vital, comer é um ato cultural único, que comprova a relação privilegiada entre o homem e a natureza. Comer bem é celebrar a nossa humanidade.

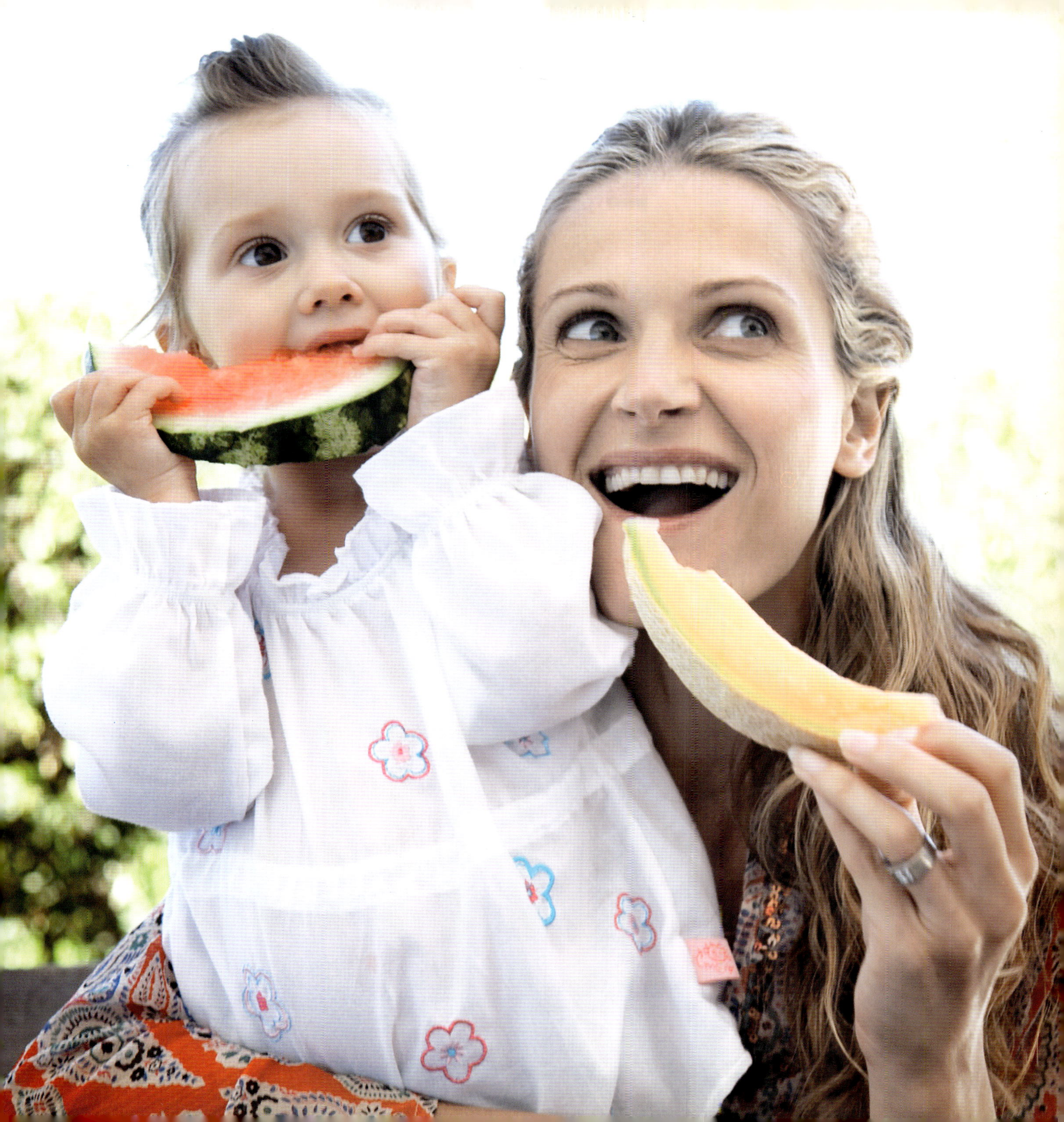

As referências indicadas representam apenas uma ínfima fração da abundante literatura que estabelece os laços entre o nosso estilo de vida e o aparecimento das doenças crônicas. Entretanto, elas podem constituir um excelente ponto de partida para todos os que desejam explorar com mais profundidade esse apaixonante tema.

Capítulo 1

KHAW, K.-T. "Healthy aging". *BMJ*, 315, 1997, p. 1090-1096.

LOPEZ, A.D.; MAHTERS, C.D.; EZZATI, M.; JAMISON, D.T. & MURRAY, C.J.L. (orgs.). *Global burden of disease and risk factors*. Nova York: Oxford University Press, 2006.

OEPPEN, J. & VAUPEL J.W. "Broken limits to life expectancy". *Science*, 296, 2002, p. 1029-1031.

POPKIN, B.M. "The world is fat". *Sci. Am.*, 297, 2007, p. 88-95.

WILLET, W.C. *Eat, drink and be healthy*: The Harvard medical school guide to healthy eating. Nova York: Free Press, 2001.

YATES, L.B.; DJOUSSÉ, L.; KURTH, T. & GAZIANO, J.M. "Exceptional longevity in men: modifiable factors associated with survival and function to age 90 years". *Arch. Int. Med.*, 168, 2008, p. 284-290.

Capítulo 2

BALTER, M. "Plant science: Seeking agriculture's ancient roots". *Science*, 316, 2007, p. 1830-1835.

"Becoming human: evolution and the rise of intelligence". *Scientific American*, set./2006 [ed. especial].

CORDAIN, L.; EATON, S.B.; SEBASTIAN, A. et al. Origins and evolution of the Western diet: health implications for the 21st century. *Am. J. Clin. Nutr.*, 81, 2005, p. 341-354.

DENHAM, T. & WHITE, P. (orgs.). *The emergence of agriculture*: a global view. Nova York: Routledge, 2007.

LARSEN, C.S. "Animal source foods and human health during evolution". *J. Nutr.*, 133, 2003, p. 3893ss.

LEONARD, W.R. "Food for thought: dietary change was a driving force in human evolution". *Sci. Am.*, 287, 2002, p. 106-115.

TISHKOFF, S.A.; REED, F.A.; RANCIARO, A. et al. "Convergent adaptation of human lactase persistence in Africa and Europe". *Nature Genetics*, 39, 2007, p. 31-40.

UNGAR, P.S. & TEAFORD, M.F. (orgs.). *Human diet: Its origin and evolution*. Westport: Pergin & Garvey, 2002.

WOLF, K. "Visual ecology: coloured fruit is what the eye sees best". *Curr. Biol.*, 12, 2002, p. 253-255.

Capítulo 3

BACHMANOV, A.A. & BEAUCHAMP, G.K. "Taste receptor genes". *Ann. Rev. Nutr.*, 129, 2007, p. 251-262.

CHANDRASKEJAR, J.; HOON, M.A.; RYBA, N.J.P. & ZUKER, C.S. "The receptors and cells for mammalian taste". *Nature*, 444, 2006, p. 288-294.

COLL, A.P. ; FAROOGI, I.S. & O'RAHILLY, S. "The hormonal control of food intake". *Cell*, 129, 2007, p. 251-262.

CUMMINGS, D.E. & OVERDUIN, J. "Gastrointestinal regulation of food intake". *J. Clin. Invest.*, 117, 2007, p. 13-23.

FLIER, J.S. & MARATOS-FLIER, E. "What fuels fat." *Sci. Am.* 297, 2007, p. 72-81.

GOFF, S.A. & KLEE, H.J. "Plant volatile compounds: sensory cues for health and nutritional value?" *Science*, 311, 2006, p. 815-819.

SCOTT, K. "Taste recognition: food for thought". *Neuron*, 48, 2005, p. 455-464.

WOODING, S. "Evolution: a study in bad taste?" *Curr. Biol.*, 15, 2005, p. 805-807.

YAMAGUCHI, S. & NINOMAYA, K. "Umami and food palatability". *J. Nutr.*, 130, 2000, p. 921ss.

Capítulo 4

BOUCHARD, C. "The biological predisposition to obesity: beyond the thrifty genotype scenario". *Int. J. Obesity*, 31, 2007, p. 1337-1339.

CHAKRAVARTHY, M.V. & BOOTH, F.W. "Eating, exercise, and 'thrifty' genotypes: connecting the dots toward an evolutionary understanding of modern chronic diseases". *J. Appl. Physiol.*, 96, 2004, p. 3-10.

CHRISTAKIS, N.A. & FOWLER, J.H. "The spread of obesity in a large social network over 32 years". *New. Engl. J. Med.*, 357, 2007, p. 370-379.

KOPELMAN, P.G. "Obesity as a medical problem". *Nature*, 404, 2000, p. 635-643.

PRENTICE, A.M. "Early influences on human energy regulation: thrifty genotypes and thrifty phenotypes". *Physio. Behav.*, 86, 2005, p. 640-645.

ROSEN, E.D. & SPIEGELMAN, B.M. "Adipocytes as regulators of energy balance and glucose homeostasis". *Nature*, 444, 2006, p. 847-853.

SCHLOSSER, E. *Fast food nation*: The dark side of the all-American meal. Nova York: Houghton Mifflin, 2001.

WILLET, W.C. *Eat, drink and be healthy*: The Harvard medical school guide to healthy eating. Nova York: Free Press, 2001.

WILLETT, W.C.; DIETZ, W.H. & COLDITZ, G.A. "Guidelines for healthy weight". *New Engl. J. Med.*, 341, 1999, p. 427-434.

Capítulo 5

BUIJSSE, B.; FESKENS, E.J.M.; KOK, F.J. & KROMHOUT, D. "Cocoa intake, blood pressure and cardiovascular mortality: The Zutphen elderly study". *Arch. Int. Med.*, 166, 2006, p. 411-417.

DE LORGERIL, M.; RENAUD, S.; MAMELLE, N. et al. "Mediterranean alpha-linolenic acid-rich diet in secondary prevention of coronary heart disease". *Lancet*, 343, 1994, p. 1454-1459.

DESPRÉS, J.-P.; LEMIEUX, I.; BERGERON, J. et al. "Abdominal obesity and the metabolic syndrome: contribution to global cardiometabolic risk". *Arterioscler. Thromb. Vasc. Biol.*, 28, 2008, p. 1039-1049.

DI CASTELNUOVO, A.; COSTANZO, S.; BAGNARDI, V.; DONATI, M.B.; JACOVIELLO, L. & DE GATEANO, G. "Alcohol dosing and total mortality in men and women". *Arch. Int. Med.*, 166, 2006, p. 2437-3445.

HANSSON, G.K. "Inflammation, atherosclerosis and coronary heart disease". *New Engl. J. Med.*, 352, 2005, p. 1685-1695.

HU, F.B. & WILLETT, W.C. "Optimal diets for prevention of coronary heart disease". *Jama*, 288, 2002, p. 2569-2578.

LAWES, C.M.M.; HOORN, S.V. & RODGERS, A. "Global burden of blood-pressure-related disease, 2001". *Lancet*, 371, 2008, p. 1513-1518.

LIU, S.; MANSON, J.E.; STAMPFER M.J. et al. "Whole grain consumption and risk of ischemic stroke in women: A prospective study". *Jama*, 284, 2000, p. 1534-1540.

ROSS, R. "Atherosclerosis: an inflammatory disease". *New Engl. J. Med.*, 340, 1999, p. 115-126.

SERAFINI, M.; BUGIANESI, R.; MAIANI, G.; VALTUENA, S.; DE SANTIS, S. & CROZIER, A. "Plasma antioxidants from chocolate". *Nature*, 424, 2003, p. 1013.

VISIOLI, F.; BORSANI, L. & GALLI, C. "Diet and prevention of coronary heart disease: the potential role of phytochemicals". *Cardiovasc. Res.*, 47, 2000, p. 419-425.

WILLETT, W.C. *Eat, drink and be healthy*: The Harvard medical school guide to healthy eating. Nova York: Free Press, 2001.

Capítulo 6

BARCLAY, A.W.; PETOCZ, P. McMILLAN-PRICE, J. et al. "Glycemic index, glycemic load, and chronic disease risk: a meta-analysis of observational studies". *Am. J. Clin. Nutr.*, 87, 2008, p. 627-637.

BUCHANAN, T.A. "How can we prevent type 2 diabetes?" *Diabetes*, 56, 2007, p. 1502-1507.

FUNG, T.T.; HU, F.B.; PEREIRA, M.A. et al. "Whole grain intake and the risk of type 2 diabetes: a prospective study in men". *Am. J. Clin. Nutr.*, 76, 2002, p. 535-540.

HOTAMISLIGIL, G.S. "Inflammation and metabolic disorders". *Nature*, 444, 2006, p. 860-867.

HU, F.B.; MANSON, J.E.; MEIR, J. et al. "Diet, lifestyle, and the risk of type 2 diabetes mellitus in women". *New Engl. J. Med.*, 345, 2001, p. 790-797.

KAHN, S.E.; HULL, R.I. & UTZSCHNEIDER, K.M. "Mechanisms linking obesity to insulin resistance and type 2 diabetes". *Nature*, 444, 2006, p. 840-846.

LIEBERMAN, L.S. "Dietary, evolutionary and modernizing influences on the prevalence of type 2 diabetes". *Ann. Rev. Nutr.*, 23, 2003, p. 345-377.

MUOIO, D.M. & NEWGARD, C.B. "Molecular and metabolic mechanisms of insulin resistance and b-cell failure in type 2 diabetes". *Nature Rev. Mol. Cell. Biol.*, 9, 2008, p. 193-205.

QI, L. & HU, F.B. "Dietary glycemic load, whole grains, and systemic inflammation in diabetes: the epidemiological evidence". *Curr. Opin. Lipidol.*, 18, 2007, p. 3-8.

RAMASAMY, R.; VANNUCCI, S.J.; DU YAN, S.S.; HEROLD, K.; YAN, S.F. & SCHMIDT, A.M. "Advanced glycation in products and Rage: a common thread in aging diabetes, neurodegeneration, and inflammation". *Glycobiology*, 15, 2005, p. 16-28.

WILLET, W.C. *Eat, drink and be healthy*: The Harvard medical school guide to the healthy eating. Nova York: Free Press, 2001.

ZIMMET, P. & ALBERTI, K.G.M.M. "Shaw J. Global and societal implications of the diabetes epidemic". *Nature*, 414, 2001, p. 782-787.

Capítulo 7

AMES, B.N. & GOLD, L.S. "Paracelsus to parascience: the environmental cancer distraction". *Mutat. Res.*, 447, 2000, p. 3-13.

ANAND, P.; KUNNUMAKARA, A.B.; SUNDARAM, C.; HARIKUMAR, K.B.; THARAKAN, S.T.; LAI, O.S.; SUNG, B. & AGGARWAL, B.B."Cancer is a preventable disease that requires major lifestyle changes". *Pharm. Res.*, 2008, p. 2097-2116.

BENETOU, V.; TRICHOPOULOU, A.; ORFANOS, P. et al. "Conformity to traditional Mediterranean diet and cancer incidence: the Greek Epic cohort". *Br. J. Cancer*, 99, p. 191-195.

CALLE, E.E. & KAAKS, R. "Overweight, obesity and cancer: epidemiological evidence and proposed mechanisms". *Nature Rev.* Cancer, 4, 2004, p. 579-591.

"Food, Nutrition, Physical Activity and the Prevention of Cancer: a global perspective". *WCRF/Aircr Export report*, 2007.

HANAHAN, D. & WEINBERG, R.A. "The hallmarks of cancer". *Cell*, 100, 2000, p. 57-70.

HOLICK, M.F. "Vitamin D: its role in cancer prevention and treatment". *Prog. Biophys. Mol. Biol.*, 92, 2006, p. 49-59.

KIRSH, V.A.; PETERS, U.; MAYNE, S.T. et al. "Prospective study of fruit and vegetable intake and risk of prostate cancer". *J. Natl. Cancer Inst.*, 99, 2007, p. 1200-1209.

McTIERNAN, A. "Mechanisms linking physical activity with cancer". *Nature Rev. Cancer*, 8, 2008, p. 205-211.

MICHAUD, D.S.; SPIEGELMAN, D.; CLINTON, S.K.; RIMM, E.B.;, WILLETT, W.C. & GIOVANNUCCI, E.I. "Fruit and vegetable intake and incidence of bladder cancer in a male prospective cohort". *J. Natl. Cancer Inst.*, 91, 1999, p. 605-613.

RENEHAN, A.G.; TYSON, M.; EGGER, M.; HELLER, R.F. & ZWAHLEN, M. "Body-mas index and incidence of cancer: a systematic review and meta-analysis of prospective observational studies". *Lancet*, 371, 2008, p. 569-578.

YANG, G.; SHU, X.O. et al. "Prospective cohort study of green tea consumption and colorectal cancer risk in women". *Cancer Epidemiol Biomarkers Prev.*, 18, 2007, p. 1219-1223.

Capítulo 8

CHANDRA, V.; GANGULI, M.; PANDAV, R.; JOHNSTON J.; BELLE, S. & DRKOSKY, S.T. "Prevalence of Alzheimer's disease and other dementia in rural India: The Indo-US study". *Neurology*, 51, 1998, p. 1000-1008.

CUMMINGS, J.L. "Alzheimer disease". *New Engl. J. Med.*, 315, 2004, p. 56-67.

FERRI, C.P.; PRINCE, M.; BRAYNE, C. et al. "Global prevalence of dementia: a Delphi consensus study". *Lancet*, 366, 2005, p. 2112-2117.

HENDRIE, H.C.; OGUNNIYI, A.; HALT, K.S. et al. "Incidence of dementia and Alzheimer disease in 2 communities: Yoruba residing in Ibadan, Nigeria, and African Americans residing in Indianapolis, Indiana". *Jama*, 285, 2001, p. 736-747.

KIVIPELTO, M.; NGANDU, T.; FRATIGLIONI, L. et al. "Obesity and Vascular Risk Factors at Midlife and the risk of dementia and Alzheimer disease". *Arch. Neurol.*, 62, 2005, p. 1556-1560.

KODL, C.T. & SEAQUIST, E.R. "Cognitive dysfunction and diabetes mellitus". *Endocrine Rev.*, 29, 2008, p. 494-511.

McCARTY, M.F. "Toward prevention of Alzheimer disease: potential nutraceutical strategies for suppressing the production of amyloid beta peptides". *Me. Hypotheses*, 67, 2006, p. 682-697.

MORRIS, M.C.; EVANS, D.A.; BIENIAS, J.L. et al. "Dietary fats and the risk of incident Alzheimer disease". *Arch. Neurol.*, 60, 2003, p. 194-200.

PASQUIER, F.; BOULOGNE, A.; LEYS, D. & FONTAINE, P. "Diabetes mellitus and dementia". *Diabetes Metab.*, 32, 2006, p. 403-414.

ROSSI, L.; MAZZITELLI, S.; ARCIELLO, M.; CAPO C.R. & ROTILIO, G. "Benefits from Dietary Polyphenols for Brain Aging and Alzheimer's Disease". *Neurochem. Res.*, 2008.

SINGH-MANOUX, A.; GIMENO, D.; KIVIMAKI, M.; BRUNNER, E. & MARMOT, M.G. "Low HDL cholesterol is a risk factor for deficit and decline in memory in midlife: The Whitehall II study". *Arterioscler. Thromb. Vasc. Biol.*, 28, 2008, p. 1556-1562.

STEELE, M.; STUCHBURY, G. & MÜNCH, G. "The molecular basis of the prevention of Alzheimer's disease through healthy nutrition". *Exp. Gerontol.*, 42, 2007, p. 28-36.

VERGHESE, J.; LIPTON, R.B.; KATZ, M.J. et al. "Leisure activities and the risk of dementia in the elderly". *New Engl. J. Med.*, 348, 2003, p. 2.508-2.516.

YAFFE, K.; KANAYA, A.; LINDQUIST, K. et al. "The metabolic syndrome, inflammation and risk of cognitive decline". *Jama*, 292, 2004, p. 2237-2242.

Capítulo 9

AFAQ, F. & MUKHTAR, H. "Botanical antioxidants in the prevention of photocarcinogenesis and photoaging". *Exp. Dermatol.*, 15, 2006, p. 678-684.

AMES B.N.; SHINIGAGA, M.K. & HAGEN, T.M. "Oxydants, antioxidants, and the degenerative diseases of aging". *Proc. Natl. Acad. Sc. USA*, 90, 1993, p. 7915-7922.

BOELSMA, E.; HENDRIKS, H.F.J.; ROZA, L. "Nutritional skin care: health effects of micronutrients and fatty acids". *Am. J. Clin. Nutr.*, 73, 2001, p. 853-864.

HSU, S. "Green tea and skin". *J. Am. Acad. Dermatol.*, 52, 2005, p. 1049-1059.

McCULLOUGH, J.L.; KELLY, K.M. "Prevention and treatment of skin aging". *Ann. N.Y. Acad. Sci.*, 1.067, 2006, p. 323-331.

MORITA, A. "Tobacco smoke causes premature skin aging". *J. Dermatol. Sci.*, 48, 2007, p. 169-175

PURBA, M.; KOULIS-BLAZOS, A.; WATTANAPENPAIBOON, N. et al. "Skin Wrinkling: Can Food Make a Difference?" *J. Am. Coll. Nutr.*, 20, 2001, p. 71-80.

RABE, J.H.; MAMELAK, A.J.; McELGUNN, P.J.S.; MORISON, W.L. & SAUDER, D.N. "Photoaging: Mechanisms and repair". *J. Am. Acad. Dermatol.*, 55, 2006, p. 1-19

STAHL, W. & SIES, H. "Bioactivity and protective effects of natural carotenoids". *Biochim. Biophys Acta*, 1.740, 2005, p. 101-107.

Capítulo 10

HANDSCHIN, C. & SPIEGELMAN, B.M. "The role of exercise and PGC1α in inflammation and chronic disease". *Nature*, 454, 2008, p. 463-469.

HEIDEMANN, C.; SCHULZE, M.B.; FRANCO, O.H.; VAN DAM, R.M.; MANTZOROS C.S. & HU, F.B. Dietary patterns and risk of mortality from cardiovascular disease, cancer and all causes in a prospective cohort of women". *Circulation*, 18, 2008, p. 230-237.

KENFIELD, S.A.; STAMPFER, M.J.; ROSNER, B.A. & COLDITZ, G.A. "Smoking and smoking cessation in relation to mortality in women". *Jama*, 299, 2008, p. 2037-2047.

PETRINI, C. *Slow food nation*: Why our food should be good, clean, and fair. Nova York: Rizzoli Ex Libris, 2007.

POLLAN, M. *In defense of food: a eater's manifesto*. Nova York: The Penguin Press, 2008.

BSIP: Belmonte, 130; Manceau, 51

Corbis: Kevin Carter/Megan Patricia Carter Trust/Sygma, 79; Desgrieux/photocuisine, 228

Flickr: Ed Uthman, 98 (http://creativecommons.org/licenses/by-sa/deed.fr_CA)

Getty Images: 89, 152, 245; Absodels, 18; Karl Ammann, 26; Mark Andersen, 21; B2M Productions, 227; Sandra Baker, 97; James Balog, 45; Jean Louis Batt, 65; Al Bello, 94; Patrick Bernard, 90; Luc Beziat, 67; Burgess Blevins, 16; Paul Bradbury, 78; Bridgeman Art Library, 73; Ancrea Chu, 65; CMSP, 189; DA,J 250; Donna Day, 86; Peter Dazeley, 30, 31; Martin Diebel, 57, 235; Digital Vision, 17, 72, 76; Gerry Ellis, 31; Issaque Fujita/A. collection, 12; Tim Graham/Getty Images, 165; GSO Images, 203; Holly Harris, 66; ML Harris, 155; Andreas Heumann, 93; Gary Houlder, 214; Imagemore Co. Ltd., 60; Amanda Koster Productions, 146; Utagawa Kunisada, 75; Clarissa Leahy, 15; Cheryl Maeder, 222; Liz McAulay, 11; Stuart McClymont, 71; Ryan McVay, 157; George Marks, 234; National Geographic/Getty Images, 260; James Nelson, 159; Jose Luís Pelaez Inc., 135; Photodisc, 57; Tim Platt, 70, 74; Prehistoric, 34; Christopher Robbins, 10; Rubberball, 11; Sabine Scheckel, 3; Hugh Sitton, 257; Tom Stoddart, 77; Stockbyte, 15, 48, 126, 193, 213, 249, 254; Tom Stoddart, 80; Joy Tessman, 35; Time & Life Pictures/Getty Images, 81; Roy Toft, 29; Paul Thomas, 25; Luis Veiga, 42, Wade, 64, 136; Axel Weiss, 145; Stephen Wilkes, 68; Holly Wilmeth, 46; Cary Wolinsky, 48

Groupe Librex: 7, 8, 21, 40, 41, 48, 53, 54, 55, 56, 57, 76, 84, 85, 87, 92, 104, 105, 117, 118, 121, 138, 139, 142, 152, 159, 168, 170, 172, 173, 178, 205, 207, 209, 224, 225, 231, 232, 238, 242, 246, 252

Jacques Migneault: 28

Jupiter Images: 14, 21, 22, 56, 57, 81, 102, 105, 109, 123, 129, 143, 174, 176, 185, 196, 190, 201, 206, 207, 216, 220, 231, 240, 256, 261; Burke/Triolo Productions, 200; Brian Hagiwara, 243; Natasha K., 237; Maximilian Stock Ltd., 114

Laboratoire de médecine moléculaire, Montréal: 180

Science Photo Library: David Gifford, 27; Mehau Kulyk & Victor De Schwnberg, 91; Oak Ridge National Laboratory/US Departement of Energy, 63

Shutterstock: 21, 53, 72, 113, 116, 141, 211; 199; Aga, 38; Kitch Bain, 28; Franck Boston, 241; Bpatt, 81, 96; David Burden, 39; Daemys, 50; Lisa Eastman, 103; Vania Georieva, 59; Ciaran Griffin, 103; Daniel Hebert, 96; Julian, 28; Junial Enterprises, 107; Natalia Klenova, 39; Alex Kosev, 105; Stanislav Mikhalev, 76; Mushakesa, 163; Kirsty Pargeter, 19; Phtoroller, 22; Styve Reineck, 28; Alvars Rimsa, 207; Izaokas Sapiro, 21; Alexander Shalamov, 175; Roman Sigaev, 167; Yakovchuk Vasyl, 105

Super Stock: Mauritius, 24